高·等·职·业·教·育·教·材

药品质量管理技术
GMP教程

■ 刘振香 郑一美 主编

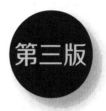
第三版

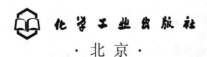

·北京·

内容简介

本教材以党的二十大精神为指引，以最新版药品生产质量管理的相关法律法规为依据，立足现代职教体系中高职和职教本科人才培养规格，以《高等学校课程思政建设指导纲要》为指导，结合本教材以往使用过程中的反馈意见，进行修订。

本教材着重介绍药品生产过程中的质量管理技术知识，强化学生对药品生产过程中为保证药品质量，必须依法行政、依法工作之重要性的认识。通过对药品生产人员管理、硬件设施管理、物料管理、文件管理、生产管理、确认与验证、质量控制与质量保证、产品发运与召回、自检等方面的讲述，介绍了药品在研制、生产、经营、使用过程中的质量保证措施和实施办法，具有较强的科学性、实用性和先进性。书中案例丰富，每章都设有知识导图、思考题，课程标准中有详细的教学实施方法，方便教师教学和学生学习。

本书适合各类职教本科及高职专科院校药学类与相关专业教学使用，也可作为药学相关岗位的岗前培训和继续教育的教材及参考书。

图书在版编目（CIP）数据

药品质量管理技术 GMP 教程/刘振香，郑一美主编．—3版．—北京：化学工业出版社，2024.4
ISBN 978-7-122-44890-3

Ⅰ.①药⋯ Ⅱ.①刘⋯②郑⋯ Ⅲ.①药品管理-质量管理-高等职业教育-教材 Ⅳ.①R954

中国国家版本馆 CIP 数据核字（2024）第 006397 号

责任编辑：窦　臻　李　瑾　　装帧设计：史利平
责任校对：王鹏飞

出版发行：化学工业出版社
　　　　　（北京市东城区青年湖南街 13 号　邮政编码 100011）
印　　装：河北鑫兆源印刷有限公司
787mm×1092mm　1/16　印张 14½　字数 355 千字
2024 年 8 月北京第 3 版第 1 次印刷

购书咨询：010-64518888　　　　售后服务：010-64518899
网　　址：http://www.cip.com.cn
凡购买本书，如有缺损质量问题，本社销售中心负责调换。

定　　价：43.00 元　　　　　版权所有　违者必究

前　言

《药品质量管理技术 GMP 教程》自第一版 2012 年和第二版 2019 年出版以来，被几十家院校和广大从事药品生产、质量管理相关工作的工程技术人员使用，在职业院校人才培养和基层从业人员的培训中发挥了良好的作用，得到广泛好评的同时也收到了诚恳的反馈意见。《国家职业教育改革实施方案（国发〔2019〕4 号》《关于推动现代职业教育高质量发展的意见》《本科层次职业教育专业设置管理办法（试行）教职成厅〔2021〕1 号》《本科层次职业学校设置标准（试行）教发〔2021〕1 号》等文件出台，使高质量现代职教体系更加完善，职教本科的建设使现代职教体系建设向"纵向贯通、横向融通"的目标推进。近年来，我国医药行业发展迅速，与之相应的医药行业法规体系也在不断顺应时代的发展变化，药品生产质量管理相关的法律法规也逐步修订和完善，2010 年修订《药品生产质量管理规范》，2019 年修订了《中华人民共和国药品管理法》和《中华人民共和国药品管理法实施条例》，2020 年修订了《药品注册管理办法》，2022 年修订了《药品召回管理办法》，2023 年出台了《药品检查管理办法（试行）》、国家药品监督管理局食品药品审核查验中心组织编写了《药品 GMP 实施指南（第 2 版）》，因此，本教材以党的二十大精神为指引，以最新版药品生产质量管理的相关法律法规为依据，立足现代职教体系中高职专科和职教本科人才培养规格，以《高等学校课程思政建设指导纲要》为指导，结合本教材以往使用过程中的反馈意见，进行修订。

在保留原有教材职教特色基础上，本版教材具有以下特点：

1. 立足职业教育，服务现代职教体系

我国高质量现代职教体系逐步完善，本教材在修订过程中既要遵循技术技能型人才成长规律，符合职教本科和高职专科学生的学习特点，又要能体现职业教育特色，在与岗位衔接的基础上拓展理论教学内容的深度和广度，融合我国药品法律法规的变化趋势和企业实际生产需求，随岗位内容更新而适时更新，为培养全面发展的高素质、复合型、创新型、发展型技术技能人才打下基础。

2. 校企共建，对接新技术、新标准

本次教材修订过程中，引入具有丰富药品生产和质量管理经验的企业专家，与有多年企业工作、高职教学和科研经验的教师组成编写团队。编者团队深入制药企业，与企业基层技术人员一起研讨，将真实药品生产质量管理方法及体现产业发展的新技术、新工艺、新规范、新标准等融入教材。

3. 明法笃行，落实教材思政

在课程标准中新增思政教学目标，依据课程内容的特点，培养学生爱国守法，质量安全第一意识，遵守质量标准、增强社会责任感，科技助力质量强国，激发民族自豪感和文化自信；依据课程对接的岗位特点，培养学生关爱生命的人文情怀、甘于奉献的职业精神、精益求精的职业操守，培养学生创新、与时俱进、专注、敬业的工匠精神。

本教材由金华职业技术学院刘振香和郑一美任主编，主持全书修订及统稿定稿工作。浙江亚峰药厂有限公司喻淑丹、浙江花园营养科技有限公司刘建刚、浙江东亚药业股份有限公司虞正烨等,帮助审核并提供丰富的企业行业药品生产质量管理的新方法、新规范、新标准的实施案例,为本教材修订给予了大力支持和指导。刘振香、郑一美、毛辉(金华职业技术学院),柯中炉、刘永丽(台州职业技术学院),李俊雅(湘潭医卫职业技术学院)和罗六保(江西应用职业技术学院)共同完成教材修订工作。同时还得到了浙江省金华市市场监督管理局有关专家、金华职业技术学院老师(陈鋆副教授、张芳芳讲师等)的大力支持与帮助。

教材修订过程中汲取了其他优秀教材和其他文献资料的精华,同时得到了化学工业出版社编辑、兄弟院校同仁、相关企业专家和编者所在院校的大力支持和指导,在此一并表示谢意。

为方便教学,本书配有PPT课件,欢迎广大师生登录www.cipedu.com.cn下载。

本书适用于各类高职专科及职教本科院校药学类与相关专业教学使用,也可作为药学相关岗位的岗前培训和继续教育的教材及参考书。

由于作者水平有限、经验不足,书中疏漏之处在所难免,敬请读者批评指正,以便今后进一步修改和完善。

编　者
2023年10月

第一版前言

药品是一种特殊商品，它关系到人们防病治病、康复健康，所以在质量管理上要求更严，质量标准上要求更高。《药品生产质量管理规范》（Good Manufacture Practice，GMP）既是国家对药品生产企业生产管理和质量控制所制定的法定基本准则，更是制药企业进行药品质量保证，防止生产过程中发生污染、差错和事故，提高生产效率，完善和优化质量保证体系的主要措施，也是我国制药企业产品打入国际市场的通行证和我国医药产业走出国门、迈向世界的关键。

本教材依据中国新版 GMP（即 2010 年修订版）法规，主要通过药品生产人员管理、硬件设施的管理、物料管理、文件管理、生产管理、确认与验证、质量控制与质量保证、产品发运与召回、自检等方面，介绍药品在研制、生产、经营、使用过程中药品的质量保证措施和实施办法，为从事药品研制、生产、经营、使用等实际工作奠定基础。本书具有较强的科学性、实用性和先进性。教材中充分体现了以全面素质为基础、以能力为本位的思想，注重培养学生的综合应用能力、实践能力、创新能力和职业能力。教学中，除了要教会学生了解和领会国家法定的 GMP 基本要求和准则外，还要教会学生在今后的工作中，懂得"遵法、守法、护法"，认真贯彻和实施 GMP，也就是把 GMP 作为一门"工程学"来对待。本教材主要有以下特色。

1. 理念创新。秉承"教学改革与学科创新引路，科技进步与教材创新同步"的理念，根据国家新的政策要求和医药行业对高等职业岗位需求编写教材。

2. 内容创新。在编写教材的过程中，力求反映知识更新和科技发展的最新动态，结合新版 GMP 法规，将新知识、新技术、新案例及时反映到教材中来，更能体现高职教育专业设置紧密联系和满足生产、建设、服务、管理一线的实际要求。

3. 方法创新。本书主编具有十多年的药品生产、质量管理的丰富经验，是浙江省新世纪 151 人才、金华市新世纪 321 专业技术人才，更有企业的专家参与到教材的编写中。本教材把对职业岗位所需求的药品生产质量管理专业知识与实践要求有机地融合到了一起，确保学生管理能力、协调能力、综合判断能力的提高。

本书由浙江金华职业技术学院副教授郑一美主编，来自浙江迪耳药业有限公司的高级工程师、执业药师朱凤军参与编写，同时得到了浙江省金华市食品药品监督管理局和本学院有关老师——林鸿教授、俞章毅副教授、叶素芳教授、蒋伟华讲师、周福富副教授、宋宇鹏讲师等的大力支持与帮助，在此谨表示衷心感谢！

为方便教学，本书配有 PPT 课件，欢迎广大师生登录 www.cipedu.com.cn 下载。

本书适用于各类普通医药高职院校药学及相关专业教学使用，也可作为药学相关岗位的岗前培训和继续教育的教材或参考书。

由于作者水平有限，经验不足，书中疏漏之处在所难免，敬请读者批评指正。

郑一美
2012 年 2 月

第二版前言

药品是一种特殊商品，它关系到人们防病治病、康复健康，所以在质量管理上要求更严，质量标准上要求更高。《药品生产质量管理规范》（Good Manufacture Practice，GMP）既是国家对药品生产企业生产管理和质量控制所制定的法定基本准则，更是制药企业进行药品质量保证，防止生产过程中发生污染、差错和事故，提高生产效率，完善和优化质量保证体系的主要措施，也是我国制药企业产品打入国际市场的通行证和我国医药产业走出国门、迈向世界的关键。

本教材依据中国 GMP（2010 年修订）条款及附录法规要求，主要通过药品生产人员管理、硬件设施管理、物料管理、文件管理、生产管理、确认与验证、质量控制与质量保证、产品发运与召回、自检等方面的讲述，介绍药品在研制、生产、经营、使用过程中药品的质量保证措施和实施办法，为从事药品研制、生产、经营、使用等实际工作奠定基础。本书具有较强的科学性、实用性和先进性。

GMP 理念是在不断发展的，美国实施的就是 cGMP，其变化与发展非常快，故在教材建设中，很多新的知识、新的理念、新的管理方法需要体现出来。且药品质量管理技术课程为浙江省特色专业、国家示范辐射专业建设和专业核心课程建设的一部分，因此，在《药品质量管理技术——GMP 教程》第一版教材经历 5 年教学实践的基础上，根据 GMP 不断发展的要求以及对应核心岗位的职业要求，对本教材进行修订再版，修订过程中结合企业现场环境和运行管理方式，增加了当前企业行业在实施 GMP 过程中出现的一些具体案例，通过案例分析便于学生了解当前制药企业生产过程中执行 GMP 法规的重要性和适时性，提高解决问题的能力；课程标准的制定更加明确了本课程的定位、目标要求、教学内容实施和教学评价方法，着重体现药物质量管理岗位所要求的专业知识、实践技能、工作规范和职业素养。与第一版相比，本版教材把课程标准、国家法规与案例三者有机结合，增强教材的实用性，最大程度符合企业行业的发展需求。

本书主编郑一美副教授，具有十多年药品生产、质量管理的丰富经验，是浙江省新世纪 151 人才、金华市 321 人才；参与教材编写的为来自浙江迪耳药业有限公司的高级工程师、执业药师朱凤军，浙江师范大学郑绍成教授，湘潭医卫职业技术学院李俊雅老师；同时本书得到了浙江省金华市市场监督管理局及金华职业技术学院陈鋆副教授、刁银军讲师、刘振香副教授、胡献跃高级工程师等的大力支持与帮助。《药品质量管理技术——GMP 教程》第一版教材被评为浙江省普通高校"十二五"优秀教材，为本版教材的编写提供了基础，我们对第一版教材的所有编者表示衷心的感谢！对参考引用的有关文献和资料，在此一并表示诚挚的感谢！

为方便教学，本书配有 PPT 课件，欢迎广大师生登录 www.cipedu.com.cn 下载。

本书适用于各类普通医药高职及本科院校药学类与相关专业教学使用，也可作为药学相关岗位的岗前培训和继续教育的教材及参考书。

由于作者水平有限、经验不足，书中疏漏之处在所难免，敬请读者批评指正。

编　者

2019 年 5 月

目　录

第一章　质量管理概论 …………………… 1
　知识导图 ………………………………… 1
　第一节　质量基本概念 …………………… 2
　　一、质量的含义 ………………………… 2
　　二、质量特性 …………………………… 3
　第二节　质量管理基本知识 ……………… 5
　　一、质量管理术语 ……………………… 5
　　二、质量管理原则 ……………………… 7
　　三、质量管理的发展 …………………… 8
　思考题 …………………………………… 14

第二章　药品质量与质量管理 …………… 15
　知识导图 ………………………………… 15
　第一节　药品质量基本知识 ……………… 16
　　一、药品定义 …………………………… 16
　　二、药品质量标准 ……………………… 16
　　三、药品质量标准的制定 ……………… 18
　第二节　药品质量管理 …………………… 20
　　一、GMP 的产生与发展 ………………… 20
　　二、药品质量管理体系 ………………… 23
　　三、药品质量管理的组织机构与职责 … 25
　　四、质量风险管理 ……………………… 29
　案例分析 ………………………………… 30
　思考题 …………………………………… 33

第三章　药品生产人员管理 ……………… 34
　知识导图 ………………………………… 34
　第一节　关键人员的资质和职责 ………… 35
　　一、我国 GMP 对机构和人员方面的
　　　　要求 ………………………………… 35
　　二、关键人员的职责 …………………… 37
　第二节　人员培训管理 …………………… 39
　　一、培训的意义 ………………………… 39
　　二、培训的原则 ………………………… 40
　　三、培训的组织实施 …………………… 41
　第三节　人员卫生管理 …………………… 41
　　一、污染的概念和传播污染的媒介 …… 41
　　二、人员卫生工作的实施 ……………… 42
　案例分析 ………………………………… 44

　思考题 …………………………………… 48

第四章　硬件设施的管理 ………………… 49
　知识导图 ………………………………… 49
　第一节　厂房的管理 ……………………… 50
　　一、厂址选择 …………………………… 50
　　二、厂区设计 …………………………… 52
　　三、厂房设计 …………………………… 54
　第二节　设施 ……………………………… 66
　　一、暖通空调系统（HVAC） …………… 67
　　二、对进入洁净厂房的空气、人、物
　　　　净化消毒设施 ……………………… 69
　　三、防尘、捕尘及其他防护设施 ……… 71
　　四、公用设施 …………………………… 71
　　五、常见剂型的 HVAC 设计实例 ……… 73
　第三节　设备管理 ………………………… 79
　　一、设备的设计、选型与安装 ………… 79
　　二、设备的使用和清洁 ………………… 81
　　三、设备的维护与保养 ………………… 83
　　四、仪器仪表的校正 …………………… 83
　第四节　制药用水管理 …………………… 86
　　一、制药用水的概念 …………………… 87
　　二、制药用水的质量管理 ……………… 87
　案例分析 ………………………………… 89
　思考题 …………………………………… 97

第五章　物料管理 ………………………… 98
　知识导图 ………………………………… 98
　第一节　原辅料管理 ……………………… 99
　　一、物料概述 …………………………… 99
　　二、物料的质量标准与代码管理 ……… 100
　　三、物料的采购与接收管理 …………… 102
　　四、物料的储运、养护与发放管理 …… 108
　　五、物料平衡 …………………………… 113
　第二节　包装材料管理 …………………… 113
　　一、包装材料的概念和分类 …………… 113
　　二、包装材料管理应注意的问题 ……… 114
　　三、印刷性包装材料的管理 …………… 114
　案例分析 ………………………………… 116

思考题 ································· 117

第六章　确认与验证 ················ 118
　　知识导图 ································· 118
　第一节　确认与验证的管理原则 ······· 119
　　一、验证的历史发展 ····················· 120
　　二、确认与验证的对象和范围 ········· 121
　　三、人员职责 ····························· 121
　第二节　确认与验证的实施 ············· 121
　　一、提出验证要求 ······················· 121
　　二、建立验证组织 ······················· 121
　　三、制订确认和验证计划 ··············· 121
　　四、确认 ·································· 122
　　五、验证 ·································· 126
　　六、确认与验证过程中的偏差处理 ··· 136
　第三节　确认与验证的文件管理 ······· 136
　　一、确认的文件（确认方案和报告） ··· 136
　　二、验证的文件（验证方案和报告） ··· 137
　　案例分析 ································· 137
　　思考题 ································· 140

第七章　文件管理 ···················· 141
　　知识导图 ································· 141
　第一节　文件的要求 ······················· 142
　第二节　文件的分类 ······················· 142
　第三节　文件制定程序 ···················· 143
　　一、建立文件系统 ······················· 144
　　二、确定文件格式 ······················· 145
　　三、编写文件程序 ······················· 145
　第四节　指导性文件 ······················· 147
　　一、质量标准 ····························· 147
　　二、工艺规程 ····························· 148
　　三、操作规程 ····························· 151
　第五节　记录性文件 ······················· 153
　　一、原始记录要求 ······················· 153
　　二、批记录 ······························· 153
　　案例分析 ································· 156
　　思考题 ································· 158

第八章　生产管理 ···················· 159
　　知识导图 ································· 159
　第一节　生产工艺管理 ···················· 160
　　一、药品的生产工艺流程 ··············· 160
　　二、药品生产过程管理 ··················· 160
　　三、中间控制 ····························· 161

　　四、包装管理 ····························· 162
　第二节　防止生产过程中的污染和交叉
　　　　　污染的措施 ······················· 163
　　一、产生污染和交叉污染的原因 ······ 163
　　二、防止污染和交叉污染的措施 ······ 164
　　案例分析 ································· 165
　　思考题 ································· 167

第九章　质量控制与质量保证 ······ 168
　　知识导图 ································· 168
　第一节　质量控制与产品放行管理 ··· 169
　　一、质量控制 ····························· 169
　　二、产品放行 ····························· 176
　第二节　质量保证要素 ···················· 178
　　一、偏差管理 ····························· 178
　　二、变更管理 ····························· 184
　　三、投诉处理 ····························· 186
　　四、产品质量回顾分析 ··················· 191
　　五、委托生产与委托检验 ··············· 192
　　案例分析 ································· 193
　　思考题 ································· 195

第十章　产品发运与召回 ············· 196
　　知识导图 ································· 196
　第一节　产品的发运管理 ················ 197
　　一、产品发运规定 ······················· 197
　　二、药品的出库管理 ···················· 197
　　三、物料的运输管理 ···················· 197
　第二节　产品的召回管理 ················ 198
　　一、召回的定义和分级 ··················· 198
　　二、职责 ·································· 199
　　三、召回流程 ····························· 200
　　案例分析 ································· 202
　　思考题 ································· 203

第十一章　自检 ······················· 204
　　知识导图 ································· 204
　第一节　自检的概念 ······················· 205
　　一、质量审核的含义 ···················· 205
　　二、质量体系审核的分类 ··············· 205
　第二节　自检工作的实施 ················ 205
　　一、自检范围 ····························· 206
　　二、自检频率 ····························· 206
　　三、自检人员的资质和职责 ············ 206
　　四、自检流程 ····························· 207

五、其他要求 …………………………… 208
　第三节　外部检查 …………………………… 208
　　一、国家药品监督管理局的检查历程 …… 208
　　二、企业建立的外部检查系统 …………… 209
　　三、GMP日常检查及发展过程 ………… 210
　思考题 ………………………………………… 212
附录 …………………………………………… 213

附录一　《药品质量管理技术GMP教程》
　　　　课程标准 ……………………………… 213
附录二　药品生产质量管理规范（2010年修订）
　　　　思维导图 ……………………………… 220
参考文献 ……………………………………… 222

第一章　质量管理概论

知识导图

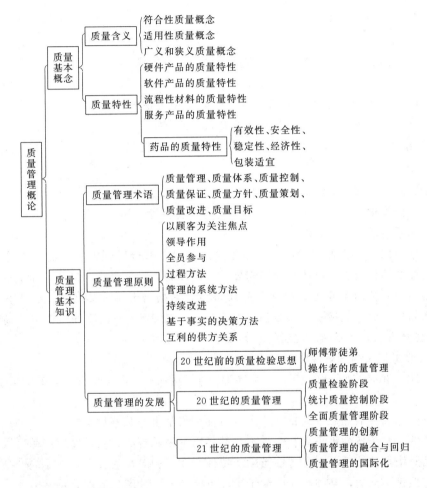

教学目标

1. 通过学习，认识质量管理的重要性，增强质量意识。
2. 了解质量管理的基本知识。

思政素质目标

科技助力、质量强国，增强民族自豪感。

第一节　质量基本概念

"质量"一词大家都很熟悉，例如，产品质量、工作质量、服务质量、教育质量等，质量与人们的衣食住行密切相关。

提高质量既有深远的社会意义，又能提高市场的竞争力。随着科学技术的发展和生产活动的进步，质量的含义也在不断地深化和发展。在不同时期，人们对质量的认识是不一样的，对质量的要求也有所不同。现在，人们对质量概念的认识已经不仅是停留在狭义的产品质量方面，而是包括了更全面的内容。

医药产品是防病治病、救死扶伤、保障人民生命健康安全的特殊产品。药品生产是整个社会经济的一个组成部分，它的基本任务是为人们提供安全有效的产品，同时又给企业和社会带来一定的经济效益。因此，必须坚持产品的使用价值和经济价值的统一性，生产出高效、低毒、安全的合格产品，把药品质量放在首位。

一、质量的含义

1. 质量的概念

在质量管理体系涉及的范畴内，质量的广义性是指组织的相关方对组织的产品、过程、体系都可以提出要求。产品、过程、体系都具有固有特性，所以，质量不仅指产品的质量，也指过程和体系的质量。

质量概念可以分为三种：①符合性质量概念。以"符合"现行标准的程度作为衡量依据。②适用性的质量概念。以适合顾客需要的程度作为衡量依据。③广义质量概念。质量是一组固有特性满足要求的程度。狭义产品质量概念是指有形制成品（如笔、水杯等）的质量。广义产品质量概念是指硬件、服务（如快递、旅游活动等）、软件（如电子游戏、字典等）、流程性材料（如食用油、煤炭等）的质量。

2. 广义质量定义的理解说明

（1）特性　是指可区分的特征。如物理方面的特征、组织或行为特征、功能性的特征等。

特性可分为固有的和赋予的特性。固有特性是指某事或某事物中本来就有的，尤其是那种永久的特性。赋予特性不是固有的，不是某事物本来就有的，而是完成产品后因不同的要求而对产品所增加的特性。固有特性与赋予特性存在着相对性的关系，即不同产品的固有特性和赋予特性是不同的，某种产品的赋予特性可能是另一种产品的固有特性。

（2）要求　指明示的、通常隐含的或必须履行的要求或期望。

明示要求是指规定的要求，如在合同、标准、规范、图样和技术要求及其他文件中阐明的要求或顾客明确提出的要求。隐含要求是指组织、顾客和其他相关方的惯例或一般做法，用户或社会对质量的期望是公认的，不言而喻的。

3. 广义质量的特点

广义质量应是产品质量、工作质量、服务质量、质量成本的总和。它有以下几个特点。

① 质量不仅包括结果，也要包括质量的形成和实现的过程。

② 质量不仅包括用户可以看得见的产品质量和服务质量，也要包括产品形成和实现过程中用户看不见的工作质量。

③ 质量不仅要满足用户需要，还要满足社会需要，使顾客、业主、职工、供应方和社

会均受益。

④ 质量不仅存在于工业行业，也存在于服务行业及各行各业。

4. 与质量相关的概念

（1）组织　组织是指职责、权限和相互关系得到安排的一组人员及设施。组织是由两个或两个以上的个人为了实现共同的目标组合而成的有机整体，安排通常是有序的。

（2）过程　过程是指一组将输入转化为输出的相互关联或相互作用的活动，过程由输入、实施活动和输出三个环节组成，过程可包括产品实现过程和产品支持过程。

（3）产品　产品是指过程的结果，可分为四种通用的产品。

① 服务。服务是无形的，通常是在组织和顾客接触面上至少需要完成一项活动的结果，如商贸、运输。

② 软件。由信息组成，通常是无形产品，并可以方法、论文或程序的形式存在，如计算机程序、论文著作等。

③ 硬件。通常是有形产品，其量具有计数的特性，可以分离、可以定量计数，如机器零件、包衣机、压片机、自动胶囊填充机等。

④ 流程性材料。通常是有形产品，其量具有连续的特性，一般是连续生产，状态可以是液体、气体、块状、板状等，如汽油、煤油灯、某个药物片剂、粉针剂等。

（4）顾客　顾客是指接受产品或服务的组织或个人。顾客可以是组织内部的，也可以是组织外部的。

（5）体系　体系是指相互关联或相互作用的一组要素。

二、质量特性

质量特性是指产品、过程或体系与要求有关的固有特性。

质量的特性是多种多样的，有内在特性，如产品结构、性能、精度、纯度等；有外在特性，如外观、形状、颜色、包装等；还有经济特性，如成本、价格、使用维修费用等；以及其他特性，如环保、售后服务、交货期等。不同的产品具有不同的质量要求，因而具有不同的质量特性，以满足人们不同的需要。

质量特性将要求转化为有指标的特性，作为评价、检验、考核的依据。质量特性可以概括为性能、寿命、安全性、适应性、经济性等方面的综合表现。

1. 硬件产品的质量特性

一般而言，硬件产品是指加工、装配类的生产过程的结果。其质量特性通常包括如下。

（1）性能　即产品的内在特性，如理化、结构等。

（2）寿命　是指产品在规定的使用条件下，可使用的总时间。一般可分为自然寿命（产品在规定的使用条件下，完成规定功能的时间）、技术寿命（产品从开始使用到被淘汰为止所经历的时间）、经济寿命（产品自然寿命后期，由于性能退化、故障频发、使用费用日益增加，只能依靠大量的维修费用延长自然寿命）、安全性（产品在使用时，保障人身和环境安全的能力）、经济性（产品在整个寿命周期内的费用，包括制造费用和使用费用的总和）。

2. 软件产品的质量特性

软件作为信息产品，是一种逻辑的而不是物理的系统。其特性表现如下。

（1）功能性　即满足用户要求的程度，包括用户陈述的或隐含的需求程度，这是软件产品的首选质量特性。

（2）可靠性　它是软件产品最重要的质量特性。它反映软件在稳定状态下，维持正常工作的能力。

(3) 可操作性　指用户易于理解、使用。

(4) 效率　是指在规定的条件下，软件实现某种功能耗费物质资源的有效程度。

(5) 可维护性　是指软件在环境改变或发生错误时，进行修改的难易程度，易于维护的软件也是一个易于理解、易测试和易修改的产品，是软件的又一个重要特性。

(6) 可移植性　是指软件能够方便地移植到不同运行环境的程度。

3. 流程性材料的质量特性

流程性材料是指经过各种转化制成的最终或中间产品。其质量特性包括物理性能（如密度、黏度等）、化学性能（如耐腐蚀性、抗氧化性、稳定性等）、力学性能（如强度、硬度、韧性等）、外观等。

4. 服务产品的质量特性

服务是提供服务的组织或个人在和顾客的接触活动中，至少完成一项活动的结果，是指通过销售或附属于商品在销售活动过程中所提供的活动、利益或满足。由于顾客对服务的需求既多样又个性化，因此，服务的质量特性也是多样化的。一般包括无形性（服务的抽象性和不可触知性）、非储存性（它只存在于被产出的那个时点，生产一结束服务作为产品就不存在了）、同步性（服务的生产和消费过程在时间和空间上是同时并存的）、异质性（即可变性或波动性）。

5. 药品的质量特性

药品质量特性通常用有效性、安全性、稳定性、经济性等来评价，此外还必须符合《中华人民共和国药品管理法》（以下简称《药品管理法》）、国家药品质量标准以及行业法规所规定的要求，如药品包装、广告宣传以及在科研、生产、供应方面的质量要求，并用药品质量标准和管理规范予以明确规定，以保障人民群众的用药安全与有效。

药品作为特殊产品，主要有以下质量特性。

(1) 有效性　这是药品最基本的特性。失去这一特性就失去其使用价值。在药品质量标准中规定的鉴别、杂质检查和含量测定，其目的就是要确定药品的真伪和优劣，以保证药品的有效性。

(2) 安全性　这也是药品应具备的必要特性。在药品使用过程中，要求不会给使用者造成损坏，毒副作用要小。严格地讲，没有副作用的药品是很少的，但人们希望药品对于使用者不仅是有效的，而且也是安全的。为此，在药品研制时所进行的大量药理和毒理试验以及临床验证工作就是要确保用药的安全性。

(3) 稳定性　药品作为一种商品，在生产后需要通过运输和贮存在市场进行流通。在此期间应要求药品不变质、不失效。为此，应根据药品的性质，通过稳定性试验以确定贮藏的条件和期限。

(4) 经济性　价格竞争在当前市场经济中仍是最有驱动力的质量特性之一。生产企业如何在同类产品中，在保证产品质量符合标准的前提下降低生产成本是竞争取胜的法宝。因此，任何时候都应该注意质量与效益的统一。

(5) 包装适宜　药品的包装除应符合《药品管理法》的具体规定外，产品外观质量的重要位置已经提到法规管理的高度。方便使用、方便运输、方便贮存的包装更加受到用户的青睐。

根据以上药品的质量特性综合评价某一产品的质量优劣是传统的、狭义的质量概念。应该指出的是，符合产品质量标准的合格品不一定是高质量的产品。因为产品所依据的标准有先进和落后之分，有的采用国际标准，有的采用行业标准，有的采用法定质量现行标准。其中法定质量现行标准是产品质量必须达到的最低标准。所以要区分产品质量的高低，首先要依据标准水平的高低。因而，企业在确定产品质量水平时，应在符合法律和法规规定要求的前提下，根据用户的需要，做到产品质量、成本、数量、效率、交货期等因素的最佳组合，生产出适销对路、价廉物美、人无我有、人有我优、适用性好的产品。

第二节 质量管理基本知识

一、质量管理术语

质量管理是现代科学的一个重要组成部分，它在现代社会中的地位和作用越来越显得重要。随着科学技术的进步和发展，在世界范围内，对质量管理理论的研究和实践的应用也进一步深化。

不同的工业行业，不同的经济部门或商务工作，为了适应其工作的特定需要，往往会使用一些专门的术语，方便进行交流。质量术语所阐述的概念，适用于质量管理的所有方面，所以可用于质量标准的制定和使用，也可用于质量体系文件的编写和应用，是当前国际质量管理方面通用的术语。现将质量管理等常用术语的理解概述如下。

1. 质量管理（quality management，简称 QM）

质量管理是确定质量方针、目标和职责，并在质量体系中为达到质量目标，通过诸如质量策划、质量控制、质量保证和质量改进而进行的全部管理职能的所有活动。

质量管理是各级管理者的职责，必须由企业最高管理者领导，但质量管理的实施涉及组织中的所有成员，所以必须发动全体员工参与。

在质量管理中，应考虑到经济性因素。要通过不断改进完善质量体系，生产出用户所期望的产品。

2. 质量体系（quality system，简称 QS）

质量体系是为实施质量管理所需的组织结构、程序、过程和资源。

"组织结构"是指组织为行使其职能按某种方式建立的职责、权限以及相互关系。"程序"是为进行某项活动所规定的途径。"过程"是将输入转化为输出的一组彼此相关的资源和活动。"资源"包括人员、资金、设施、设备、技术和方法。

质量体系这些内容应以满足质量目标的需要为准。一个组织的质量体系主要是为满足该组织内部管理的需要而设计的。它比特定顾客的要求更广泛，顾客仅仅评价质量体系中的有关部分。

为了合同约定或强制性质量评价的目的，可要求对已确定的质量体系要素的实施进行证实。

3. 质量控制（quality control，简称 QC）

质量控制是质量管理的一部分，是致力于满足质量要求的活动。

企业实施质量控制的目标是确保产品质量能满足企业自身、顾客及社会三方面所提出的质量要求。

质量控制的范围涉及产品质量形成的全过程，其目的是达到质量要求，通过一系列作业技术和活动对全过程影响质量的人、机、料、法、环诸因素进行控制，并排除会使产品质量受到损害而不能满足质量要求的各项原因,以减少经济损失,取得经济效益。

4. 质量保证（quality assurance,简称 QA）

质量保证也是质量管理的一部分,强调的是为达到质量要求应提供的保证。质量保证是一个广义的概念,它涵盖影响产品质量的所有因素,是为确保产品符合其预定用途并达到规定的质量要求,而在质量体系中所采取的所有措施的总和。

质量保证与质量控制是相互关联的,质量保证以质量控制为基础,进一步引申到提供信任的目的,从目的出发,质量保证可分为内部质量保证和外部质量保证两种。

(1) 内部质量保证 在企业内部,质量保证的主要目的是向企业最高管理者提供信任,即使企业最高管理者确信本企业的产品能满足质量要求。为此,企业中有一部分管理人员专门从事监督、验证和质量审核活动,以便及时发现质量控制中的薄弱环节,提出改进措施,促使质量控制能更有效地实施,从而使企业最高管理者"放心"。但是,随着人们对质量问题认识的进一步深化,我们不难发现,企业最高管理者也有向全体员工提供信任的必要,这是建立全体员工对企业质量管理的信心的重要活动。因此,内部质量保证是企业最高管理者实施质量活动的一种重要管理手段。

(2) 外部质量保证 在合同或其他外部条件下,质量保证是向顾客或第三方提供信任,即使顾客或第三方确信本企业已建立完善的质量管理体系,对合同产品有一整套完善的质量控制方案、办法,有信心相信本企业提供的产品能达到合同所规定的质量要求。因此,企业质量保证的主要工作是要促使完善质量控制活动,以便准备好客观证据,并根据顾客的要求,有计划、有步骤地开展提供证据的活动。

5. 质量方针（quality policy）

质量方针又叫质量政策,是指由企业高层管理者制定并以正式文件签发的对质量的总体要求和方向,及其对质量组成要素的基本要求,它为下一步制定相应质量目标提供基础架构,是制定质量相关职能的基础。质量方针是通过质量管理体系内各职能部门制定并完成各自相应的质量目标实现的。其含义主要有以下三点。

① 质量方针应与企业的宗旨相适应,是企业的总方针的一个组成部分,是企业管理者对质量的指导思想和承诺。

② 质量方针是企业内各部门和全体人员执行质量职能以及从事质量管理工作所必需遵循的原则和指针,是统一和协调组织质量工作的行动指南,也是落实"质量第一"思想的具体体现。

③ 质量方针是指导企业成员沟通意见和开展质量活动的一般规定,显然它给企业的各级管理者提供了一定的自主权。

6. 质量策划（quality planning）

质量策划是确定质量和质量体系要素的应用的目标和要求的活动。质量策划是企业质量管理中的筹划活动,是企业最高管理者和质量管理部门的质量职责之一。包括如下方面：

(1) 产品策划 对质量特性进行识别、分类和分级,并且建立目标、质量要求和约束。

(2) 管理和作业策划 为实施质量体系做准备,包括组织工作和进度安排。企业为了不断完善质量管理体系并使之有效运作,必须对人员进行培训,包括学习质量管理理论、方法、标准;确定质量管理体系的过程内容;提出质量管理体系各过程的控制目标和要求等,并规定相应的作业过程和相关资源以实现企业的质量目标。

(3) 编制质量计划 为满足顾客的质量要求,企业要根据自身的条件开展一系列策划的组织活动，提出明确的质量目标和要求等，制定相应的质量管理体系要素和资源文件，并对质量改进加以预测。

7. 质量改进（quality improvement）

为向本组织及其顾客提供更多的利益，在整个组织内所采取的旨在提高活动和过程的效益和效率的各种措施。

8. 质量目标（quality objective）

企业最高管理者应确保在企业的相关职能和层次上建立相应的质量目标，质量目标与质量方针保持一致，与相关部门和人员职责对应。质量目标的制定、实施和完成通过下列措施体现。

① 高层领导者应确保制定和实施与质量方针相符合的质量目标。

② 质量目标应与业务目标相结合，并符合质量方针的规定。

③ 企业各级相关部门和员工应确保质量目标的实现。

④ 为了实现质量目标，质量管理体系的各级部门应提供必要的资源和培训。

⑤ 应建立衡量质量目标完成情况的工作指标，并对其进行监督、定期检查完成情况、对结果进行评估，并根据实际情况采取相应的措施。

企业可根据具体情况建立相应的管理流程，保证管理者完成各自的职责，从而保证质量方针、质量目标和质量计划的建立和实施。

二、质量管理原则

为了成功地领导和运作一个组织，需要采用一种系统和透明的方式进行管理。针对所有相关方的需求，实施并保持持续改进其业绩的管理体系，可使组织获得成功。质量管理是组织各项管理的内容之一。

八项质量管理原则已经成为改进组织业绩的框架，其目的在于帮助组织达到持续成功。

1. 以顾客为关注焦点

组织依存于顾客，因此组织应理解顾客当前和未来的需求，满足顾客要求并争取超越顾客期望。"以顾客为关注焦点"是 2015 年版 ISO 9000 国际标准提出的八项质量管理原则的首要原则。

药品是关系人命安危的特殊商品，认识顾客对药品需求的特殊性，强化企业全员的 GMP 意识和质量意识是十分必要的。德国格仑南苏制药厂因生产具有致畸作用的"反应停"药片而造成"20 世纪最大的药物灾难"，最终不得不倒闭，就是一个典型的例子。

GMP 认证是国家药品监督管理局对药厂能否提供符合 GMP 要求的药品的监督检查措施。只有实施 GMP，才能说明制药企业具备了起码的"以顾客为中心"的企业理念。

2. 领导作用

领导者确立组织统一的宗旨和方向，他们应该创造并保持使员工能充分参与实现组织目标的内部环境。

制药企业的产品质量是企业各方面的工作（包括实施 GMP）的综合反映，关系到企业的生存与发展。企业的最高管理者必须对质量方针的制定和实施负责，确立组织统一的宗旨和方向。通过实施 GMP，建立规章制度，形成自己独特风格的企业文化，是制药企业最高领导者的职责。

3. 全员参与

各级人员都是组织之本，只有他们的充分参与，才能使他们的才干为组织获益。

我国 GMP 对各级人员都提出了要求。实质上，GMP 是体现"全员参与""全过程参与"和"全面参与"的全面质量管理（TQM）在制药企业的具体运用。在质量管理原则中，"全员参与"不仅体现了"以人为本"的管理思想，也体现了对员工的激励和培养、对人力资源的开发，使员工强化 GMP 意识。把个人责任制与企业产品质量联系在一起，会促进企业 TQM 与 GMP 水平的提高，会使企业产品质量得到提高。

4. 过程方法

将相关的活动和资源作为过程进行管理，可以更高效地得到期望的结果。

2015 年版 ISO 9000 国际标准特别强调了质量管理原则中的过程方法。任何使用资源将输入转换为输出的活动或一组活动都可视为过程。通常，一个过程的输出将直接成为下一个过程的输入。制药企业的 GMP 诸要素：原辅料、包装材料的采购、接收、检验、评价，生产、包装、中间产品、产品检验，物料、产品的保存、评价和销售等环节都必须把好质量关，才能保证产品的质量符合规定要求。

5. 管理的系统方法

识别、理解和管理作为体系的相互关联的过程，有助于组织实现其目标的效率和有效性。

制药企业质量管理体系的核心内容是 GMP，GMP 体现了制药企业质量管理体系的灵魂。国家通过 GMP 认证，确认制药企业是否建立了质量管理体系。制药企业构造这样一个体系，可以用最有效的方式实现组织的质量目标。制药企业内的管理体系包括质量管理体系、环境管理体系、财务管理体系。

6. 持续改进

组织总体业绩的持续改进应是组织的一个永恒的目标。

制药企业要把产品、过程和体系的持续改进作为组织内每个成员的目标，为员工提供持续改进的方法和培训，在组织内应用始终如一的方法来持续改进组织的业绩，以质量求生存，向管理要效益。

7. 基于事实的决策方法

有效决策是建立在数据和信息分析基础上的。

制药企业质量管理体系的有效性之一，表现在数据的准确和信息流的畅通。要确保数据和信息充分可靠，并采用正确的方法分析数据和信息。根据对事实的分析，加上经验和直觉判断，作出决策和采取行动。制药企业发展的关键是决策，决策要有明确的目标，目标之一是药品的高质量。制药企业除了管理决策（如 GMP 规定的质量否决权）、业务决策（如确定销售的目标市场）之外，重要的是战略决策。

8. 互利的供方关系

组织与其供方是相互依存的，互利的关系可增强双方创造价值的能力。

我国 GMP 规定，质量管理部门应会同有关部门对主要物料供应商的质量体系进行评估。以质量体系评估或审核为纽带，建立起在对短期的收益和长期的利益综合平衡基础上的相互关系，与伙伴共享经验和资源，共享信息和对未来的计划，可以优化成本和资源，针对市场或顾客的需求和期望的变化，联合作出灵活快速的反应，增强双方创造价值的能力。

总之，我国制药企业面对市场经济的发展，应根据自身的实际情况，把质量管理原则运用到实施 GMP 的过程中去，并作为建立本企业质量管理体系的基础。

三、质量管理的发展

（一）20 世纪前的质量检验思想

人类历史上自有商品生产以来，就开始了以商品的成品检验为主的质量检验。这个阶段从开始出现质量检验一直到 19 世纪末，资本主义的工厂逐步取代分散经营的家庭手工业作坊为止。这段时期受小生产经营方式或手工业作坊式生产经营方式的影响，产品质量主要依靠工人的实际操作经验，靠手摸、眼看等感官估计和简单的度量衡器测量而定。工人既是操作者又是质量检验者，其经验就是"标准"。质量标准的实施是靠"师傅带徒弟"的方式口授手教进行的，因此，有人又称之为"操作者的质量管理"。

根据历史文献记载，我国早在二千多年以前，就已有了青铜制刀枪武器的质量检验制度。《周礼·考工记》开头就写道"审曲面势，以饬五材，以辨民器"。所谓"审曲面势"，就是对当时的手工业产品作类型与规格的设计，"以饬五材"是确定所用的原材料，"以辨民器"就是对生产出的产品要进行质量检查，合格者才能使用。先秦时期的《礼记·月令》，有"物勒工名，以考其诚，工有不当，必行其罪，以穷其情"的记载，其内容是在生产的产品上刻上工匠或工场名字，并设置了政府中负责质量的官员职位"大工尹"，目的是考查质量，如质量不好就要处罚和治罪。当时的手工业产品主要是兵器、车辆、量器、钟、鼓等。由于兵器的质量是决定当时战争胜负的关键，是生死攸关的大事，因此，质量检验就更详尽严格。如对弓箭，对弓体本身的弹射力、射出距离、速度、对箭上的羽毛及其位置等亦有具体规定。这些规定都是根据实践经验总结出来的，目的是生产出高质量的弓和箭。

到公元 1073 年北宋时期，为了加强对兵器的质量检验，专设了军器监，当时军器监总管沈括著写的《梦溪笔谈》中就谈到了当时兵器生产的质量管理情况。据古书记载，当时兵器生产批量剧增，质量标准也更具体。如对弓的质量标准就有下列六条：①弓体轻巧而强度高；②开弓容易且弹力大；③多次使用，弓力不减弱；④天气变化，无论冷热，弓力保持一致；⑤射箭时弦声清脆、坚实；⑥开弓时，弓体正、不偏扭。这些质量标准基本上还是实践经验的总结，产品质量主要依靠工匠的实际操作技术，靠手摸、眼看等感官估量和监督的度量衡器测量而定，靠师傅传授技术经验来达到标准。可是，质量检验却是严厉的，历代封建王朝对产品都规定了一些成品验收制度和质量不好后的处罚措施。官府监造的产品一般都由生产者自检后，再由官方派员验收，而且秦、汉、唐、宋、明、清朝都以法律形式颁布对产品质量不好的处罚措施，如笞（杖打 30 次、40 次、50 次）、没收、罚款和对官吏撤职、降职等处罚规定。这段时期就形成了早期的质量检验的思想、行为和实践。

（二）20 世纪的质量管理

资产阶级工业革命成功之后，机器工业生产取代了手工作坊式生产，质量管理也得到了迅速的发展。在 20 世纪这一时期，质量管理一般分为三个主要的阶段：质量检验阶段、统计质量控制阶段以及全面质量管理阶段。

1. 质量检验阶段

通过严格检验来保证工序间和出厂的产品质量，是这一阶段执行质量职能的主要内容。然而，由谁来执行这一职能则有个变化的过程。质量检验所使用的手段是各种各样的检测设备和仪表，它的方式是严格把关，进行百分之百的检验。1875 年"泰勒制诞生"，美国出现了以泰勒为代表的"科学管理运动"，强调工长在保证质量方面的作用，于是执行质量管理的责任就由操作者转移给了工长，有人称它为"工长的质量管理"。1940 年以前，由于企业规模扩大，这一职能又由工长转移给了专职的检验人员，大多数企业都设置专职的检验部门并直属厂长领导，负责全厂各生产单位和产品检验工作，有人称它为"检验员的质量管理"。

专职检验的特点是"三权分立",检验活动与其他职能分离,出现了专职的检验员和独立的检验部门。即:有人专职制定标准(立法),有人负责生产制造(执法),有人专职按照标准检验产品质量(司法)。专职检验既是从产成品中挑出废品,保证出厂产品质量,又是一道重要的生产工序。通过检验,反馈质量信息,从而预防今后出现同类废品。但这种检验也有其弱点:①出现质量问题容易扯皮、推诿,缺乏系统优化的观念;②它属于"事后检验",无法在生产过程中完全起到预防、控制的作用,一经发现废品,就是"既成事实",一般很难补救;③它要求对成品进行百分之百的检验,这样做有时在经济上并不合理(它增加检验费用,延误出厂交货期限),有时从技术上考虑也不可能(例如破坏性检验),在生产规模扩大和大批量生产的情况下,这个弱点尤为突出。后来,又改为百分比抽样方法,以减少检验费用,但这种抽样方法片面认为样本和总体是成比例的,因此,抽取的样本数总是和检查批量数保持一个规定的比值,如百分之几或千分之几。但这实际上存在着"大批严、小批宽,同质不同法",以至产品批量增大后,抽样检验越来越严格的情况,使相同质量的产品因批量大小不同而受到不同的处理。

2. 统计质量控制阶段

由于以"事后检验把关"为主的质量管理不断暴露其弊端,一些著名的统计学家和质量管理专家开始研究运用数理统计学的原理来解决这些问题。美国贝尔电话实验室的工程师休哈特提出了统计过程控制(SPC)理论——应用统计技术对生产过程进行监控,以减少对检验的依赖。这种新方法解决了质量检验事后把关的不足。1924 年 5 月 16 日休哈特提出了世界上第一张控制图。1930 年,贝尔电话实验室的另两名成员道奇和罗米格又提出了统计抽样方法,并设计了实际使用的"抽样检验表",解决了全数检验和破坏性检验在应用中的困难。1940 年美国贝尔电话公司应用统计质量控制技术取得成效,美国军方在军需物资供应商中推进统计质量控制技术,美国军方制定了战时标准 Z1.1、Z1.2、Z1.3——最初的质量管理标准。三个标准均以休哈特、道奇和罗米格的理论为基础。

20 世纪 50 年代,美国著名质量管理专家戴明提出质量改进的观点,在休哈特之后系统和科学地提出用统计学的方法进行持续改进,强调大多数质量问题是生产和经营系统的问题,强调最高管理层对质量管理的责任。此后,戴明不断完善他的理论,最终形成了对质量管理产生重大影响的"戴明十四法",开始开发提高可靠性的专门方法——可靠性工程开始形成。1958 年,美国军方制定了 MIL-Q-9858A 等系列军用质量管理标准,在 MIL-Q-9858A 中提出了"质量保证"的概念,并在西方工业社会产生广泛的影响。

由于采取质量控制的统计方法在实际中所取得的显著效果,很多国家,例如日本、墨西哥、印度、挪威、瑞典、丹麦、德国、荷兰、比利时、法国、意大利以及英国等,都开始积极开展统计质量控制活动,并取得成效。

利用数理统计原理,变"事后检验为事前控制"的方法,使质量管理的职能由专职检验人员转移给专业的质量控制工程师承担。这标志着将事后检验的观念改变为预测质量事故的发生并事先加以预防的观念。但在这个阶段由于存在着过分强调质量控制的统计方法,忽视其组织管理工作,使得人们误认为"质量管理就是统计方法",并且由于数理统计方法理论比较深奥,因而对质量管理产生了一种"高不可攀、望而生畏"的感觉,认为是"质量管理专家的事情"。这在一定程度上限制了数理统计方法的普及、推广。

3. 全面质量管理阶段

20 世纪 60 年代,科学技术日新月异,社会生产力迅速发展,市场竞争日益激烈。质量管理出现了很多新情况。

① 人们对产品质量的要求更高。过去，对产品的要求一般注重于产品的使用性能，现在又增加了耐用性、美观性、安全性、可信性、经济性等要求。

② 在生产技术和质量管理活动中广泛应用系统分析的方法。它要求用系统的观点分析研究质量问题，把质量管理看成是处于较大系统（例如企业管理，甚至整个社会系统）中的一个子系统。

③ 管理科学理论又有了一些新发展，其中突出的一点就是重视人的因素，"员工参与管理"，强调要依靠广大员工搞好质量管理。

④ "保护消费者权益"运动的兴起。20世纪60年代初，许多国家的广大消费者为保护自己的利益，纷纷组织起来同伪劣商品的生产销售企业抗争。美国著名质量管理专家朱兰认为，保护消费者权益运动是质量管理学在理论和实践方面的重大发展动力。

⑤ 随着市场竞争，尤其是国际市场竞争的加剧，各国企业越来越重视产品责任（PL）和质量保证（QA）问题。于是，仅仅依赖质量检验和运用统计方法是很难保证与提高产品质量的。同时，把质量职能完全交给专门的质量控制工程师和技术人员，并且主要限于产品的制造过程，显然难以适应新形势的需要。许多企业便开始了全面质量管理的实践。

60年代初，美国通用电气公司质量经理费根堡姆于1961年，在其著作《全面质量管理》一书中，首次提出全面质量管理的概念，指出：为了生产具有合理成本和较高质量的产品，以适应市场的要求，只注意个别部门的活动是不够的，需要对覆盖所有职能部门的质量活动进行策划。该书强调执行质量职能是公司全体人员的责任，应该使企业全体人员都具有质量意识和承担质量的责任。他指出：全面质量管理是为了能够在最经济的水平上并考虑到充分满足用户要求的条件下进行市场研究、设计、生产和服务，把企业各部门的研制质量、维持质量和提高质量的活动构成为一体的有效体系。

美国著名质量管理专家朱兰提出：质量策划、质量控制及质量改进是实施质量管理的三个主要环节，称之为"朱兰三部曲"。他主编的《质量控制手册》于1951年首次出版，直到现在还是质量管理领域里的权威著作。

60年代以后，菲根堡姆的全面质量管理概念逐步被世界各国所接受，并在运用时各有所长。在日本被称为全公司的质量控制（CWQC），在加拿大总结制定为四级质量大纲标准（即CSAZ299），在英国总结制定为三级质量保证体系标准（即BS5750）等。1987年，国际标准化组织（ISO）又在总结各国全面质量管理经验的基础上，制定了ISO 9000质量管理和质量保证系列标准。

日本在推行全面质量管理过程中，广泛开展群众性的质量管理活动，提出了"质量管理小组""质量改进的七种工具"等，在实际中收到很大的成效。日本著名的质量管理专家石川馨提出"广义的质量"概念和"因果图"；田口玄一博士提出的"质量损失函数"的概念和质量工程学理论等，在世界上都产生了广泛的影响。

随着全面质量管理的深入发展，可靠性工程的管理思想逐步纳入到质量管理的理论中，并且进一步发展出关于产品质量可信性的理念。

综上所述，20世纪质量管理发展的三个阶段的质的区别是：质量检验阶段靠的是事后把关，是一种防守型的质量管理；统计质量控制阶段主要在生产过程中实施控制，通过控制原因而实现预期的目标，是一种预防型的质量管理；而全面质量管理阶段，则保留了前两者的长处，以满足顾客的要求为目标，对产品生命周期的整个过程（质量环）实施管理，是一种"全面的、全过程的、全员参加"的质量管理。这三个管理阶段的具体情况和特点对比详见表 1-1。

表 1-1　质量管理三个阶段情况和特点对比

发展阶段		质量检验阶段	统计质量控制阶段	全面质量管理阶段
管理对象	范围	产品制造过程的末端——产成品	产品制造过程的各个工序	企业生产经营全过程,包括:设计、制造、辅助生产、销售、使用服务等过程
	质量	产品质量	产品质量和工程质量	产品质量、工程质量、工作质量
管理主体		少数质量检验人员	少数工艺技术、质量检验部门	企业全体人员
管理方法		单纯技术检验方法	统计方法(以数理统计为基本手段)	统计方法、专业技术方法和组织管理方法的结合
标准化程度		缺乏标准化,只有从企业自身条件出发用于成品验收的产品标准	由产品标准分解为工序控制标准	以用户需要为制定标准的根本依据,形成包括技术标准、管理标准和工作标准的标准体系
管理职能		事后把关检验,挑出废品	把事后把关检验发展到工序质量控制,预防产生废品	从管结果发展到管因素,全面保证和提高质量,不断满足用户需要,让用户满意,追求实际效益

（三）ISO 9000 族标准的产生

为了消除国际贸易中的技术壁垒,国际标准化组织（简称 ISO）在国际贸易中心的支持下,提出了质量认证的问题,并要求参加关贸总协定的国家应根据技术规则和标准建立质量认证制度,不致给国际贸易造成不必要的障碍。

由于世界大多数工业发达国家都是关贸总协定的成员国,为了开展国际贸易,都先后制定并颁布了各国的质量管理和质量保证的规范。但是,各国的规范所包括的内容、要求的程度各不相同,造成了国际经济合作和贸易往来不利。因而要求建立世界统一的《质量管理和质量保证》标准的呼声越来越高。为此 ISO 的质量管理和质量保证专门技术委员会吸收了各国实施质量管理和质量保证的经验,协调各国标准差异,组织国际上的质量管理专家制定了《质量管理和质量保证》标准,并于 1987 年首次发布,标准代号为 ISO 9000 质量管理和质量保证标准系列。ISO 9000 标准系列是在总结质量管理实践经验的基础上产生的,具有很强的实践性和指导性。所以,这套标准一经问世,就受到许多工业发达国家的欢迎,并纷纷采用。经过几年的实践,于 1994 年又重新修订增补标准。第二版 ISO 9000 已包括术语、主体标准和支持性标准共 26 个,简称为 ISO 9000 族。这是当今世界通用的质量管理和质量保证标准。

（四）21 世纪的质量管理

随着质量概念的不断拓宽和深化,21 世纪的质量管理包括质量管理及质量观念也在不断创新、不断融合,更加国际化。

回顾质量管理的发展历史,可以清楚地看到,质量的概念在不断地拓宽和深化,人们在解决质量问题中所运用的方法、手段,也是在不断发展和完善的,而这一过程又是同科学技术的进步和生产力水平的不断提高密切相关的。同样可以预料,随着新技术革命的兴起、知识经济的到来,以及由此而提出的挑战,人们对质量的认识及促进质量的技术也会迅速提高。

20 世纪工业化社会的生产方式最主要的特征就是大量生产以及与其相关联的比较稳定的市场环境。显然,在相对稳定的环境下,企业只要能够保证控制某部分市场,就能够使企业保持长久的竞争力。传统的质量管理，包括全面质量管理都是在这样的环境下实施的。但是，在21世纪信息化时代，信息将穿透所有的领域。特别是在经济全球化的现实中，产品技术寿命缩短，企业及其所依附的市场环境都处在不稳定之中，当今世界，唯一不变的是"变"。美国欧文·拉兹洛在其新著《管理的新思维》中指出，企业面临三个问题：①隐藏在我们所经历的变化过程之中的事物的进化模式和进化趋势究竟是什么？②未来将会展现出怎样一种画面？③我们将如何面对未来的变化？作者在对TQM实施的企业进行调研后指出："TQM关注的是今天，但不能有效地预测明天。"在多变的环境中，管理的重点不只是维持，重要的是创新。

1. 质量管理的创新

（1）从战略的层面上关注质量　朱兰博士说，"21世纪是质量的世纪"，这是一种战略的思维。质量因素的复杂性、质量问题的严重性及质量地位的重要性，在多变的环境中，尤为突出。

在稳定的市场环境中，未来往往是过去的线性的延续。例如，质量管理中被我们用熟了的"戴明环"，即PDCA循环，实质上是基于当前基础的反馈过程。但是，当多变代替稳定，这一原则必须通过对未来的预测加以补充。

在当今世界上，产品的技术含量如此之高，可供选择的空间如此之大，眼花缭乱的广告如此之多，消费者很难作出最佳的选择。战略决策的前提是科学的预测。传统市场的预测是企业自我的封闭行为，是把顾客排除在外。在开放系统的营销体系中，顾客是企业功能的外延，企业不仅要满足顾客今天现实的需求，更重要的是预测明天的期望。而明天主要不是顾客的推动，是企业自我的开创，是从市场引导的被动生产，向引导市场、引导消费的主动生产转变。

不仅如此，选择优秀的供方参与质量的开发，形成"共生共荣"的命运共同体，进而形成"供方—企业—顾客"质量创新循环，也是企业质量战略的重要选择。

（2）质量观念的创新　传统的质量管理在产品的定位上主要关注的是固有特性，停留在满足顾客生理需求的层面上，在体现顾客心理或伦理需求和期望的赋予特性上还有很大的距离。顾客购买的欲望，不仅是好（hǎo），更重要的是好（hào），喜好。质量突出表现在产品的魅力上。

现在，企业的质量策划围绕产品而不是围绕顾客转，围绕着使自己的产品让顾客满意，而不是用顾客满意塑造自己产品，还缺少以产品铸就品牌、以品牌树立企业形象的视野。谁是顾客？通常认为，顾客是产品和服务的接受者。审视世界上卓越的公司无不是顾客理念内部化。将内部顾客分职级顾客（上下级之间）、职能顾客（部门之间）和过程顾客（工序之间）这三类。顾客理念内部化，对于回归生产运作规律，构筑基于协调、沟通之上的企业文化有着重要的作用。传统的质量管理主要关注的是正产出，即预期的产品。从可持续发展的角度来评判全面质量管理存在着时代的局限，全面质量管理并不全面，即忽视了生产过程中对环境带来破坏的副产出。满足顾客要求的同时，却没有使相关方的利益得到满足。树立广义的质量观是质量管理创新的重要方面。

2. 质量管理的融合与回归

产业革命以来的200多年中，亚当·斯密的分工理论始终主宰着工业社会的组织，技术和生产方式的整体性已被专业化所取代。与此同时，管理也呈现专业化，将与企业产品的生产流程密切相关联的管理职能分成诸如生产管理、质量管理、财务管理、市场营销等。分工产生了效率的同时,也带来了协调的困难。但最近几十年来,科学技术的发展又向人们展示了自然组织更深层次的根本统一,与科学技术的交叉融合相关联,管理也展示出交叉、渗透及融合的新趋势。

当信息时代来临的时候,IT技术的发展使得效率不一定产生于分工,而有可能产生于整合之中,顾客主宰的买方市场环境制约着企业的生存和发展。满足顾客的需求和期望,是企业各种职能管理的共同目标。管理是整合资源的动态活动,整合淡化了管理的职能边界,融合是必然的发展趋势。质量管理发展的历史已经展现了这种趋势。在推行ISO 9000质量管理体系过程中,提出了各种管理体系的整合。以美国鲍得里奇奖、日本戴明奖及欧洲质量管理奖为标志的优秀管理模式的实施,都充分说明质量管理的这种融合与回归。因为这些优秀的管理模式所倡导的内容已远远超出传统质量管理的范畴。美国质量协会(ASQ)2002年在关于质量的未来的研究报告中,提出了质量功能的分散和集成。指出"对于各种组织来说,质量将比以往任何时候变得更重要。但是,带有质量头衔的单独部门和专业人员,他们的地位将继续下降"。"质量知识的载体与工具将适用于更广泛的组织及其更多类型的人员,所以现在要定义谁,以及什么机构是质量专业已经变得越加困难。现在的质量人员,往往不是在一个质量部门从业,而是分散在组织的多个部门"。"质量专业正在变成管理集成的一部分"。以市场为指导的质量经营将把质量管理(质量策划、质量控制、质量保证、质量改进等)从内涵至外延推向一个新的世界。

3. 质量管理的国际化

以信息技术和现代交通为纽带的世界一体化的潮流正在迅速发展。各国经济的依存度日益加强。国际贸易壁垒表现出许多新特点,关税壁垒日趋减弱,而非关税壁垒逐渐显现,特别是技术壁垒尤为突出,其表现形式有技术法规、标准、合格评定程序等。

产品的优势、市场的优势,核心是技术上的优势,体现在标准、专利上的优势。"三流企业卖苦力,二流企业卖产品,一流企业卖专利,超一流企业卖标准",说的就是这个道理。为了削弱和消除技术法规、标准、合格评定程序等技术性因素所形成的贸易技术壁垒对国际贸易的影响,经过8轮的多边贸易谈判,于1994年3月签订了世界贸易组织贸易技术壁垒协定(WTO/TBT)。协定中提出了成员国应遵守的原则,包括"协调原则""透明度原则""采用国际标准和国际准则的原则""等效相互承认原则"及"透明度原则"等。

生产过程和资本流通的国际化,是企业组织形态国际化的前提。技术法规、标准及合格评定程序等,是质量管理的基础性、实质性内容,采用国际通用的标准和准则,传统的质量管理必然跨越企业和国家的范围而国际化。全球出现的ISO 9000热以及种类繁多、内容广泛的质量认证制度得到市场的普遍认同,从一个侧面展现了质量管理的国际化。

在市场经济条件下,自由产生了效率,同时也会带来混乱。随着消费个性化趋势增强的同时,生产的随意性以及社会利益的冲突也日益显现。法律法规的作用必须予以强化。技术法规、标准及合格评定程序等的国际化,对企业乃至政府行为和规范的制约和引导功能将会越来越明显。

思 考 题

1. 什么是药品?药品的特殊性是什么?
2. 什么是质量?质量管理的创新表现在哪方面?
3. 什么是质量管理?了解各质量管理术语的含义。

第二章 药品质量与质量管理

知识导图

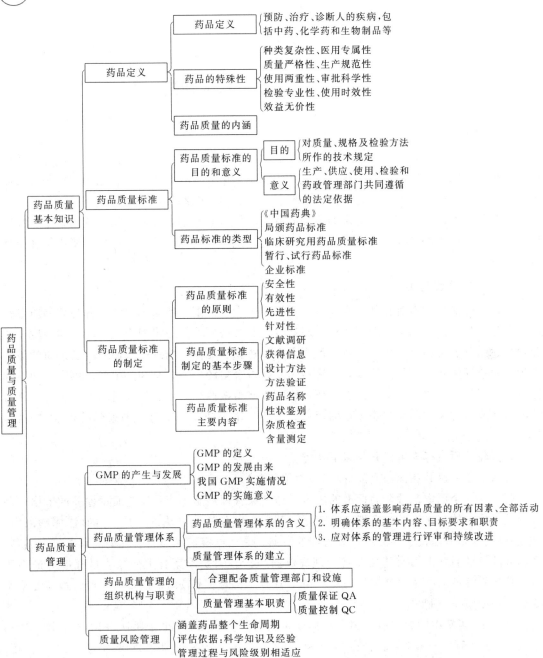

教学目标

1. 了解药品质量管理的含义。
2. 掌握药品质量标准。
3. 掌握 GMP 的含义，了解 GMP 起源。
4. 理解药品质量管理体系及其职责和质量管理目标。

思政素质目标

树立药品质量安全第一的意识，强化职业责任感。

第一节 药品质量基本知识

一、药品定义

药品是指用于预防、治疗、诊断人的疾病，有目的地调节人的生理机能，并规定有适应证或者功能主治、用法和用量的物质，包括中药材、中药饮片、中成药、化学原料药及其制剂、抗生素、生化药品、放射性药品、血清、疫苗、血液制品和诊断药品等。

药品是防病治病保护人民健康的特殊商品，其质量必须符合疗效确切、使用安全、稳定性好、毒副作用小的特性。因此，必须加强对药品生产、流通、价格、广告、使用等各个环节的管理。

二、药品质量标准

为保证药品质量而对各种检查项目、指标、限度、范围等所做的规定，称为药品质量标准。药品质量标准是国家对药品质量、规格及检验方法所作的技术规定，是药品的纯度、成分含量、组分、生物有效性、疗效、毒副作用、热原、无菌、物理化学性质以及杂质的综合表现。它是评定药品质量的依据，是检验药品是否合格的尺度，是药品生产、供应、使用和监督管理部门共同遵循的法定依据。药品检验应严格按照药典规定的项目和方法进行，只有符合法定药品标准的药品才是合格的药品。生产、销售和使用不符合国家药品标准的药品，均属于违法行为。

我国药品质量标准可以分为以下几类。

1.《中华人民共和国药典》（简称《中国药典》）

药典是一个国家记载药品标准的法典，是国家管理药品生产和实施质量检验的依据。药典的重要特点体现在它的法定性和规范化，药典同其他法令、法规一样，具有法律约束力。《中国药典》是我国用于药品生产和管理的法典，是由国家药品监督管理局药典委员会编纂，经国务院批准后，由国家药品监督管理局颁布执行。它是国家有关药品质量标准的最高法典。药典收载的品种主要是疗效确切、副作用小、质量水平较高、能批量生产、被广泛采用并有合理的质量控制手段的药品。

自 1949 年新中国成立后，国家药典委员会先后共出版了 11 个版次（1953 年版、1963 年版、1977 年版、1985 年版、1990 年版、1995 年版、2000 年版、2005 年版、2010 年版、2015 年版和 2020 年版）的《中国药典》。《中国药典》除 1953 年版为一部、2005 年版和 2010 年版为三部、2015 年版和 2020 年版为四部外，其他版次均为二部。

《中国药典》2020年版为现行版本。2020年7月2日,国家药品监督管理局、国家卫生健康委发布2020年第78号公告,根据《中华人民共和国药品管理法》,《中华人民共和国药典》(2020年版)经第十一届药典委员会执委会全体会议审议通过,予以发布,自2020年12月30日起实施。

《中国药典》2020年版进一步扩大了药品品种的收载和修订,共收载品种5911种,其中,新增319种,修订3177种,不再收载10种,品种调整合并4种。一部收载药材和饮片、植物油脂和提取物、成方制剂和单味制剂等,收载品种2711种,其中新增品种117种、修订452种。二部收载化学药品、抗生素、生化药品以及放射性药品等,收载品种2712种,其中新增品种117种、修订2387种。三部收载生物制品,收载品种153种,其中新增品种20种、修订品种126种。四部收载通用技术要求,包括制剂通则、检验方法、指导原则、标准物质和试液试药相关通则、药用辅料等,新增生物制品通则2个、总论4个。四部收载通用技术要求361个,其中制剂通则38个(修订35个)、检测方法及其他通则281个(新增35个、修订51个)、指导原则42个(新增12个、修订12个);药用辅料收载335种,其中新增65种、修订212种。

2020年版《中国药典》除稳步推进药典品种收载外,药典标准体系进一步完善、分析检测技术应用进一步扩大、药品安全性控制要求不断加强、药品有效性控制不断完善、全过程质量控制体系逐步构建、辅料标准水平进一步提升、国际标准协调进一步加强、药典导向作用进一步强化。

2. 中华人民共和国国家药品监督管理局颁布的药品标准(简称局颁药品标准)

它也是由国家药典委员会编纂出版,国家药品监督管理局颁布执行的。局颁药品标准通常是疗效较好、在国内广泛应用、准备今后过渡到药典品种的质量控制标准。有些品种虽不准备上升到药典标准,但因国内有多个厂家生产,有必要执行统一的质量标准,因而也被收入局颁药品标准。

除了上述两种法定药品质量标准外,我国还曾在相当长的时间采用过地方标准。地方标准是由各省、自治区、直辖市卫生厅批准、发布和执行的一种药品质量标准。

3. 临床研究用药品质量标准

临床研究用药品质量标准是指新药研制单位对已在研制的新药,在进行临床试验或使用前,根据药品临用前的研究结果,向国家药品监督管理局提供的一个临时性质量标准,该标准经过国家药品监督管理局批准后,就成为临床研究用药品质量标准。临床研究用药品质量标准仅在临床试验期间有效,并且仅供研制单位与临床试验单位使用。

4. 暂行或试行药品标准

新药经临床试验或使用后,报试生产时,所制定的药品质量标准称为暂行药品标准。该标准执行两年后,如果药品质量稳定,则药品转为正式生产,此时药品标准成为试行药品标准。如该标准执行两年后,药品的质量仍很稳定,则试行药品标准经国家药品监督管理局批准后上升为局颁药品标准。

5. 企业标准

企业标准是由药品生产企业自己制定并用于控制相应药品质量的标准,也称为企业内控标准。企业标准仅在本厂或本系统内有约束力,属非法定标准。企业标准一般或是所用的检验方法虽不够成熟,但能达到某种程度的质量控制;或是高于法定标准的要求,如增加了检测项目或提高了限度要求。企业标准在企业竞争、创优,特别是保护优质产品、严防假冒伪劣产品等方面均起到了积极的作用。

企业除执行药品法定标准外，还应制定如下标准：

① 成品的企业内控标准。制定的法定依据为现行法定的《中国药典》《中国生物制品规程》，内容包括产品名称、代号或编号、规格、包装、处方、成分名称或活性成分名称、法定质量标准及标准依据（包括卫生学标准）、内控项目及检验方法（高于法定质量标准的成品发放标准）、外观及检验方法、取样规定、贮存条件、注意事项、有效期或贮存区等。

② 半成品（中间体）的质量标准。

③ 原辅料、包装材料的质量标准。标准依据为现行法定的《中国药典》《中国生物制品规程》。原辅料可根据生产工艺、成品质量要求及供应商质量体系评估情况，确定需要增加的质量控制项目。质量标准主要内容包括代号或编号、品名、规格、用途、性状、鉴别、检验项目与限度、检查方法、贮存条件、有效期（或贮存期限）及标准依据。中药材还需增加采购原料的商品等级、加工（炮制）标准及产地等。包装材料标准可根据国家标准（GB系列）、行业标准（YY系列）和协议规格制定。内容包括品名、代号或编号、规格、材质、外观、尺寸、理化项目和取样规定。直接接触药品的包装材料、容器的质量标准中还应制定符合药品要求的卫生标准。

④ 工艺用水的质量标准。标准依据为《饮用水水质标准》《中国药典》。标准内容包括名称、制备方法、质量标准及依据、检测项目及方法、取样规定（包括取样容器、方法、频次、取样点、取样量、注意事项等）。

质量标准一般每三至五年由质管部门组织复审或修订。

一种药品的质量标准，随着科学技术和生产水平的不断发展与提高，也将相应地提高，如果原有的质量标准不足以控制药品质量时，可以修订某项指标、补充新的内容、增删某些项目，甚至可以改进一些检验技术。有些药品标准可能上升为药典标准；同时药典或药品标准中，某些由于医疗水平、生产技术或检验技术的发展而显得陈旧落后的品种，也可能降级，甚至淘汰。

此外，目前世界上有38个国家编制了药典，代表性的药典是《美国药典》《英国药典》《日本药局方》和《欧洲药典》。按照不同要求，我们可采用相应的标准。

三、药品质量标准的制定

药品质量的优劣直接影响到药品的安全性和有效性，关系到用药者的健康和生命安危。由于药品生产各厂家的生产工艺不同，技术水平及设备条件的差异，贮运与保存情况各异，都将影响到药品的质量。为了加强对药品质量的控制及行政管理，必须有个统一的药品质量标准。药品质量标准是国家对药品质量规格及检验方法所作的技术规定，是药品生产、供应、使用、检验药政管理部门共同遵循的法定依据。制定并贯彻统一的药品标准，将对我国的医药科学技术、生产管理、经济效益和社会效益产生良好的影响与促进作用。搞好药品标准工作，必将有利于促进药品国际技术交流和推动进出口贸易的发展。

1. 药品质量标准的特性

(1) 权威性　《药品管理法》规定，药品必须符合国家药品标准。然而各国均不排除生产厂家可以采用非药典方法进行检验，但需要仲裁时，只有各级法定标准，特别是国家药典才具有权威性。

(2) 科学性　质量标准对具体对象研究的结果有适用性的限制，在不同成药中检定某一相同药味成分时，同一种方法不一定均能适用，其方法的确定与规格的制定均有充分的科学依据。

(3) 进展性　质量标准是客观事物认识的阶段小结，即法定标准也难免不够全面，随着生产技术水平的提高和测试手段的改进，应对药品标准不断进行修订和完善。

2. 研究及制定药品质量标准的基础

(1) 文献资料的检阅及整理

① 结构全新，没有文献资料可查时，可查结构相似化合物的文献作为参考。

② 应系统地查阅有关文献资料，一方面供研究及制定质量标准时参考；另一方面在把建立的新药质量标准（草案）上报国家药品监督管理局审批时，也应该把有关的文献资料一起上报。

(2) 对有关研究资料的了解　在研究及制定新药质量标准时应对该药有关的研究资料，例如化学结构、晶型、异构体、合成工艺、制剂工艺、制剂辅料、添加剂等进行了解，因为这些资料将具有重要的参考价值和指导价值。

3. 制定药品质量标准的原则

(1) 安全有效性　安全性主要表现为药品的毒副作用小，因此对药品本身含毒性或杂质含毒性的药品要进行严格控制；有效性主要指药物的疗效确定，对主药的晶型以及异构体可能对生物利用度的影响要着重研究和控制，对中药制剂中的君药、臣药要进行严格控制。

(2) 先进性　制定标准过程中采用的方法与技术，在国情允许的条件下尽可能采用先进的方法或技术。如果所研究的新药国外已有标准，国内标准要尽量达到或超过国外的标准。

(3) 针对性　根据药品剂型、生产工艺、流通、使用各个环节的实际因素，有针对地规定检查、含量测定等项目和要求。该控制的一定要严格控制，没必要控制的项目不要控制，体现其经济合理性。就剂型而言，要求严格性的顺序为：外用药＜内服药＜注射用药和麻醉药。

总之，制定质量标准，必须坚持质量第一，充分体现"安全有效、技术先进、经济合理、不断完善"的原则。

4. 药品质量标准的主要内容

(1) 药品名称

① 药品名称应科学、明确、简短（一般 2～4 字为宜）。

② 避免采用可能给患者以暗示有关药理学、治疗学或病理学的药品名称。

③ 外文名（拉丁名或英文名）应尽量采用世界卫生组织编订的国际的非专利药名（INN），以便国际交流。

(2) 性状　外观与臭味：外观性状是对药品的色泽和外表的感观规定。臭味应指药品本身固有的，不包括因混有不应有的残留溶剂而带来的异臭。

理化常数：理化常数系指溶解度、熔点、比旋度、晶型、吸收系数、馏程、凝点、折光率、黏度、相对密度、酸值、碘值、羟值、皂化值等。通过对理化常数的测定，可对药品进行鉴别及纯度检查。

(3) 鉴别　鉴别就是依据药物的化学结构和理化性质来进行化学反应、测定理化常数、光谱特征及色谱特征以判断药物的真伪。药物的鉴别不能由某一项试验就能完成，而是要采用一组（二个或几个）试验项目全面评价一个药物，力求使结论正确无误。选择鉴别方法应以专属性强、灵敏度高、方法简便、结果准确为原则。

(4) 杂质检查　确定杂质检查及其浓度的基本原则如下。

① 针对性。对一般杂质检查，针对剂型及生产工艺，应尽可能多做几项，对特殊杂质及有关物质，应针对工艺及贮藏过程，确定 1～2 个项目进行研究。毒性较大的杂质如砷、氰化物等应严格控制。其他类别，根据查到的参考资料，检查项目可酌情减少。

② 合理性。在新药质量标准的研究阶段，检查项目应尽可能多做，但在制定该药质量标准的内容时应合理确定。比如，对于砷，在研究阶段肯定要进行检查，但实际上许多药的检查项下并没有砷的检查。对于杂质限度的确定是很重要的，从安全有效的角度出发，标准太低不行，标准太高生产上难以达到也不行。总之，应根据新药报批的要求，根据生产工艺水平，参考有关文献及各国药典综合考虑确定一个比较合理的标准。

药品质量标准的检查项主要是检查药物的纯度，即检查药物在生产和贮存过程中引入的杂质是否超过了限量。药物在不影响疗效及人体健康的原则下，是允许微量的杂质存在的，但其量必须在药品标准规定之内。通常按照药品质量标准规定的项目进行"限度检查"，即判断药物的纯度是否符合标准的限量规定要求，所以也可称为纯度检查。

(5) 含量测定　含量测定是测定药物中有效成分的量是否符合药品标准的规定要求。一般采用化学分析、物理化学分析方法或生物化学的方法来测定。判断一个药物的质量是否符合要求，必须综合考虑药物的性状、理化常数、鉴别、检查与含量测定的检验结果。

第二节　药品质量管理

药品是一类特殊产品，药品生产是一门十分复杂的科学。在药品的生产过程中要涉及许多技术细节、管理规范及药政管理问题，其中任何一个环节的疏忽，都可能导致药品生产不符合质量要求。因此，必须在药品生产全过程中进行全面质量管理。《药品生产质量管理规范》（简称 GMP）就是根据全面质量管理思想，运用推行全面质量管理所形成的方法、措施、制度、标准加以规范化，从而对药品生产过程中影响药物质量的主要因素作出最低要求的一系列规定。GMP 是英文 good manufacturing practice 的缩写，即"良好的作业规范"，或是"优良的生产规范"。它是一种特别注重制造过程中产品质量与卫生安全的自主性管理制度，是一套适用于制药、食品等行业的强制性标准，要求企业从原料、人员、设施设备、生产过程、包装运输、质量控制等方面按国家有关法规达到卫生质量要求，形成一套可操作的作业规范。

一、GMP 的产生与发展

1. GMP 发展的由来

GMP 是从药品生产经验中获取经验教训的总结，是在经历了 12 次较大的药物灾难，特别是 20 世纪出现的最大的药物灾难"反应停"事件后，公众要求有对药品制剂严格监督的法律。

同一切事物一样，GMP 的理论和实践也经历了一个形成、发展和完善的过程。回顾 20 世纪医药领域的重大发明，相继有阿司匹林、磺酰胺、青霉素、避孕药、胰岛素等代表药物问世，它们在人类医疗保健方面发挥了重大作用，甚至可以说具有划时代的意义。然而，"药"是一柄双刃剑，它的另一面——"不良反应"，也让人们付出了惨痛的代价。

1937 年磺胺醑剂使美国 300 人发生急性肾功能衰竭，107 人死亡。这促使美国于 1938 年修改了《联邦食品、药品和化妆品法》。

20 世纪 50 年代后期，德国一家制药厂生产了一种用于治疗妇女妊娠反应的药物——"反应停"。据说它能在妇女妊娠期间控制精神紧张，防止孕妇恶心，并且有安眠作用。该药出售后的6年间，先后在德国、澳大利亚等28个国家发现畸形胎儿12000余例，其症状为：新生儿形似海豹，无肢或短肢，肢间有蹼，心脏发育不全，呈严重的先天性畸形，称之为"海豹婴儿"。这是一场空前的灾难，上万个家庭从此陷入痛苦的深渊。日本影片《典子》便是一个受害者的真实写照。这场灾难的罪魁祸首正是"反应停"，由于该药品在正式投产前未经过严格的临床药理试验，导致其不良反应被隐藏下来，种下祸根。

"反应停"事件是一次惨痛的教训。据资料记载，人类社会先后经历过12次较大的药物灾难，而"反应停"事件被称为"20世纪最大的药物灾难"。此次事件的严重后果在公众中引起不安，人们终于开始认识到药品监督管理的重要性。一些国家的政府部门不得不加强对上市药品的管理，相继制定法规来强化药品监督。各国在实践中也逐渐摸索总结出一些规范化的药品生产管理制度，这些就是GMP的雏形。这场灾难虽没有波及美国，但在美国社会激起了公众对药品监督和药品法规的普遍重视，于是，美国国会认真地听取了FDA的报告并采纳了他们的建议，将GMP立法。按照1962年美国《联邦食品、药品和化妆品法》的要求，美国FDA于1963年颁布了世界上第一部《药品生产质量管理规范》（GMP），要求对药品生产的全过程进行规范化管理，否则产品不得出厂销售。自美国后，世界各国相继制定颁布了不同的GMP。

1969年世界卫生组织（WHO）也颁发了自己的GMP，并向各成员国家推荐，受到许多国家和组织的重视，经过三次的修改，也是一部较全面的GMP。

1971年，英国制定了GMP（第一版，1977年又修订了第二版），1983年公布了第三版，现已由欧盟GMP替代。

1972年，欧共体公布了《GMP总则》指导欧共体国家药品生产，1983年进行了较大的修订，1989年又公布了新的GMP，并编制了一本《补充指南》。1992年又公布了欧洲共同体药品生产管理规范新版本。

1974年，日本以WHO的GMP为蓝本，颁布了自己的GMP，现已作为一个法规来执行。

1988年，东南亚国家联盟也制定了自己的GMP，作为东南亚联盟各国实施GMP的文本。

此外，德国、法国、瑞士、澳大利亚、韩国、新西兰、马来西亚及中国台湾等国家和地区，也先后制定了GMP，到目前为止，世界上已有100多个国家、地区实施了GMP或准备实施GMP。

当今世界上GMP分为三种类型。

① 国家颁发的GMP，例如中国国家药品监督管理局（NMPA）颁布的《药品生产质量管理规范》（2010年修订）、美国FDA颁布的cGMP（现行GMP）、日本厚生省颁布的GMP。

② 地区性制定的GMP，例如欧盟颁布的GMP、东南亚国家联盟颁布的GMP。

③ 国际组织制定的GMP，例如世界卫生组织（WHO）颁布的GMP。

纵观国际上GMP的发展，各国都经历过两个发展阶段。一是认识、接受及实施药品GMP这一新的科学的管理制度的阶段；二是在已经建立起GMP制度的基础上，不断地引入科学技术和管理学上的新技术、新概念。在长期的实践过程中，人们对药品生产及质量保证手段的认识逐步深化，GMP的内容不断更新。GMP制度正向"国际化"发展，朝"治本"的方向深化。

2. 我国GMP的实施情况

我国提出在制药企业中推行GMP是在20世纪80年代初，比最早提出GMP的美国，迟了20年。

1982年，中国医药工业公司参照一些先进国家的GMP制定了《药品生产管理规范》（试行稿），并开始在一些制药企业试行。

1984年，中国医药工业公司又对1982年的《药品生产管理规范》（试行稿）进行修改，变成《药品生产管理规范》（修订稿），经原国家医药管理局审查后，正式颁布在全国推行。

1988年，根据《药品管理法》，国家卫生部颁布了我国第一部《药品生产质量管理规范》（1988年版），作为正式法规执行。

1991年，根据《药品管理法实施办法》的规定，原国家医药管理局成立了推行GMP、GSP委员会，协助国家医药管理局，负责组织医药行业实施GMP和GSP工作。

1992年，国家卫生部又对《药品生产质量管理规范》（1988年版）进行修订，变成《药品生产质量管理规范》（1992年修订版）。

1992年，中国医药工业公司为了使药品生产企业更好地实施GMP，出版了GMP实施指南，对GMP中的一些规定作了比较具体的技术指导，起到比较好的效果。

1993年，原国家医药管理局制定了我国从1983年至2000年实施GMP的八年规划。提出"总体规划，分步实施"的原则，按剂型的先后，在规划的年限内，达到GMP的要求。

1995年，经国家技术监督局批准，成立了中国药品认证委员会，并开始接受企业的GMP认证申请和开展认证工作。

1995～1997年，原国家医药管理局分别制定了《粉针剂实施〈药品生产质量管理规范〉指南》《大容量注射液实施〈药品生产质量管理规范〉指南》《原料药实施〈药品生产质量管理规范〉指南》和《片剂、硬胶囊剂、颗粒剂实施〈药品生产质量管理规范〉指南和检查细则》等指导文件，并开展了粉针剂和大容量注射液剂型的GMP达标验收工作。

1998年，国家药品监督管理局总结近几年来实施GMP的情况，对1992年修订的GMP进行再次修订，于1999年6月18日颁布了《药品生产质量管理规范》（1998年修订），1999年8月1日起施行，使我国的GMP更加完善，更加切合国情，更加严谨，便于药品生产企业执行。

1998年版GMP自1999年颁布实施已经整整10年，发展至今逐渐暴露出一些不足。①强调药企的硬件建设，对软件管理特别是人员的要求涉及很少。②处罚力度较轻，难以起到真正的规范制约作用。③缺乏完整的质量管理体系要求，对质量风险管理、变更控制、偏差处理、纠正和预防措施、超标结果调查都缺乏明确的要求。④硬件不足软件补等。为此，中国NMPA从2006年9月起正式启动了GMP的修订工作。《药品生产质量管理规范》（2010年修订）于2010年10月19日经卫生部部务会议审议通过，自2011年3月1日起施行。

3. 实施GMP的意义

GMP提供了药品生产和质量管理的基本准则，药品生产必须符合GMP的要求，药品质量必须符合法定标准。实践证明，GMP是防止药品在生产过程中发生差错、混杂、污染，确保药品质量的十分必要和有效的手段。国际上早已把是否实施GMP看成药品质量有无保障的先决条件，是否符合GMP要求决定着药品能否进入国际市场。

GMP的诞生是制药工业史上的一块里程碑，它标志着制药行业全面质量管理的开始。各级药品监督管理局对制药企业开展的许可检查、常规检查、有因检查等的日常监督检查是药品生产企业监督检查的一种手段，是药品监督管理工作的重要内容。

① 制定和实施GMP是为了保护消费者的利益，保证人们的用药安全有效。秉持药品质量是设计和生产出来的，而不是检验出来的理念来保证药品质量，以确保持续稳定地生产出

适用于预定用途、符合注册批准或规定要求以及质量标准的药品。

② 制定和实施GMP也是为了保护药品生产企业，使企业有法可依、有章可循。随着国家药品监督管理局的成立，《中华人民共和国药品管理法》《中华人民共和国药品管理法实施条例》《药品注册管理办法》和《药品生产质量管理规范》等有关法规、规范的颁布和修订，使药品生产企业能在法律范围内经营管理，为制药企业生产和管理的高效运行提供有力的保证，从而推动企业的长远发展。

③ GMP是企业的重要象征，也是企业和产品竞争力的重要保证，是与国际标准接轨，使医药产品进入国际市场的先决条件。GMP是制药企业进行国际贸易时，关于药品质量的共同语言和统一标准。企业要与国际接轨，就必须实施GMP，符合质量管理国际化、标准化、动态管理的发展趋势。

④ 实施GMP是政府对制药企业实施监管的法律依据，是防止企业弄虚作假、任意操作及不执行标准、低限投料等违章违法事故发生的有效措施。它可以消除生产上的不良习惯，使药品质量得以保证。

制定和实施GMP是药品质量保证的承诺，主要目的是最大限度地降低人为差错，最大限度地防止药物污染、混淆等质量事故的发生，最大限度地保障人民用药安全，维护广大人民群众的切身利益。同时也是为了保护药品生产企业，使制药企业建立有效运作的质量体系，一切行为按GMP法规办事。

二、药品质量管理体系

1. 药品质量管理体系含义

ISO 9001：2015标准定义，质量管理体系（quality management system，QMS）通常包括制定质量方针、目标以及质量策划、质量控制、质量保证和质量改进的活动。实现质量管理的方针目标，有效地开展各项质量管理活动，必须建立相应的管理体系，这个体系叫质量管理体系。药品质量管理体系满足药品质量特性所应控制的要素，强调产品质量首先是设计出来的，其次才是制造出来的，将质量管理从制造阶段进一步提升到设计阶段，并将质量扩展到产品周期的全过程，包括：产品开发、技术转移、商业生产、产品终止等四个阶段。产品生命周期的不同阶段具有不同的质量目标，企业应根据各产品阶段的具体目标，建立适合自身特点的质量管理体系。

质量管理体系的建立是企业战略决策的一部分，它的实施范围要和企业的质量策略相一致。因此，企业需要充分考虑自身规模的组织结构（包括外包活动）、环境、具体目标、所生产的产品及工艺复杂程度、资源能力、管理流程、不断变化的需求等各方面的因素，来确定其质量管理体系的范围。

2010年版GMP第一章中明确规定：

第二条　企业应当建立药品质量管理体系。该体系应当涵盖影响药品质量的所有因素，包括确保药品质量符合预定用途的有组织、有计划的全部活动。

第三条　本规范作为质量管理体系的一部分，是药品生产管理和质量控制的基本要求，旨在最大限度地降低药品生产过程中污染、交叉污染以及混淆、差错等风险，确保持续稳定地生产出符合预定用途和注册要求的药品。

(1) 药品生产企业质量体系的基本内容

① 设计体系所选用或参照的标准。

② 确定符合药品生产企业运行实际情况的质量环。

③ 体系要素的选择。
④ 质量职能的确定和展开。
⑤ 调整和确定与质量职能相适应的组织机构。
⑥ 质量职能的分解。
⑦ 质量责任制。
⑧ 体系运行、审查和复审的必要条件。
⑨ 质量成本管理。
⑩ 质量体系文件。

(2) 建立质量体系的目标要求
① 规定具体的质量方针和目标,为达到这些质量方针和目标所需的所有活动。
② 把顾客导向放在首位,培养强烈的质量意识,在组织范围内积极开展质量激励和培训。
③ 规定质量信息的有效流动、处理及控制。
④ 所有活动在组织范围内构成一体,把质量任务明确分配给全体人员。
⑤ 规定质量成本及质量绩效的标准及其衡量单位。
⑥ 进行特定的供应商控制活动。
⑦ 开展全面质量设备鉴定。
⑧ 规定纠正措施的有效性。
⑨ 对体系连续不断地控制,包括信息的前馈和反馈,成果分析以及与现有标准的比较。
⑩ 对系统活动进行定期审核。

(3) 应对质量管理体系持续改进 企业对建立的质量管理体系应形成文件,加以实施和保持,并持续改进其有效性。应该做到:
① 识别质量管理体系所需的过程及其在企业中的应用。
② 确定这些过程的顺序和相互的作用。
③ 确保这些过程的有效运行和控制所需的准则和方法。
④ 确保可以获得必要的资源信息,以支持这些过程的运行和对这些过程的监视。
⑤ 监视、测量和分析这些过程。
⑥ 实施必要的措施,以实现对这些过程策划的结果和对这些过程的持续改进。

2. 药品生产质量管理体系的建立与运行
(1) 质量管理体系的建立
① 组织准备。成立以企业第一负责人为组长的体系领导小组,制订体系工作计划,开展宣传教育、骨干培训,提高对 GMP 的理解和认识水平。
② 体系分析。收集有关标准资料,具体分析企业环境,了解市场、社会对于建立体系的要求,归纳需要的质量文件。在评价、比较的基础上,选择确定企业质量体系要素。
③ 质量职能分配。将选定好的体系要素展开成质量职能和质量活动,应制定好质量体系要素及其质量职能和质量活动的分配方案,并组织讨论。最后,确认质量职能和活动的分配结果。
④ 编制质量体系文件。制定或重新审定质量方针,并正式发布。根据现有质量手段、质量制度和管理办法,对照所确定的质量要素,编制新的质量体系文件明细表,列出应有的文件项目。提出指导性文件,以使质量体系文件达到规范化、标准化的要求。逐次编制质量

体系文件，包括质量手册、工作程序、管理标准及质量记录。

⑤ 建立质量体系。编制质量体系实施计划、药品质量管理及各项专业计划，正式发布质量文件，建立健全组织机构，配备人员与资源，编制相应的专业规范，如质量管理、质量控制、质量风险管理等，并编制相应的统一记录卡、单据与标识。

⑥ 学习与贯彻。组织全体员工学习、贯彻质量体系文件，有计划、有重点地开展质量活动，不断深化质量管理，提高管理水平。

(2) 质量管理体系的运行　质量体系运行是执行质量体系文件、实现质量目标、保持质量体系持续有效和不断改进优化的过程。质量体系的运行，要靠体系组织结构的组织协调、质量监督、信息管理，并通过体系审核来实现。

① 组织协调。在企业负责人的主持下，由综合管理和专业管理具体负责进行。组织协调的主要任务是组织实施质量体系文件，使各项质量活动在目标、分工、时间和联系方面协调一致，保持体系正常运行。

② 质量监督。企业应组织外部与内部两种不同形式的质量监督，对监督中发现的问题及时反馈，采取纠正措施。

③ 信息管理。企业应通过质量信息的良好流通和反馈来保证质量体系的正常运行，并以信息来促进相互联系，以保证体系的有效运转。

④ 质量体系审核。企业定期进行质量体系审核是保证质量体系有效运行与完善的手段。审核不仅可以评价、确定体系的有效性，还可以对存在的问题采取纠正措施，以保证体系的持续有效。企业可以应用体系审核信息，采取纠正措施或组织质量改进，提高体系运行的有效性。应用体系审核、整改信息进行考核，能提高各部门贯彻体系文件的积极性。

3. 质量管理体系的管理评审和持续改进

对质量管理体系进行评审是质量管理体系的主要管理职能之一，高层管理者通过定期评审企业的质量管理体系，及时采取纠正措施进行组织质量改进，确保其持续的适宜性、充分性和有效性。管理者应建立对质量管理体系的运行进行评审的方法，评审的内容包括：对工艺、产品和客户需求（这里的客户是指接收产品或服务的一方）的评估；评估系统改进的可能性和质量管理体系变更的需求，包括质量方针和质量目标的变更需求。具体内容至少应包括：

① 质量方针和质量目标的适用性。
② 审计和检查的结果。
③ 客户的反馈，包括投诉。
④ 系统数据的趋势分析。
⑤ 对潜在问题或防止再次发生同样问题所采取的预防措施的落实情况。
⑥ 前次质量管理体系管理评审的措施落实情况。
⑦ 有可能影响质量管理体系的业务或环境的变化（例如：产量或产品类型的变化等）。
⑧ 产品是否满足客户的需求。

当建立和实施一个新的质量管理体系时，对系统评审的频率应该比成熟系统更频繁。除了按计划进行固定的系统评审外，质量管理体系的评审还应该是管理层会议的常设议题，此外，还可以定期邀请有资格的外部机构评估系统的适用性和有效性。

三、药品质量管理的组织机构与职责

(一) 我国 2010 年版 GMP 中质量管理的原则

第五条　企业应当建立符合药品质量管理要求的质量目标，将药品注册的有关安全、

有效和质量可控的所有要求，系统地贯彻到药品生产、控制及产品放行、贮存、发运的全过程中，确保所生产的药品符合预定用途和注册要求。

第十条 药品生产质量管理的基本要求：

（一）制定生产工艺，系统地回顾并证明其可持续稳定地生产出符合要求的产品。

（二）生产工艺及其重大变更均经过验证。

（三）配备所需的资源，至少包括：

1. 具有适当的资质并经培训合格的人员；
2. 足够的厂房和空间；
3. 适用的设备和维修保障；
4. 正确的原辅料、包装材料和标签；
5. 经批准的工艺规程和操作规程；
6. 适当的贮运条件。

（四）应当使用准确、易懂的语言制定操作规程。

（五）操作人员经过培训，能够按照操作规程正确操作。

（六）生产全过程应当有记录，偏差均经过调查并记录。

（七）批记录和发运记录应当能够追溯批产品的完整历史，并妥善保存、便于查阅。

（八）降低药品发运过程中的质量风险。

（九）建立药品召回系统，确保能够召回任何一批已发运销售的产品。

（十）调查导致药品投诉和质量缺陷的原因，并采取措施，防止类似质量缺陷再次发生。

也就是说，质量管理体系通过制定质量方针、质量目标和质量计划，使质量管理体系的各级组织、人员明确各自的质量义务和承诺，并通过质量计划的落实衡量质量目标的完成，通过质量管理体系内职能部门，制定并完成各自相应的质量目标，以实现企业的总质量方针。

质量目标是指最高质量管理者在企业相关职能和层次上建立相应的质量目标，确保质量目标和质量方针保持一致，应与相关部门和人员的职责相对应。质量目标的制定、实施和完成通过下列措施来体现。

① 高层领导者应确保制定和实施与质量方针相符合的质量目标。

② 质量目标应和业务目标相结合，并符合质量方针的规定。

③ 企业各级相关部门和员工应确保质量目标的实现。

④ 为了实现质量目标，质量管理体系的各级部门应提供必要的资源和培训。

⑤ 应建立衡量质量目标完成情况的工作指标，并对其进行监督、定期检查完成情况，并对结果进行评估，根据评估情况采取相应的措施。

我国 2010 年版 GMP 对质量目标作了如下规定：

第六条 企业高层管理人员应当确保实现既定的质量目标，不同层次的人员以及供应商、经销商应当共同参与并承担各自的责任。

第七条 企业应当配备足够的、符合要求的人员、厂房、设施和设备，为实现质量目标提供必要的条件。

（二）建立质量管理组织机构的基本原则

1. 质量管理部门的权威性

质量管理在国内外制药企业中分为两个部分，一是质量控制，二是质量保证（即质量管理和监督），在 2010 年版 GMP 中增加了质量风险管理。随着 GMP 的推行和深化，我国药品生产企业质量管理部门的组织及职能的发挥已经发生了很大的变化，质量管理部门成为一个独立的权威部门。

质量部门对于质量管理和监督这部分的工作应足够重视。现代化制药企业中的物料控制、生产控制、公用工程及维修部门控制中有许多影响产品质量的因素，质量部门就是面对所有这些因素，强化每个环节的管理。具体地说，首先是对各管理部门的软件制作、批准和审查记录提出标准操作规程修正意见；其次是从原材料、包装材料的采购直至最后产品的市场销售所有阶段的各种管理活动。

2. 合理配备质量管理部门的人员和设施

为了确保质量管理体系的实施，并持续改进其有效性，企业应确定并提供充足、合适的资源，包括人力资源和基础设施。

(1) 人力资源 质量管理体系中承担任何任务的人员都有可能直接或间接影响产品质量，企业应确保配备足够的、胜任的人员，从以下几方面进行考虑：

① 确定所需人员应具备的资质和能力。

② 提供培训以获得所需的能力。

③ 基于教育背景、培训、技能和经验，评估人员的胜任程度。

④ 确保企业的相关人员具有质量意识，认识到所从事活动的相关性和重要性，以及为实现质量目标作贡献。

⑤ 相关记录形成文件。

归根到底，应该配备的质量管理人员是既要懂分析专业知识，还需要精通GMP，善于管理，善于各部门的协调，了解药品生产的各个环节，能秉公办事，讲原则又能搞好团结。

(2) 基础设施 企业应确定、提供为达到质量要求所需的基础设施，并确认其功能符合要求、维护其正常运行。具体包括：建筑物、工作场所和相关的设施；过程设备（硬件和软件）；支持性服务（如运输、通讯或信息系统）。此外，企业还应确定和管理为达到质量要求所需的工作环境，例如洁净度、温度、湿度、照明、噪声等。

(3) 部门间的配合 质量管理需要制药企业各部门的支持配合。制药企业的产品质量由质量部门负责，全企业各部门不仅要服从和尊重质量部门的裁决，维护他们的权威，而且要以实际行动配合质量管理部门，有问题及时与质量管理部门联系，争取迅速而圆满地解决问题。质量管理各要素之间的关系见表2-1。

表 2-1 质量管理各要素之间的关系

		高层管理者-确保提供所需资源-最终决定权		
		各级管理人员职责-提供明确支持-确保合理实施		
质量目标/要求	产品实现过程	充足合适资源		
设计和开发		适合质量管理体系的实施和运行所需		
材料采购		维护质量管理体系有效性并持续改进		
生产过程控制				
质量控制/放行				
贮存条件		资源配备		
资源需求与产品要求相关联	人员	厂房/设施/设备/仪器		工作环境

(三) 质量管理部门基本职责

GMP规定企业必须建立独立的质量管理部门（quality unit, QU; quality operations, QO），并根据企业的实际情况，质量管理部门可以分别设立质量保证部门和质量控制部门，履行其质量保证和质量控制的职责。质量管理部门应参与所有与质量有关的活动和事务,因此,在企业的部门设置上,应保证质量管理部门运作的快速有效,保证质量管理部门对产品质量和质量相关问题独立作出决定。质量管理部门在质量管理体系中独立履行的职责,应按照相关法规的要求加以规定,质量管理部门人员的职责可以委托给具有相当资质的指定人员。除了负责GMP规定的职责外,质量管理部门的工作范围有时还扩展到注册、临床研究等领域。

为了进一步明确质量管理部门的职责,加深理解生产过程中所对应的质量管理活动,GMP对质量控制、生产质量管理和质量保证的具体要求应与药品的生产活动相对应,药品生产的一般过程包括:人员、厂房和设备等的资源配备;原辅料和包材等物料的采购;按照确定的工艺进行生产;产品的贮运和销售。质量管理职责不仅有企业内部人员承担,还应包括企业的供应商、承包商、经销商等相关方。

1. 质量保证

质量保证(quality assurance,QA)是指为使人们确信某种产品、过程或服务的质量所必需的全部有计划、有组织的活动。也可以说是为了提供信任,表明实体能够满足质量要求,而在质量体系中实施并根据需要进行的全部有计划和有系统的活动。

质量保证是一个宽泛的概念,它涵盖影响质量产品的所有因素,是为了确保药品符合其预定用途并达到规定的质量要求,所采取的所有措施的总和。

2010年版GMP中对质量保证作了如下明确规定。

第八条 质量保证是质量管理体系的一部分。企业必须建立质量保证系统,同时建立完整的文件体系,以保证系统有效运行。

第九条 质量保证系统应当确保:

(一)药品的设计与研发体现本规范的要求;

(二)生产管理和质量控制活动符合本规范的要求;

(三)管理职责明确;

(四)采购和使用的原辅料和包装材料正确无误;

(五)中间产品得到有效控制;

(六)确认、验证的实施;

(七)严格按照规程进行生产、检查、检验和复核;

(八)每批产品经质量受权人批准后方可放行;

(九)在贮存、发运和随后的各种操作过程中有保证药品质量的适当措施;

(十)按照自检操作规程,定期检查评估质量保证系统的有效性和适用性。

GMP要求建立一个独立的质量管理部门,这个部门最基本的工作目标就是不使有质量、疗效和安全性缺陷的产品流入市场。为了实现这个目标,GMP要求质量管理部门应配备足够的合格人员,并赋予其多种专门的职责。总的来说,质量管理部门担负着质量保证、质量文件制定与管理、验证、GMP检查及培训等职责。具体职责有:

① 在QA负责人的授权下,对原料、辅料、包装材料、半成品及产品进行质量评价并决定是否合格。

② 进行生产偏差的调查,并形成调查报告和处理意见。

③ 制订原料、辅料、中间体、成品以及生产介质和环境的取样计划。

④ 负责对成品、重要原料、辅料、生产介质及生产环境的质量趋势分析。

⑤ 负责处理用户投诉及退货。

⑥ 对药品的制造过程实行动态监控，即根据实际情况发出调整监控行为的指令。
⑦ 负责制订留样及产品的稳定性考察计划。
⑧ 负责有关标准操作程序（SOP）的起草、修订。

2. 质量控制

质量控制（quality control，QC）也是质量管理的一部分，强调的是质量要求，是质量管理的主要职能和活动。企业应建立有效的质量控制以保证药品的安全有效。企业应该制定适当的程序，以确保药品检验测试结果的精确性，如发生检验结果无效时，需进一步调查，提供必要的科学合理的证据。企业应配备适当的设施、必要的检验仪器和设备，还要有足够并经培训合格的人员来完成所有质量控制的相关活动。所有质量控制的相关活动都应按照经批准的操作规程进行，并有手工或仪器的记录。检验方法应经过验证或确认。

具体是指按照规定的方法和规程对原辅料、包装材料、中间产品和成品进行取样、检验和复核，以保证这些物料和产品的成分、含量、纯度和其他性状符合规定的质量标准。

物料、中间产品、待包装产品和成品都必须按照质量标准进行检查和检验，经产品放行责任人审核，符合注册标准或规定的要求和质量标准后方可放行。

质量控制的主要职责有：

① 负责原料、包装材料、中间体、成品、关键生产介质和生产环境等的各项检验工作。

② 负责检验报告的审核及其数据的可靠性。

③ 负责质量检验时内部的检验结果不符合质量标准要求的调查。

④ 参与质量标准、检验方法的制定与修改，负责相关检验方法的验证及 SOP 的修改。

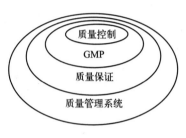

图 2-1　QA、QC、GMP 和质量管理体系关系图

总之，从概念所涵盖的范围上，质量控制、GMP、质量保证和质量管理体系存在包含和被包含的关系，参见图 2-1。

四、质量风险管理

《药品生产质量管理规范》所控制的目标就是基于质量风险的控制，通过对过程风险分析这一工具来"设计质量"，避免质量问题的出现。质量风险管理（QRM）是通过掌握足够的知识、事实、数据后，前瞻性地推断未来可能会发生的事件，通过风险控制，避免危害发生。有效的质量风险管理可以对可能发生的失败有更好的计划和对策，便于对生产过程有更多的了解，可以有效地识别关键生产过程参数，帮助管理者进行战略决策。

2010 年版 GMP 提出了质量风险管理的基本要求，明确企业必须对药品整个生命周期根据科学知识及经验，对质量风险进行评估，并最终与保护患者的目标相关联。质量风险管理过程中，企业努力的程度、形式和文件应与风险的级别相适应。

2010 年版 GMP 中对质量风险管理作了以下规定。

第十三条　质量风险管理是在整个产品生命周期中采用前瞻或回顾的方式，对质量风险进行评估、控制、沟通、审核的系统过程。

第十四条　应当根据科学知识及经验对质量风险进行评估，以保证产品质量。

第十五条　质量风险管理过程所采用的方法、措施、形式及形成的文件应当与存在风险的级别相适应。

风险是指危害发生的可能性及其严重程度的综合体。质量风险是指由于质量而产生的危害的可能性和危害的严重性两者的结合。

质量风险管理是质量管理方针、程序及规范在评估、控制、沟通和审核风险时的系统应用。质量风险管理（QRM）应用范围很广，可以贯穿于质量和生产的各个方面，包含多种方法和适应性。风险管理的应用有三个层次的应用：第一层，理念；第二层，系统；第三层，工具与方法。质量风险管理方法的应用，针对不同的风险所用的方法和文件可以有所不同。

风险管理程序主要有以下几个内容：①风险管理的时机；②风险管理组织与责任；③风险管理流程；④风险管理应用与工具；⑤风险管理文件管理，如风险管理计划、风险评估计划（编码、格式、保存方式）。质量风险管理过程详见图2-2。

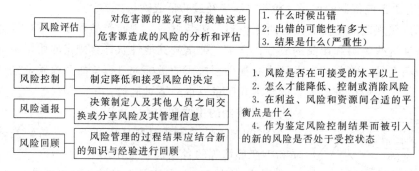

图 2-2 质量风险管理过程

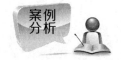

【案例分析】　　　　　　　　　　新产品投产的质量风险管理

1. 设计"新产品投产管理流程"
（1）统筹组织新产品的投产工作；
（2）有关技术文件的交接；
（3）准备原材料、包装材料和设备设施，进行产品包装设计，起草质量标准和试生产方案；
（4）新产品投产过程中人员的管理；
（5）试生产3批，并做好总结；
（6）申请生产现场核查，下发标准文件；实施生产现场核查；
（7）迎接上级部门检查；
（8）纳入正常生产管理。

2. 采取问卷调查法，针对"新产品投产"管理流程设计调查问卷

共发放60份，收回60份，回收率100%。相关部门，如产品开发中心、生产中心、销售中心、质量保证部等部门参与填写，通过数据的汇总、分析，对各个环节展开质量风险的辨识、分析与评价。

（1）新产品投产的统筹组织阶段产生的风险

如果没有制定完善的新产品投产管理制度，不明确具体工作职责与流程，则各部门分工不明确，效率低下，影响新产品的顺利投产和产品质量。问卷调查结果示意见图2-3。

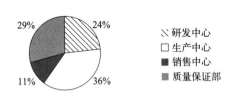
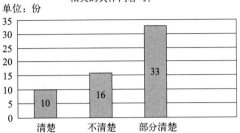

图 2-3　问卷调查结果示意图

现有控制措施：无。

风险应对策略：减少风险。

建议纠正和预防措施（CAPA）：建立新产品投产管理制度，明确统筹组织部门、工作流程及各部门的工作职责。

（2）技术文件交接阶段产生的风险

资料交接不清楚可能会产生下列这些质量风险（图2-4）：

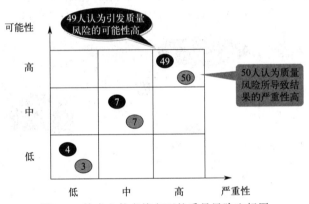

图 2-4　技术文件交接方面的质量风险坐标图

① 生产处方、生产工艺不符合要求；

② 质量标准建立不完善；

③ 无法完成原辅料和设备设施的准备；

④ 无法监控生产过程中的关键点；

⑤ 生产过程出现偏差且无法及时处理纠正；

⑥ 无法分析各环节出现的质量问题；

⑦ 产品出现安全性隐患；

⑧ 产品质量不符合质量标准；

⑨ 新产品投产不顺利。

现有控制措施：无。

风险应对策略：减少风险。

建议纠正和预防措施（CAPA）：在新产品投产管理制度中明确技术文件交接流程及需要交接的文件内容。

(3) 原辅料、包装材料和设备设施准备不足产生的风险

① 在原辅料、包装材料准备过程中，如果对供应商资质审计不全，原辅料、包装材料不符合药用要求，原辅料、包装材料不合格，直接接触药品的包装材料未经批准，主要原辅料短缺，就会影响新产品的上市。见图2-5。

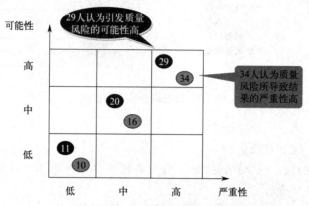

图2-5 物料准备环节的质量风险坐标图

② 准备硬件设备设施时，若设备选型和生产能力不能达到工艺要求、设备材质不能达到生产要求，出现交叉污染，最终会影响产品质量的均一性和稳定性。见图2-6。

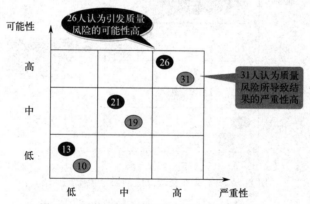

图2-6 硬件设施准备环节的质量风险坐标图

现有控制措施：物料供应商评审制度；物料采购管理制度；设备的选型与购置管理制度。

风险应对策略：接受风险。

(4) 新产品投产过程中人员管理不到位产生的风险

相关人员如果不严格按照要求执行工艺，错误操作、随意变更，则无法保证新产品的质量。见图2-7。

现有控制措施：员工考核聘用制度；人员培训管理制度。

风险应对策略：接受风险。

(5) 新产品试生产过程产生的风险

由于产品工艺不稳定，导致产品不合格，试生产失败，从而不能按申报工艺生产。见图2-8。

现有控制措施：产品工艺规程；产品监控管理制度；各工序操作SOP；原辅料、包装材料、新产品质量标准。

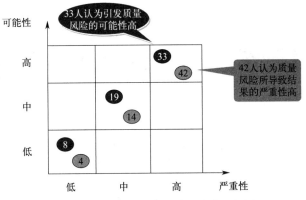

图 2-7　人员管理方面的质量风险坐标图

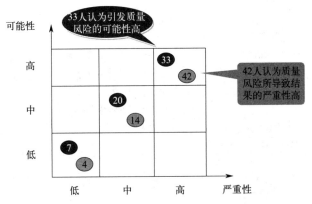

图 2-8　新产品试生产环节的质量风险坐标图

风险应对策略：接受风险。

总之，质量风险评审是在风险评估和风险控制的基础上，通过将实际控制措施与以前的政策和程序进行对比，检查风险控制方案是否合理适当，执行是否有效，并找出需要完善与修正之处，以提高工作效率，提高产品合格率。

思 考 题

1. 简述 GMP 的发展。我国 GMP 的主要内容有哪些？
2. 我国药品生产企业实施 GMP 的重点是什么？
3. 制定药品质量标准应遵循哪些原则？
4. 如何进行质量风险分析？

第三章 药品生产人员管理

知识导图

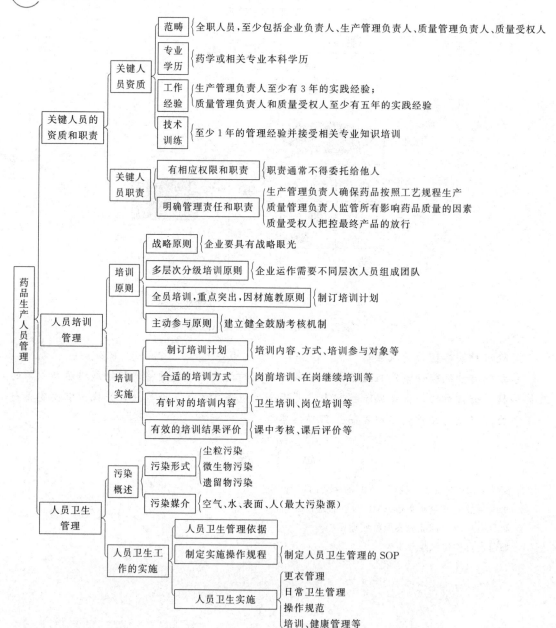

教学目标

1. 了解药品管理机构,熟悉关键人员的职责。

2. 掌握人员培训的组织实施。
3. 掌握卫生的含义及人员卫生的管理措施。

思政素质目标

践行社会主义核心价值观,坚持正确的道德伦理观念。

第一节 关键人员的资质和职责

一、我国 GMP 对机构和人员方面的要求

1. 人力资源的含义和特点

在市场竞争的条件下,企业间的竞争从根本上说是人才的竞争,人力资本代替金融资本成为战略资源已成为不争的事实。企业管理应"以人为中心",把人力资源看作宝贵的战略资源,这是企业在市场中生存和发展所依赖的最重要的物质基础。一个企业素质的高低、自我发展能力的强弱、产品质量的好坏、产品技术的先进程度等,都与技术力量的强弱和管理群中个人素质和综合素质有直接关系。没有足够的技术力量,没有较高的管理水平,难以生产出高质量的产品,实施 GMP 更是如此。

人力作为一种资源是社会生产的重要因素,它必须和物力资源很好地结合起来才能发挥现实生产力。所谓人力资源,是指能够推动生产力发展,创造社会财富,能进行智力劳动和体力劳动的人们的总称。企业的人力资源是指能够推动整个企业发展的劳动者的能力的总称。

人力资源与物力资源相比,有以下几个特点。

① 主导性。人力资源是主体性资源或能动性资源。主体性或能动性是人力资源的首要特征,是与其他一切资源最根本的区别。人类社会的生产需要人力资源和物力资源的结合运用,然而人是活的、主动的,物力是死的、被动的,对物的开发和利用要靠人去发现、认识、设计、运用和创造。因此,与物力资源相比,人力资源占主导地位。

② 社会性。人类劳动以结合的方式进行,人具有社会性,个人创造力受社会文化环境的影响和制约。

③ 主动性。人们不仅能适应环境,更重要的是人能改变环境、创造环境,人具有主动性。

④ 自控性。人力资源的利用程度由人身控制,积极性的高低调节着人的作用的发挥程度。人力资源是再生性资源。

⑤ 成长性。物力资源一般来说只有客观限定的价值,而人力资源是高增值性资源。人的创造力可以通过教育培训以及实践经验的积累不断成长,人的潜力是无限的。

2. GMP 中的关键人员

GMP 核心内容是防止污染和差错,使药品能安全有效、质量可控。哪些方面的因素能够造成污染和差错呢?可总结为"人、机、料、法、环"五大方面。

人员是软、硬件系统的制定者,是组成 GMP 的第一要素。良好的硬件设备和设施、实用的软件系统、高素质的人员参与是组成 GMP 体系的重要因素,缺一不可。在 GMP 的三大要素中,人是主导因素,软件靠人来制定、执行,硬件靠人来设计、使用。人是 GMP 的

直接执行者，同时又是造成药品污染和混淆的最大污染源和肇事者。因此，人员管理是 GMP 实施和管理的重点，GMP 要求参与药品生产的生产人员、管理人员及其组织者都必须有良好的素质。

为了确保产品的质量，制药企业必须有数量足够、训练有素的工作人员承担药品生产的全部工作。在 2010 年版 GMP 第二章中提出了对"机构与人员"的要求及"关键人员"的设置：

第十六条　企业应当建立与药品生产相适应的管理机构，并有组织机构图。

企业应当设立独立的质量管理部门，履行质量保证和质量控制的职责。质量管理部门可以分别设立质量保证部门和质量控制部门。

第二十条　关键人员应当为企业的全职人员，至少应当包括企业负责人、生产管理负责人、质量管理负责人和质量受权人。

质量管理负责人和生产管理负责人不得互相兼任。质量管理负责人和质量受权人可以兼任。应当制定操作规程确保质量受权人独立履行职责，不受企业负责人和其他人员的干扰。

与 1998 年版相比，增设了"企业负责人""质量受权人"的名称；将原规范的"企业生产和质量负责人"与"生产与质量部门负责人"统一合并为"生产管理负责人、质量管理负责人"。

3. 对关键人员的资质要求

对于人员的素质要求，美国 cGMP 规定为"应当受过一定教育，经过训练，并且富有经验，或者是三者的结合，从而有能力履行赋予其职责"。英国 GMP 规定为"有能力、有经验、受过培训，具有完成其职责所需的专业技术资格和管理技能"。由于实施 GMP 是一项实践性很强的工作，高学历并不代表能出色地完成工作，因此，英美两国 GMP 对人员素质都强调具有完成职责的能力，而没有强调学历，由此可见，人员素质应重能力。

我国 2010 年版 GMP 的第二章第二十二条、二十三条、二十五条对关键人员的资质都作了明确规定，提高了生产管理负责人和质量管理负责人的资质条件，具体要求如下。

① 生产管理负责人应当至少具有药学或相关专业本科学历（或中级专业技术职称或执业药师资格），具有至少三年从事药品生产和质量管理的实践经验，其中至少有一年的药品生产管理经验，接受过与所生产产品相关的专业知识培训。

② 质量管理负责人应当至少具有药学或相关专业本科学历（或中级专业技术职称或执业药师资格），具有至少五年从事药品生产和质量管理的实践经验，其中至少一年的药品质量管理经验，接受过与所生产产品相关的专业知识培训。

③ 质量受权人应当至少具有药学或相关专业本科学历（或中级专业技术职称或执业药师资格），具有至少五年从事药品生产和质量管理的实践经验，从事过药品生产过程控制和质量检验工作。

质量受权人应当具有必要的专业理论知识，并经过与产品放行有关的培训，方能独立履行其职责。

4. 组织机构的设置

组织是人们为了实现一定目标，互相结合，指定职位，明确责任，分工合作，协同行动的人工系统及其运转过程。组织机构是质量管理活动的载体，是质量体系存在及运行的物质基础。制药企业组织机构的设置与企业的规模、历史、生产的品种、人员素质及企业的经营目标等因素有关。

GMP 的组织机构体系一般设置以下几个部门。

(1) GMP 主管部门　由办公室或人事劳资部门和教育部门组成，按 GMP 规定的素质要求招聘各类人员，并负责有计划地培训教育以及员工的岗位安排、薪资待遇、职称评定等各项工作。

(2) 仓储物质管理系统　负责按工艺规程做好原辅料、包装材料的供应；原辅料、包装材料、成品的贮存、发放管理。

(3) 硬件设施管理体系　做好设备的选型、安装、调试和保养工作；做好计量器具的保管、使用、维修和定期校验工作；做好厂房设施的设计和组织施工工作；负责按生产工艺要求做好供电、供气、供水和供冷工作。

(4) 生产技术管理体系　负责按计划均衡组织生产，做好原辅料、包装材料的限额领用和平衡调度工作；负责按 GMP 要求进行生产过程中的一系列技术管理工作；在生产过程中负责实施 GMP 中有关生产技术管理、设备管理、质量管理、工艺卫生管理等规定，做到文明生产。

(5) 质量管理体系　负责按 GMP 要求从原辅料进厂到成品出厂整个生产过程实行质量监控管理，保证产品按规定标准出厂，对不合格的产品不得出厂，并行使质量否决权。

(6) 资金保证系统　主要指财务部门，负责筹集资金，支持企业为实施 GMP 所做的各项工作。

二、关键人员的职责

药品的质量问题容不得拖拉和推诿，明确职责既能防止侵权也能防止失职。为此，英美 GMP 都毫不含糊地设置了一些条款对关键人员的分配、人员职责尤其是质控部门和生产部门负责人的职责作出了规定。例如，英国 GMP 中指出质控部门负责人有权建立实施并改变所有的质控规程，有权批准或拒绝不符合规格的原料、中间体、包装材料、成品。反观我国原版 GMP 中可以发现，在此方面仅笼统地规定"药品生产企业应建立生产质量管理组织机构图，各级机构和人员的质量职责明确"，没有明确指出质控、生产等一些关键人员的职责，存在漏洞。

在 2010 年版 GMP 中规定，从事制药生产与质量管理的人员应具有相应的权限和职责，明确管理的责任，并有书面的程序文件加以说明。第二章中对各部门职责作了总体要求，同时在第二十一条、第二十二条、第二十三条、第二十四条、第二十五条细化了企业负责人、生产管理负责人和质量管理负责人等的工作职责，明确了生产管理负责人和质量管理负责人应共同承担的质量责任。

第十七条　质量管理部门应当参与所有与质量有关的活动，负责审核所有与本规范有关的文件。质量管理部门人员不得将职责委托给其他部门的人员。

第十八条　企业应当配备足够数量并具有适当资质（含学历、培训和实践经验）的管理和操作人员，应当明确规定每个部门和每个岗位的职责。岗位职责不得遗漏，交叉的职责应当有明确规定。每个人所承担的职责不应当过多。

所有人员应当明确并理解自己的职责，熟悉与其职责相关的要求，并接受必要的培训，包括上岗前培训和继续培训。

第十九条　职责通常不得委托给他人。确需委托的，其职责可委托给具有相当资质的指定人员。

1. 企业负责人的主要职责

企业负责人是药品质量的主要责任人,全面负责企业日常管理。为确保企业实现质量目标并按照 GMP 要求生产药品,企业负责人应当负责提供必要的资源,合理计划、组织和协调,保证质量管理部门独立履行其职责。

2. 生产管理负责人的主要职责

① 确保药品按照批准的工艺规程生产、贮存,以保证药品质量。
② 确保严格执行与生产操作相关的各种操作规程。
③ 确保批生产记录和批包装记录经过指定人员审核并送交质量管理部门。
④ 确保厂房和设备的维护保养,以保持其良好的运行状态。
⑤ 确保完成各种必要的验证工作。
⑥ 确保生产相关人员经过必要的上岗前培训和继续培训,并根据实际需要调整培训内容。

3. 质量管理负责人的主要职责

根据 GMP 中有关质量管理的工作范围进一步明确了质量管理负责人的主要工作职责,主要承担质量保证与质量控制的工作职能。

① 确保原辅料、包装材料、中间产品、待包装产品和成品符合经注册批准的要求和质量标准。
② 确保在产品放行前完成对批记录的审核。
③ 确保完成所有必要的检验。
④ 批准质量标准、取样方法、检验方法和其他质量管理的操作规程。
⑤ 审核和批准所有与质量有关的变更。
⑥ 确保所有重大偏差和检验结果超标已经过调查并得到及时处理。
⑦ 批准并监督委托检验。
⑧ 监督厂房和设备的维护,以保持其良好的运行状态。
⑨ 确保完成各种必要的确认或验证工作,审核和批准确认或验证方案和报告。
⑩ 确保完成自检。
⑪ 评估和批准物料供应商。
⑫ 确保所有与产品质量有关的投诉已经过调查,并得到及时、正确的处理。
⑬ 确保完成产品的持续稳定性考察计划,提供稳定性考察的数据。
⑭ 确保完成产品质量回顾分析。
⑮ 确保质量控制和质量保证人员都已经过必要的上岗前培训和继续培训,并根据实际需要调整培训内容。

4. 生产管理负责人和质量管理负责人通常有下列共同的职责

2010 年版 GMP 中强调药品生产质量管理是全面质量管理的理念,是每一个药品生产企业相关部门的工作职责。对于药品生产的关键生产质量文件、生产环境、验证实施、人员培训、物料管理、记录管理、生产过程控制等关键环节,强调生产与质量管理部门负责人应共同承担控制要求。其共同承担的职责在实际工作中体现为对关键的文件应共同审核和批准,如工艺规程、批生产记录、培训计划、评估报告、验证计划与文件等生产质量文件。具体的共同职责内容如下:

① 审核和批准产品的工艺规程、操作规程等文件。
② 监督厂区卫生状况。
③ 确保关键设备经过确认。
④ 确保完成生产工艺验证。
⑤ 确保企业所有相关人员都已经过必要的上岗前培训和继续培训，并根据实际需要调整培训内容。
⑥ 批准并监督委托生产。
⑦ 确定和监控物料和产品的贮存条件。
⑧ 保存记录。
⑨ 监督 GMP 执行状况。
⑩ 监控影响产品质量的因素。

5. 质量受权人主要职责

根据质量受权人制度的要求，参考欧盟 GMP 中有关质量受权人的工作范围、工作职责，结合我国质量受权人试点工作的经验，本次修订时，增加"质量受权人"相关的要求，规定其资质和工作职责。条款强调质量受权人为企业的关键人员，主要负责最终产品的放行。为保证质量受权人的职责的实现，还规定了质量受权人参与企业的药品质量管理的工作，以保证其职责的有效实施。具体职责如下：

① 参与企业质量体系建立、内部自检、外部质量审计、验证以及药品不良反应报告、产品召回等质量管理活动。
② 承担产品放行的职责，确保每批已放行产品的生产、检验均符合相关法规、药品注册要求和质量标准。
③ 在产品放行前，质量受权人必须按照上述第②项的要求出具产品放行审核记录，并纳入批记录。

第二节　人员培训管理

一、培训的意义

人员是药品生产各项活动的管理者和执行者，是实施 GMP 的核心要素，培训的效果对于 GMP 的实施起着决定性的作用，企业应建立、保持良好的人力资源管理系统，建立解决问题和有效沟通的企业文化。根据从事药品质量有影响的工作的性质和潜在风险，配备足够数量并具有适当的教育、培训、技能和经历的人员，满足从事管理和各项操作的要求。

英美 GMP 中除了提出实施培训外，还对负责人、内容、效果做出了规定。我国原版 GMP 对于培训工作仅仅简单地规定为"对各类人员进行 GMP 培训，培训计划由指定部门制订，每年至少组织考核一次"，这难免会使培训工作流于形式，过于空洞。2010 年版 GMP 对培训管理的条款重新编写，增设对培训管理关键要点的控制要求，强调专门部门或专人负责培训工作，将培训工作纳入公司的日常工作范畴；强调生产与质量管理负责人对员工培训的管理承担应有的管理责任。第二章中对人员的培训具体规定如下。

第二十六条　企业应当指定部门或专人负责培训管理工作，应当有经生产管理负责人或质量管理负责人审核或批准的培训方案或计划，培训记录应当予以保存。

第二十七条　与药品生产、质量有关的所有人员都应当经过培训，培训的内容应当与岗位的要求相适应。除进行本规范理论和实践的培训外，还应当有相关法规、相应岗位的职责、技能的培训，并定期评估培训的实际效果。

第二十八条　高风险操作区（如：高活性、高毒性、传染性、高致敏性物料的生产区）的工作人员应当接受专门的培训。

第二十九条　所有人员都应当接受卫生要求的培训，企业应当建立人员卫生操作规程，最大限度地降低人员对药品生产造成污染的风险。

第三十三条　参观人员和未经培训的人员不得进入生产区和质量控制区，特殊情况确需进入的，应当事先对个人卫生、更衣等事项进行指导。

二、培训的原则

当下是一个知识更新十分迅速的时代，制药企业员工所需掌握的知识和技能也处于快速的变化中，例如：法规更新带来的规章制度的变化，设备更新带来的操作的变化，以及新的技术和新的系统的应用带来的观念、操作和要求上的变化等。因此，为了保证员工的知识和技能能够适合环境的变化，在中国 2010 年版 GMP 中提出了继续培训的要求——"所有人员应明确并理解自己的职责，熟悉与其职责相关的要求，并接受必要的培训，包括上岗前培训和继续培训"。同样的，欧盟 GMP 也将培训分为上岗前培训和继续培训。员工要接受上岗前培训，意味着员工必须通过培训才可以获得上岗或独立操作的资格；员工要接受继续培训，意味着企业对员工的培训应该是长期的和有计划的工作，而不是一次性或临时性的工作。换句话说，企业要将需要的培训内容有计划地重复地对员工进行培训。

在培训中贯彻下述基本原则：既重视业务教育，又重视德育教育；既重视理论学习，也注重实践运用；既学操作技术，也学基础知识；既有数量指标，也有质量指标。

1. 战略原则

企业要具有战略眼光从长远发展考虑，在培训方面投入足够的人力、物力和财力。企业最高层对培训的认同和支持是培训成功与否的关键，应该多参加一些国内外权威部门举办的各类有关培训，这样既能给企业带来较大的经济效益，而且也为企业的长远发展注入了活力。

2. 多层次分级培训原则

一个企业的有效运作，需要不同层次的人员组成团队。盲目地追求人员的高素质或是空谈，或是资源的浪费。造就高效团队，适应工作要求，是通过多层次分级培训来实现的。如，出国留学、学历学位的提升等高层次培训；送出去进修等的中等层次培训；可经常进行的、不脱岗且相对集中的低层次培训。

3. 理论联系实际，学以致用原则

基层员工的培训要从实际操作练习开始，通过实际操作发现问题，针对问题由教员讲解方法和理论依据。

4. 全员培训和重点突出、因材施教原则

要求企业既要有计划、有步骤地对所有员工进行培训，又要分清主次和轻重缓急，进行规划，根据不同的对象选择不同的培训内容和方式，既考虑个体素质的提高，也考虑群体功能的优化。

5. 主动参与原则

要调动员工的培训积极性,建立健全考核激励机制,促使员工主动参与。

三、培训的组织实施

我们在实施培训时应建立相关的培训管理操作程序,以及关注一些重要因素,比如,培训的管理、培训范围、培训内容、培训计划、培训结果、培训文件等,以确保:

① 确认从事影响产品质量工作的人员达到所必要的能力,包括知识、技能、经验;
② 让所有人员明确并理解自己的职责,熟悉与其职责相关的 GMP 要求;
③ 提供培训或采取其他措施,以满足这些能力要求和岗位要求;
④ 评价所采取措施的有效性;
⑤ 确保员工认识到所从事活动的相关性和重要性,以及如何为实现质量目标做出贡献;
⑥ 继续培训以保持教育、培训、技能和经验,并有记录。

1. 培训计划

要有具体的管理程序,明确管理人员或管理部门,根据员工的培训需求制订培训的方案与计划,使所有与产品生产和质量相关的人员都得到培训。培训计划或方案应包括培训的内容、培训目标、培训时间、培训评估、培训记录等培训管理的控制要点,经有关部门批准后坚决严格地执行。培训的计划或方案要经过批准。

2. 培训方式

为确保员工保持其业务能力以及对 GMP 规范理解,应定期培训。可采取上岗前培训、在岗继续培训、外派培训等多种培训方式,采用讲授法、讨论法、案例法、视听法、实际作业和知识竞赛法等多种培训方法,以提高员工的意识、经验和能力,保证药品的生产安全、有效,降低风险。

3. 培训内容

针对质量系统中不同的组织或岗位实施针对性的培训,也就是说,培训的内容要和组织或岗位的职责和操作相适应,进行必要的理论、实践、工作职责和工作技能培训。包括 GMP 知识的培训、GMP 卫生培训、岗位培训、产品知识培训、继续培训等。

4. 培训结果评价

制药企业要建立培训卡、培训档案、相关的培训文件和记录,作为档案保存。对于培训结果要定期评估,评估应根据不同的培训内容,可采取课中考核、课后评估、工作阶段性评估等多种评价方式,以确认培训效果。成绩优秀的要奖励,不合格的要处罚。此外,每年应对培训计划的执行情况进行总结,以便使培训更好地适应生产和质量保证的需要。

第三节 人员卫生管理

一、污染的概念和传播污染的媒介

污染是指当某物与不洁净的或腐坏物接触或混合在一起,从而使该物质变得不纯净或不适用时,它即被污染。在 GMP 中,"污染"的定义为:"当一个药品存在不需要的物质或当这些物质的含量超过规定限度时,这个药品即受到了污染。"常见的污染形式有尘粒污染、微生物污染和遗留物污染。

无论是尘粒污染还是微生物污染都需要通过一定的媒介进行传播。一般来说,传播媒介有以下四种。

（1）空气 我们的生活离不开空气，我们周围充满空气，也正是因为这些空气把尘粒和微生物带到了世界的每一个角落，也带入了我们的制药企业。空气并不产生污染，但它是污染的携带者。

（2）水 我们的生活离不开水，药品的生产同样也离不开水。微生物的生长也离不开水，从理论上来讲，微生物在纯水中是不能生长的。但是我们所用的各种水不管怎样仔细地蒸馏或过滤，总会含有一定量的可溶性有机物和盐类。正是这些可溶性物质可被微生物利用，作为它们生长的养料源泉。而且，在药品生产过程中，水有着最广泛的应用，这就使水成为传播污染的重要媒介。

（3）表面 我们生活在一个三维空间，药品生产离不开所依托的各类表面，包括墙壁、地板、天花板、设备、容器及其他工具的表面，由于空气中的湿度，所有表面都包上了一层含水的薄膜，这层薄膜由于静电吸引而饱含尘粒和微生物，成为传播污染的重要媒介。

（4）人 人体是药品生产的最大污染源，每天员工到企业上班，都会带入尘粒和微生物。人不仅是最主要的传播媒介，还是一个污染源。在新陈代谢过程中，每人每天脱落的皮屑量可达 1000 万颗；人体表面、衣服沾染的污染物随着人体的各种动作也会散发出来。打一次喷嚏能使周围空气微粒增加 5～20 倍，释放细菌 5 万～6 万个；人体部位携带的细菌数，手 10^2～10^3 个/cm^2，额头 10^3～10^5 个/cm^2，头皮约 100 万个/cm^2。人在洁净室内的各种动作也会产生微粒和微生物，坐着时发尘数为 10 万～250 万个/(人·min)，走动时发尘数为 500 万～1000 万个/(人·min)，发菌数为 700～5000 个/(人·min)。人的化妆品和珠宝首饰，如发胶、香粉等为微生物污染提供了极好的源泉，耳环、项链、戒指、手链能传播微生物污染，一小片珠宝碎片落入一批产品中，则可能引起严重的尘粒污染。

所以，良好的人员健康和卫生保证是防止产品受到人为污染的有效手段。为降低人员对生产造成污染的风险，企业所有人员都应接受卫生要求的培训，建立详细的人员卫生操作规程，进行定期的健康体检，养成良好的卫生习惯。

二、人员卫生工作的实施

1. 卫生的概念

在 GMP 中，"卫生"是指环境卫生、工艺卫生、厂房卫生和人员卫生。

污染会改变药品的物理性状，使药品的化学成分发生改变，从而导致药品的疗效下降，毒副作用增加。为了保证药品生产过程中每个产品不受环境及操作者污染，保护产品之间及产品所用物料之间不产生交叉污染，保护操作者不受有害物质的影响，应采取一切有效措施防止药品污染。

2. 人员卫生管理的相关条款

在 2010 年版 GMP 中，对原规范有关人员卫生的相关条款进行重新编写，作了原则性、系统性的规定：

第三十条 人员卫生操作规程应当包括与健康、卫生习惯及人员着装相关的内容。生产区和质量控制区的人员应当正确理解相关的人员卫生操作规程。企业应当采取措施确保人员卫生操作规程的执行。

第三十一条 企业应当对人员健康进行管理，并建立健康档案。直接接触药品的生产人员上岗前应当接受健康检查，以后每年至少进行一次健康检查。

第三十二条 企业应当采取适当措施，避免体表有伤口、患有传染病或其他可能污染药品疾病的人员从事直接接触药品的生产。

第三十四条　任何进入生产区的人员均应当按照规定更衣。工作服的选材、式样及穿戴方式应当与所从事的工作和空气洁净度级别要求相适应。

第三十五条　进入洁净生产区的人员不得化妆和佩戴饰物。

第三十六条　生产区、仓储区应当禁止吸烟和饮食，禁止存放食品、饮料、香烟和个人用物品等非生产用物品。

第三十七条　操作人员应当避免裸手直接接触药品、与药品直接接触的包装材料和设备表面。

（1）一般生产区人员卫生

① 上岗前按要求更衣、净化。

② 更衣和洗手必须遵循相应的书面规程，以尽可能减少对洁净区的污染或将污染物带入洁净区。保持个人清洁卫生，勤剪指甲、勤理发剃须、勤换衣、勤洗澡。

③ 上岗时不得化妆、涂含有粉质的护肤品，不得佩戴饰物、手表。

④ 工作时将手洗干净。

（2）洁净区人员卫生　除符合一般生产区人员卫生外，还需符合：

① 注意个人卫生，至少每2天洗1次澡。每周洗1～2次头。

② 严格按人员净化程序进行净化。如换鞋、脱外衣、换洁净鞋，洗手，穿洁净服、帽，戴口罩、手套，手消毒等。

③ 无菌操作洁净区内的人数应严加控制，检查和监督应尽可能在无菌操作的洁净区外进行。

④ 凡在洁净区工作的人员（包括清洁工和设备维修工）都必须定期培训，以使无菌药品的操作符合要求，培训的内容应包括卫生和微生物方面的基础知识。未受培训的外部人员（如外部施工人员或维修人员）在生产期间需进入洁净区时，应对他们进行特别详细的指导和监督。

⑤ 高标准的个人卫生要求及清洁极为重要。应指导从事无菌药品生产的员工随时报告任何可能导致污染的异常情况，包括污染的种类和数量。应定期进行健康检查，对有可能导致微生物污染风险增大的员工，应由指定的称职人员采取适当的措施。

⑥ 工作服及其质量应与生产操作的要求及操作区的洁净度级别相适应，其穿着方式应能保护产品免遭污染。各洁净区的着装要求规定如下。

D级区：应将头发、胡须等相关部位遮盖。应穿普通的工作服和合适的鞋子或鞋套。应采取适当措施，以避免带入洁净区外的污染物。

C级区：应将头发、胡须等相关部位遮盖，应戴口罩。应穿手腕处可收紧的连体服或衣裤分开的工作服，并穿适当的鞋子或鞋套。工作服应不脱落纤维或微粒。

A/B级区：应用头罩将所有头发以及胡须等相关部位全部遮盖，头罩应塞进衣领内，并戴防护目镜，应戴口罩以防散发唾液液滴。应戴经灭菌且无颗粒物（如滑石粉）散发的橡胶或塑料手套，穿经灭菌或消毒的脚套，裤腿应塞进脚套内，袖口应塞进手套内。工作服应为灭菌的连体工作服，不脱落纤维或微粒，并能滞留身体散发的微粒。

⑦ 人员的便服不得带入通向B、C级区的更衣室。每位员工每次进入A、B级区操作，都应更换无菌工作服；或至少一天更换一次，但须用监测结果证明这种方法的可行性。操作期间应经常消毒手套，并在必要时更换口罩和手套。

⑧ 洁净区所用工作服的清洗和处理方式应确保其不携带有污染物，不会污染洁净区。

工作服的清洗、灭菌应遵循书面规程,并最好在单独设置的洗衣间内进行操作,工作服处理不当会损坏纤维并增加散发微粒的风险。

(3) 外来人员

① 需经有关人员批准方可进入生产区。

② 进入前需由专人进行净化指导,进入后受人监督。

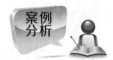

【案例分析一】　　　　　　　　某药业 GMP 培训计划

×××药业有限公司
员工 GMP 培训计划

一、培训计划概要

为加强本公司质量管理体系运行机制,提升员工的职业素质和质量管理水平,保证产品质量,特制订本公司的 GMP 培训计划。

依照 2010 年版《药品生产质量管理规范》及其附录、指导书要求,对员工进行法律法规、职业道德、药品知识、岗位技能等的培训教育。

二、培训原则

从 2022 年 5 月公司新修文件系统生效后,虽然之前组织了一系列的培训,但在实施过程中还是发现了问题,主要是有些员工由于工作原因未参加、培训考核方式欠缺、培训老师备课不到位。针对这些问题,公司把针对性、有效性、实用性作为培训原则。建立考核小组,完善考核细则,使培训达到预期效果;培训内容必须有的放矢,与生产实际紧密结合。

三、培训内容、培训形式、时间安排

培训计划见表 3-1,培训地点另行通知。教育培训记录、效果评价记录分别见表 3-2、表 3-3,员工个人教育培训档案示意见图 3-1。

表 3-1　×××药业有限公司员工 GMP 培训计划

培训时间	培训形式	培训内容	培训课时	授课者	培训对象	达到要求	考核形式
2022年6月	授课	生产管理文件	8	生产部经理	技术部人员,车间生产、管理人员,质管部人员	掌握物料管理、卫生管理、清洁管理等各项生产管理规程	笔试
2022年7月	授课	《中华人民共和国计量法》;计量管理相关知识	4	质管部主任	生产管理操作人员,QA 员、QC 员	了解计量法的基本知识;熟悉计量管理的相关内容;掌握生产、检验用仪器仪表、量具、衡器的适用范围、精密度及校验管理规定	笔试
2022年9月	授课	微生物基础知识;洁净作业基础知识	4	质管部主任	全员	通过微生物学习,了解微生物的基本概念,认识到微生物的危害。掌握防止微生物污染的措施	笔试
2022年11月	授课	检验知识	8	质管部主任	质管部人员、QC 员	熟悉化验室管理制度;掌握药物检验的原理、有关操作及要求,保证检验的准确性	笔试

续表

培训时间	培训形式	培训内容	培训课时	授课者	培训对象	达到要求	考核形式
2023年3月	授课	风险管理	4	质量部经理	全员	进一步加深对GMP的认识,熟悉各个部门、各个工序的风险管理	笔试
2023年4月	授课	《中华人民共和国药品管理法》	8	质管部主任	全员	加强依法管理药品生产意识,使依法制药落到实处	笔试
2023年6月	授课	岗位操作培训	4	各部门负责人	各岗位操作人员	进一步熟悉岗位标准操作规程、设备操作规程、清洁保养规程,明确各自责任	笔试+实操
2023年7月	授课	验证管理规程	4	质管部主任	参与验证工作人员	掌握工艺验证规程,掌握验证方案、验证报告的书写及实施	笔试
2023年8月	授课	自检管理规程	4	质管部主任	生产管理、质量管理人员	熟悉自检管理相关文件,顺利完成自检工作	笔试
2022年9月	授课	企业文化	4	总经理	全员	明确员工应遵守的各项规定,并遵照执行	考问
2023年11月	授课	现代企业管理知识;办公自动化管理知识	4	行政部经理	行政人员	熟悉现代企业管理办法;掌握办公自动化管理知识	考问

起草人:　　　　　　　　复核人:　　　　　　　　批准人:

表 3-2　教育培训记录

培训日期			学时	
培训地点			培训方式	
培训内容				
召集科室				
主讲人			记录人	
培训对象				
培训内容记录				
参加教育培训人员签字				

表 3-3　教育培训效果评价记录

培训内容			培训教师	
培训对象		培训人数		培训学时	
培训时间		主办单位			

培训实施效果评价（学习效果评价法）

1. 采取了哪种评价方法（　　）
   A. 考试　　　B. 考问　　　C. 实际操作　　　D. 其他
2. 对不具备知识技能要求的人采取了哪些措施（　　）
   A. 不允许上岗工作　　B. 再培训　　C. 其他

培训效果评价
（包括取得的成绩、存在的问题及改进的措施建议等）

记　　录

A. 考试卷成绩单（台账）　　B. 考问或操作记录　　C. 其他记录
记录保存地点：
备注：

填报人：　　　　　　年　月　日

员工个人教育培训档案（封面）

姓名：（　　　　）　　　　编号：

建档单位：

建档时间：　　　年　　月　　日

员工基本情况：

姓名		性别		年龄		籍贯		相片
文化程度		身体状况		岗位工种				
家庭住址				进厂时间				

新上岗、换岗、复岗教育记录：

序号	原岗位	现岗位	教育内容	换岗时间	教育者	成绩

教育培训记录：

序号	教育类别	教育日期	教育主要内容	学时	考核成绩	教育者	发证号

图 3-1　员工个人教育培训档案示意

【案例分析二】　某省对药企有关"人员管理方面"的飞行检查结果

2022 年 11 月，某省食药监局公布了关于部分药品飞行检查结果通报。从 9 月 26 日至 29 日，仅 4 天内，就有 20 家药企被责令限期整改。有关"人员管理方面"的主要问题如下。

(1) 员工培训管理不规范：

① 某药企 2021 年、2022 年的培训计划雷同。

② 培训内容针对性不强。

③ 未对部分员工转岗开展培训。

④ 企业制订的年度培训计划表无起草人、复核人及批准人的签字；未定期评估培训的实际效果。

⑤ 某药企已制订 2022 年培训计划，并开展培训，但培训档案不健全，无个人培训学习记录。

(2) 质量负责人、质量受权人长期不在岗，质量受权人未对其职责进行转受权，公司也未指定质量负责人员。

(3) 质量负责人、生产负责人、企业负责人、质量受权人职责混淆不清；有些岗位职责部分重复；企业组织机构图与实际不符。

(4) 一线生产人员的健康档案不全。

主要措施：

当地食药监局对这些企业进行约谈，并继续加大日常监督检查、飞行检查力度，严厉查处违法经营行为。

思 考 题

1. 简答人力资源的含义及特点。
2. 我国 GMP 对关键人员有哪些特殊要求？
3. 培训的原则和主要内容有哪些？
4. 如何防止药品的污染？

第四章 硬件设施的管理

知识导图

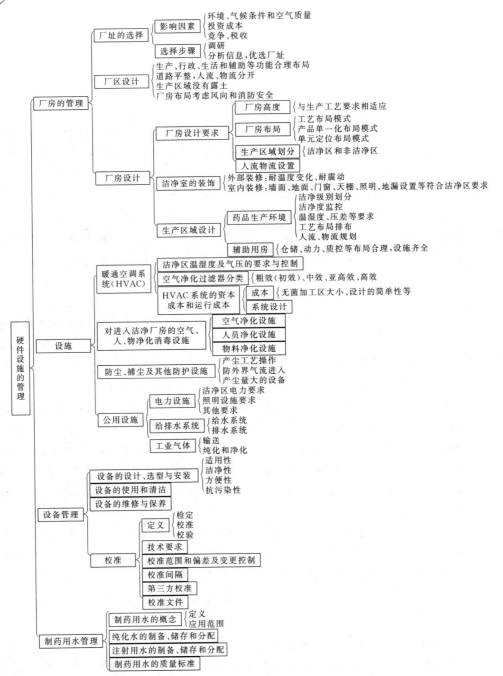

教学目标

1. 了解厂址的选择和设计，熟悉厂房管理内容。
2. 了解制药企业空气净化系统，掌握空气、人、物料的净化消毒管理。
3. 熟悉设备管理。
4. 了解制药用水制备工艺，熟悉其质量控制方法。

思政素质目标

培养集体主义精神，提高学生的法律意识、安全意识和维护公共利益的意识。

第一节 厂房的管理

GMP（good manufacture practice）在药品生产企业的实施中包括软件和硬件两方面的内容。软件是指先进可靠的生产工艺、严格的管理制度、文件和质量控制系统；硬件是指合格的厂房、生产环境和设备。硬件设施是药品生产的根本条件。这里的厂房主要是指生产、储存、检验所需的空间场所。设施是指向该空间场所提供条件并使其状态符合要求的装置或措施，主要包括：厂区建筑物实体（含门、窗），道路，绿化草坪，围护结构；生产厂房附属公用设施，如洁净空调和除尘装置，照明，消防喷淋，上、下水管网，生产工艺用纯化水、注射用水，生产工艺用洁净气体管网等。对以上厂房设施的合理设计，直接关系到药品质量，乃至人们的生命安全。设备是药品生产中物料投入转化成产品的工具或载体。

对于药品生产企业，按照 GMP 和其他有关法律法规要求搞好厂房和其他设施等硬件建设，是 GMP 工程系统建设中资金投入最大的部分，是 GMP 的基础。药品质量的形成是通过生产完成的，药品质量的优劣与设备这个生产的主要要素息息相关，药品生产的质量需要获得设备系统的支持。所以，不论是新建厂房与设施设备的 GMP 建设，还是原有厂房与设施设备的 GMP 改造，都应做到：遵照法规，认真研究，精心策划，满足要求，经济可行，谨慎施工。医药工业洁净厂房设施的设计除了要严格遵守 GMP 的相关规定之外，还必须符合国家的有关政策，执行现行有关的标准、规范，符合实用、安全、经济的要求，节约能源和保护环境。在可能的条件下，积极采用先进技术，既满足当前生产的需要，也要考虑未来的发展。对于现有建筑技术改造项目，要从实际出发，充分利用现有资源。

GMP 的核心就是防止药品生产中的混批、混杂、污染和交叉污染。本章节将从厂址选择、厂区总体布局、厂房管理（生产区、包装区、储存区、人流物流设计）、设备管理、设施要求等方面，通过质量法规风险和技术风险的评估，讲解设计和实施 GMP 的相关规范条款。

一、厂址选择

药品生产企业的地点、规模和投资直接决定企业的后续发展，如果企业开办占据天时、地利、人和的优势，必将为企业的未来发展提供良好的内外部环境。天时是指国家方针政策对医药企业的有利影响；地利是指药品生产企业所在地区经济和环境因素对企业的有利影响；人和的因素属于管理范畴，靠企业的外引内联，为企业生存创造良好的外部关系网络，形成企业内部良好的企业文化，为企业发展创造有利条件。

（一）影响厂址选择的主要因素

1. 环境、气候条件和空气质量

从气候条件角度考虑，药品生产企业应设在气候适宜的地区，过冷或过热的气候都将增加空调运行所需的动力成本。另外，还要考虑到人对气候的适应因素。因此，药品生产企业应避免设置在潮湿或干旱、少雨或沙尘暴频繁的地区。从空气质量角度看，药品生产企业的厂址应选择大气含尘、含菌浓度低，无有害气体，自然环境好的区域。远离铁路、码头、机场、交通要道以及散发大量粉尘和有害气体的工厂、储仓、堆场等严重空气污染、水质污染、振动或噪声干扰的区域。如不能远离严重空气污染区时，则应位于全年最大频率风向上风侧，或全年最小频率风向下风侧。医药工业洁净厂房新风口与市政交通干道近基地侧道路红线之间距离不宜小于50m。从制药工艺用水的质量角度看，厂址应选择无水土污染的地区，能保证制备出的纯水或注射用水符合《中国药典》规定的质量标准。

2. 投资成本

制药企业厂址应选择供电充足、通讯方便、交通运输便利的区域，要综合考虑原辅材料成本、燃料动力成本、人工成本、运输成本等。对于原材料成本，可将搜集到的候选地区的原辅料成本加以比较，选择其中靠近原辅材料低廉地区作为厂址选择的参考。药品生产企业是燃料、电力、蒸汽使用的大户，如果没有充足的动力源，将无法进行生产。因此，应选择动力充足且价格低廉的区域。劳动力成本主要是工资，外加一些培训费，不同地区的工资收入有比较大的差异。运输成本主要是考虑可利用的各种运输工具的价格，设厂时应选择运输成本比较低廉的地区。

3. 竞争、税收

厂址应选择在经济较繁荣、税收政策等负担合理、竞争公平、地方保护主义较少的区域。经济繁荣地区的社会购买力也相对较强，税收政策等其他合理负担，有利于企业发展。

（二）厂址选择步骤

1. 调研

通过走访专家和实地考察，对厂址选择的环境因素（地理位置、气候、空气质量、周围绿化情况、污染、气象部门记录的气温和风向资料等）、成本因素（主要原辅材料及价格，燃料、水、电价格，当地平均工资水平，运输方式及成本，税收项目等）进行深入调研分析，并做好记录，形成调研报告。

2. 分析信息，优选厂址

将收集到的有关成本、环境、气候等所有影响厂址选择的信息进行整理、汇总、比较，选择交通便利、水电供给充沛、自然环境好、安全生产有保障的地区，同时还要为今后发展留有余地。

2010年版GMP中对厂址选择的规定是：

第三十八条　厂房的选址、设计、布局、建造、改造和维护必须符合药品生产要求，应当能够最大限度地避免污染、交叉污染、混淆和差错，便于清洁、操作和维护。

第三十九条　应当根据厂房及生产防护措施综合考虑选址，厂房所处的环境应当能够最大限度地降低物料或产品遭受污染的风险。

二、厂区设计

药品生产过程是一个极其复杂的过程，影响药品生产的质量因素来自多方面，污染（交叉污染）与差错有可能从厂房外带入，也可能在厂房内产生。因此，厂房与设施的选址、设计、布局、建造、改造和维护必须符合药品生产要求，应能最大限度避免产生污染、交叉污染、混淆和差错的风险，便于清洁、操作和维护。

厂区的布局设计与建造应考虑适当维护、清洁、消毒，必须由具备相当资质和经验的单位进行，以保证设计和建造质量。医药工业洁净厂房设施的设计除了要严格遵守GMP的相关规定之外，还必须符合国家的有关政策，执行现行有关的标准、规范，符合实用、安全、经济的要求，节约能源和保护环境。在可能的条件下，积极采用先进技术，既满足当前生产的需要，也要考虑未来的发展。除满足药品生产的要求外，还应满足安全、消防、环保方面的法规要求。对于现有建筑技术改造项目，要从实际出发，充分利用现有资源。

1. 厂区应按生产、行政、生活和辅助等功能合理布局，不得互相妨碍

从整体上讲，药品生产企业的运行是由许许多多的功能运行构成的，通常归类称为生产、行政、生活、辅助四大功能。它们的划分、间隔、区别、衔接、使用、组合是总体布局与设计中首先要考虑的。无论是建造新厂还是对老厂进行改造，厂区总平面应按建筑物的使用性质进行明确分区布置。

厂区内，洁净厂房和与之相关的建筑组成生产区，一般生产厂房、检验、仓储、动力房、三废处理站等组成辅助区，办公楼等行政用房、食堂、普通浴室等生活设施组成生活区。在总体布局设计上应注意各区比例适当，按照"流程合理、运输便利、道路规整、厂容美观"的原则布置。

2. 厂区主要道路应平整，贯彻人流与物流分开的原则

厂区内的主要污染风险来源之一是道路扬尘，尘土飞扬等风险将增加大气中的含尘量。为防止污染，首先厂区内地面、道路铺设的选材以产尘量低、不容易开裂、耐磨的材料为首选。厂区的主要道路应规则、宽敞，人流和物流道路尽量分开，物流道路应固定走向，厂区内的道路要径直短捷，而且要考虑消防通道。一般来讲，人流和货流之间，货流和货流之间应尽可能避免交叉和迂回，尽量减少物料的往返输送。

3. 洁净厂房周围应绿化

药品生产企业的厂区内不应有裸土，可铺植草坪或种植能吸收有害气体、阻尘力强的树木，但不宜选用能产生花粉、绒毛、粉尘的树种。不能绿化的区域应铺设成水泥硬化地面，以提高空气与生产环境的质量。

草坪可以吸附空气中的灰尘，使地面尘土不飞扬。铺植草皮的上空，含尘量可减少 $2/3\sim 5/6$。而且还有美化环境作用，使人心情舒畅，消除紧张和疲劳，从而提高生产效率。

4. 厂房建筑布局应考虑风向的影响

风向是影响厂区布局的主要环境因素。在总体布局上应以气象部门统计的该地区主导风向作为参考定位指标。严重污染空气源，如动物房、锅炉房、产尘车间等潜在污染源应位于下风向。

洁净厂房应布置在厂区内环境整洁，人流、物流不穿越或少穿越的地方，并考虑产品工艺特点，防止生产的交叉污染，合理布局，间距恰当。

"三废"处理应置于厂区全年最大频率风向的下风侧。兼有原料药的制药企业，原料药生产区应置于制剂生产区全年最大频率风向的下风侧。青霉素类生产厂房的设置，应考虑防

止与其他产品的交叉污染。

5. 消防安全要求

厂房等建筑物之间应有一定的间距,由于生产药品车间类别不同,它们之间的间距也不同,具体可按《建筑设计防火规范》等规范执行。在药品生产过程中,使用介质情况不同,则成分也有所不同。在生产过程中,可按使用或产生易燃、可燃物质的量确定其火灾危险性的类别,具体见表4-1。厂区内或防火分区内有不同性质的药品生产时,其分类应按火灾危险性较大的部分确定,但火灾危险性大的部分占有关区域或本防火分区域面积的比例小于5%(丁、戊类生产厂房的油漆工段小于10%)且发生事故时不足以蔓延到其他部位,或采取防火设施能防止火灾蔓延时,可按火灾危险性较小的部分确定。

表 4-1 生产的火灾危险性分类

类别	火灾危险性特征
甲	使用或产生下列物质的生产: 1. 闪点小于 28℃ 的液体; 2. 爆炸下限小于 10% 的气体; 3. 常温下能自行分解或在空气中氧化即能导致迅速自燃或爆炸的物质; 4. 常温下受到水或空气中水蒸气的作用,能产生可燃气体并引起燃烧或爆炸的物质; 5. 遇酸、受热、撞击、摩擦、催化以及遇有机物或硫黄等易燃的无机物,极易引起燃烧或爆炸的强氧化剂; 6. 受撞击、摩擦或与氧化剂、有机物接触时能引起燃烧或爆炸的物质; 7. 在密闭设备内操作温度等于或超过物质本身自燃点的生产
乙	使用或产生下列物质的生产: 1. 闪点大于 28℃ 至小于 60℃ 的液体; 2. 爆炸下限大于或等于 10% 的气体; 3. 不属于甲类的氧化剂; 4. 不属于甲类的化学易燃危险固体; 5. 助燃气体; 6. 能与空气形成爆炸性混合物的浮游状态的粉尘纤维
丙	使用或产生下列物质的生产: 1. 闪点大于 60℃ 的液体; 2. 可燃固体
丁	具有下列情况的生产: 1. 对非燃烧物质进行加工,并在高热或熔化状态下经常产生强辐射热、火花或火焰的生产; 2. 利用气体、液体、固体作为燃料或将气体、液体进行燃烧作其他用处的各种生产; 3. 常温下使用或加工难燃烧物质的生产
戊	常温下使用或加工非燃烧物质的生产

6. 其他要求

一个符合 GMP 要求的现代化的制药企业,除了要有符合生产要求的洁净厂房外,还必须使厂区建筑物外形美观,建筑物之间要相互协调,合理衔接。既要和当地规划相配合,又要能突出本企业的特点。

作为一个药厂,免不了有许多管道的铺设,这些管道的铺设在整个厂区内形成一个复杂分布的管网。管网的布置、铺设对工厂的总平面布置、有关物料的输送等影响较大。因此,合理地进行管线布置是非常重要的。管道铺设应与全厂总体布置互相协调,水、电、汽、热、冷等公用设施,应力求考虑靠近负荷中心,以使各种公用系统介质和输送距离最短,以便使能耗最省,保证安全。

2010 年版 GMP 中对厂区布局的要求为:

第四十条 企业应当有整洁的生产环境；厂区的地面、路面及运输等不应当对药品的生产造成污染；生产、行政、生活和辅助区的总体布局应当合理，不得互相妨碍；厂区和厂房内的人、物流走向应当合理。

第四十一条 应当对厂房进行适当维护，并确保维修活动不影响药品的质量。应当按照详细的书面操作规程对厂房进行清洁或必要的消毒。

第四十三条 厂房、设施的设计和安装应当能够有效防止昆虫或其他动物进入。应当采取必要的措施，避免所使用的灭鼠药、杀虫剂、烟熏剂等对设备、物料、产品造成污染。

第四十五条 应当保存厂房、公用设施、固定管道建造或改造后的竣工图纸。

三、厂房设计

（一）厂房设计要求

厂房的设计要满足工艺流程协调的原则，应按照规范、合理的设计流程进行设计，组织懂得产品知识、规范要求、生产流程的专业技术人员来进行厂房、设施的规划与设计，质量管理部门应负责审核、批准厂房与设施的设计，并组织相关验证予以确认其性能能够满足预期要求。

医药制造车间各工艺房间层高应根据工艺需求分别设计。综合考虑建筑结构、工艺操作、设备维修空间和暖通空调系统节能运行等综合因素。建筑平面和空间布局应具有适当的灵活性。医药洁净室（区）的主体结构宜采用单层大跨度的柱网结构，不宜采用内墙承重。医药工业洁净厂房围护结构的材料应能满足保温、隔热、防火和防潮等要求。医药工业洁净厂房主体结构的耐久性应与室内装备、装修水平相协调，并应具有防火、控制温度变形和不均匀沉陷性能。厂房伸缩缝不宜穿过医药洁净室（区）。当不可避免时，应有保证气密性的措施。同时要符合国家建筑物节能设计的相关要求，如外墙保温要求。医药洁净室（区）应留有适当宽度。物流通道应设置防撞构件。

企业需要根据药品生产不同产品剂型的要求，设置相应的生产环境，生产厂房应有和规模、流程、操作、洁净、质控等内容相适应的面积和空间，设立物料的配称、中转场所、质量控制区和其他辅助区域，最大避免污染、混淆和人为差错的发生，将各种外界污染和不良的影响减少到最低，为药品生产创造良好的生产条件。片剂车间常常设计成 2～3 层，可利用位差解决物料的输送问题，从而提高工作效率，并减少粉尘扩散，避免交叉污染。车间参观走廊一般沿外墙布置，大跨度厂房有时在中间再设置参观走廊。

2010 年版 GMP 与 1998 年版相比，对厂房设计要求主要有以下几个变化。

① 增加厂房与设施的总的设计原则：最大限度地避免污染、交叉污染、混淆和差错的发生。

② 根据不同区域需求规定基本要求：生产厂房的共用厂房、设施、设备的评估；明确药品与非药用产品生产厂房共用的限制要求。

③ 关键的洁净设施的设计原则的变化：洁净等级的变化，采用 ISO 14644 标准；强调具体的洁净区域温湿度的数值的要求；不同洁净等级直接的压差为 10Pa；非无菌药品暴露操作区洁净化级别参照 "D" 级设置；增加捕尘控制的系统要求。

1. 厂房的高度

厂房高度依生产区域而定，生产区的高度依工艺、安全性、检修方便性、通风和采光等因素而定。一般单层和多层厂房各层高应为2.8~3.5m，技术夹层净高为1.2~2.2m，对于有诸如反应罐、计量罐、离心机等较高设备在同一厂房中时，层高应大于6m。对于生产过程中产生高温或有毒有害气体的厂房层高应适当增加。行政或生活用房的高度一般为2.6~3.2m。高货架库房的高度一般为4.5~6m。

2. 厂房布局

厂房布局中，根据不同的剂型合理安排。建筑物需根据药品的性质、剂型划分车间。液体类药品可设在同一幢楼内，半固体、固体类药物每一车间应设置独立的空调系统。青霉素类、头孢类、激素类、抗癌药应在单独的建筑内生产。生产单一剂型的厂房内的流水线，采用产品专用化布局模式。对于生产品种繁多，既生产制剂，又生产原料药的企业，总体采用单元定位，单元内部采用工艺布局模式或产品专用化布局模式。工艺布局的合理性取决于三个方面，即人流物流出入合理性、工艺流程的衔接与减少往返和工艺流程规定的空气洁净度级别的协调。

（1）工艺布局模式　该布局模式适用于不须使用专用封闭生产线，工序衔接不连续，更换具有同类工序的生产品种时设备不须大规模调整的企业，也适用于医疗上疗效肯定、销量小、效期短、交替生产或应急生产的药品，可适用于临床试验阶段、中试放大生产或上市后第四期临床试验用药的生产。这种布局灵活性强，投资少，但设备多利用率低，效率相对较低，适宜生产多种具有相同或类似工艺的产品。

工艺布局模式也分为两种组织方式：一种为设备相对固定，不同产品不同工艺流程与之相适应；另一种为选择一套或几套设备，换一个生产品种就换部分设备。由于工艺的不连续，物料的中间存储较多，工艺布局确定后，在具体设置时应考虑物料暂存区。

（2）产品单一化布局模式　产品单一化布局模式适用于专用流水线生产的产品，生产节奏平稳，物料单向移动，工序步骤划分明确，制药所要求的空气洁净度级别与工序配合即可。

（3）单元定位布局模式　也称为"模块式布局"，适用于生产品种繁多，在同一生产厂房内既有单一品种的车间，又有按剂型组织的工艺布局车间的布局。布局时首先按照生产规模划分生产模块的区域，然后在模块内部采用工艺布局模式或产品布局模式。

3. 生产区域划分

药品生产区域可分为一般生产区和洁净区两部分。洁净区是尘粒和微生物含量进行控制的区域。洁净区可以是药品制剂、原料药、药用辅料、药用包装材料的生产过程中存在空气洁净度要求的工作室，也可指整幢厂房。洁净区和非洁净区、不同级别洁净区之间应有一定的压差，具体规定详见"生产区域的设计"。

4. 人流物流设置

厂房的每一生产层应设置安全出口，此外还应确定不同洁净级别之间的人员和物料的出入口和流动方向。GMP（2010年版）第四十四条规定："应当采取适当措施，防止未经批准人员的进入。生产、贮存和质量控制区不应当作为非本区工作人员的直接通道。"

（二）洁净室的装修

厂房应适合所生产的药品，并有配套的辅助用房，布局合理，能控制交叉污染或混药，能防止动物或昆虫进入。厂房建筑内表面光滑，无缝隙、无脱落微粒物质，并易于清洗和必要时可进行消毒。医药工业洁净厂房的建筑围护界区和室内装修，应选用气密性良好，且在温度和湿度变化的作用下变形小的材料。

GMP（2010年版）第四十九条规定，"洁净区的内表面（墙壁、地面、天棚）应当平整光滑、无裂缝、接口严密、无颗粒物脱落，避免积尘，便于有效清洁，必要时应当进行消毒"。删除了1998年版规范第十一条中"墙壁与地面的交界处宜成弧形或采取其他措施，以减少灰尘积聚和便于清洁"。第五十条规定，"各种管道、照明设施、风口和其他公用设施的设计和安装应当避免出现不易清洁的部位，应当尽可能在生产区外部对其进行维护"。

1. 洁净室（区）的外部装修

洁净厂房的主体应在温度变化和振动情况下不易产生裂缝和缝隙，主体应使用发尘量少、不易吸附灰尘、吸湿性小的材料。墙壁和顶棚表面应光洁、平整、不起灰、不产生静电、耐腐蚀、耐冲击、易清洗。壁面色彩要柔和舒适，避免眩光。地面可根据不同要求选用材料，但应光滑、平整、无缝隙、耐腐蚀、耐冲击、不积聚静电、易除尘清洗。技术夹层的墙面、顶棚应抹平。送风道、回风道的表面装修与整个送风、回风系统相适应，并易除尘。门窗结构要密封，不易积尘，清扫方便。门框不应设门槛。

2. 室内装修

洁净室内墙壁和顶棚的表面应平整、光洁、无裂缝、接口严密、无颗粒物脱落，并应耐清洗和耐酸碱。墙壁和地面、吊顶结合处宜成弧形，踢脚不宜高出墙面。当采用轻质材料熔断时，应采用防碰撞措施。医药洁净室内墙面与顶棚采用涂料面层时，应选用不易燃、不开裂、耐腐蚀、耐清洗、表面光滑及不易吸水变质、生霉的材料。

不论国内或国外，大部分控制区的墙面为无光油漆，以免产生眩光而影响操作，或者采用不锈钢铝板和铝合金材料。技术夹层的墙面、顶棚应抹面。无洁净度级别要求的房间以抹灰刷白墙面较经济。白瓷砖墙面由于接缝较多，故不宜大面积使用。乳胶漆涂布方便，适用于包装贴签部位。

3. 地面

洁净室的地面应整体性好、平整、耐磨、耐撞击，不易积聚静电，易除尘清洗。地面垫层应配钢筋，潮湿地区应做防潮处理。目前洁净室（区）主要采用的地面材料有：塑胶贴面、耐酸瓷板、水磨石、水磨石环氧树脂、合成树脂涂面等。塑胶贴面的特点是光滑、耐磨、不起尘、易清洁，缺点是弹性较小、易产生静电、受紫外线照射易老化。水磨石材料光滑、不起尘、整体性好、耐冲洗、防静电，但无弹性。水磨石环氧树脂涂层材料，耐磨、密封、有弹性，但施工复杂。合成树脂涂面透气性好、价格高、弹性差。综合各种因素，国内水磨石地面仍然普遍使用，但由于耐腐蚀、耐磨性能较差，所以建议采用较易施工、费用较低的水磨石环氧树脂罩面，这可以达到扬长避短的效果。

4. 门窗

医药洁净室外墙上的窗应具有良好的气密性，能防止空气的渗漏和水汽的结露。医药洁净室的窗与内墙面宜平整，不留窗台。如有窗台时宜呈斜角，以防积灰并便于清洗。医药洁净室内门窗、墙壁、顶棚、地面结构和施工缝隙，应采取密闭措施。医药洁净室门框不应设门槛。洁净区域的门、窗不能采用木质材料，宜使用铝合金或不锈钢材料，以免生霉生菌或变形。洁净室的门应由洁净度级别高的区域向洁净度级别低的区域开启，并应有足够的大小，以满足一般设备安装、修理、更换的需要及运输车辆的安全要求。空调区与非空调区隔墙应设双层门。气锁室两侧的门不应同时打开，应采用连锁系统或光学或声学的报警系统防止两侧的门同时打开。

5. 天棚

由于洁净环境要求各种管道暗设，故设技术夹层（或称技术吊顶）。顶棚材料要根据环境的相对湿度、粉尘浓度等具体情况加以确定，饰面材料可与墙面相同。天棚应作密封处理，防止来自上方的污染。医药工业洁净厂房夹层的墙面、顶棚应平整、光滑，需在技术夹层内更换高效过滤器的，墙面和顶棚宜涂料饰面。

6. 水池、地漏

洁净室（区）内安装的水池、地漏不得对药品产生污染。无菌生产的A/B级区内禁止设置水池和地漏。在其他洁净区内，机器设备或水池与地漏不应直接相连。洁净区内的地漏应设水封，防止倒流。

7. 照明

洁净室（区）应根据生产要求提供足够的照明。GMP（2010年版）中对厂房设计的有关照明的规定为：

第四十二条　厂房应当有适当的照明、温度、湿度和通风，确保生产和贮存的产品质量以及相关设备性能不会直接或间接地受到影响。

第五十五条　生产区应当有适度的照明，目视操作区域的照明应当满足操作要求。

医药洁净室（区）应根据生产要求提供足够的照度。主要工作室一般照明的照度值不宜低于300lx；辅助工作室、走廊、气闸室、人员净化和物料净化用室（区）不宜低于150lx。对照度有特殊要求的生产部位可设置局部照明。厂房应有应急照明设施，光源宜采用日光灯。此外，应设事故照明，灯具暗设，电源为蓄电池，应有自动充电自动接通措施。对于易燃易爆岗位应设有报警信号及自动切断电源措施。

（三）生产区域的设计

生产厂房的设置应能满足产品工艺和生产管理需要，其设计应全盘考虑设施布局、暖通空调系统（HVAC）、关键操作工序操作间等的设置。企业应根据所生产药品的特性和预定用途，确定厂房、生产设施和设备的共用、专用或独立，操作间压差、废气排放、进排风口的设置均应考虑降低污染和交叉污染。生产厂房应按生产工艺流程及相应洁净度级别要求合理布局，洁净区的设计必须符合相应的洁净度要求，包括达到"静态"和"动态"的标准。在洁净区内，更衣室应设计成气闸室并使更衣的不同阶段分开，以尽可能避免工作服被微生物和微粒污染。更衣室应有足够的换气次数。更衣室后段的静态级别应与其相应洁净区的级别相同。必要时，最好将进入和离开洁净区的更衣间分开设置。一般情况下，洗手设施只能安装在更衣室前段。此外，生产厂房还应具备一定的辅助设施，满足正常生产的需要。

1. 药品生产环境

药品生产环境包括室外环境及室内环境，室内环境可能影响药品的质量，而室外的环境又可以影响室内环境的质量。药品生产工艺布局应按生产流程所要求的空气洁净度等级进行工艺布局，做到布置合理、紧凑，有利于生产操作，并能保证对生产过程进行有效的管理。工艺布局要防止人流、物流之间的混杂和交叉污染。

（1）新旧版GMP洁净级别规定区别　中国2010年版GMP在洁净区的洁净级别的划分方面和1998年版GMP有了很大的不同。1998年版GMP将洁净区的洁净级别划分为百级、万级、10万级和30万级四个级别，2010年版GMP划分为A、B、C、D四个级别。2010年版GMP洁净级别的改变不只是命名形式上的改变，而是从限度标准、监测方法和适用剂型及其生产工序等的全面改变。而且,1998年版所规定的30万级是中国自行规定的洁净级别,在欧盟和FDA的GMP中均无对应的洁净级别。

不同洁净级别满足于不同要求的药品生产。目前,原来指定30万级的口服液体和固体制剂、腔道用药品等非无菌制剂生产的暴露工序区域已经提升到了D级。规定,A级为高风险操作区,如灌装区、放置胶塞桶、敞口安瓿瓶、敞口西林瓶的区域及无菌装配或连接操作的区域,通常用层流操作台(罩)来维持该区的环境状态。层流系统在其工作区域必须均匀送风,风速为0.36~0.54m/s。在密闭的隔离操作器或手套箱内,可使用单向流或较低的风速,但应有数据证明层流的状态并须验证。B级指无菌配制和灌装等高风险操作A级区所处的背景区域。C级和D级指生产无菌药品过程中重要程度较次的洁净操作区。

2010年版GMP和1998年版GMP在限度项目、监测状态以及剂型指定洁净级别等均有差异。2010年版GMP规定洁净区尘埃粒子的监测有"静态"和"动态"两种状态。"静态"就是指所有生产设备均已安装就绪,但没有生产活动且无操作人员在场的状态。

在进行"静态"监测时,需注意应在生产操作全部结束,操作人员撤离生产现场并经15~20min(指导值)自净后进行监测。

"动态"是指生产设备按预定的工艺模式运行,并有规定数量的操作人员在现场操作的状态。

① 限度项目和监测状态的对比见表4-2。

表4-2 新旧版GMP限度项目和监测状态对比

项 目	尘埃粒子	微生物
1998年版GMP	静态:0.5μm和5.0μm	静态:沉降菌和浮游菌
2010年版GMP	静态和动态:0.5μm和5.0μm	动态:沉降菌、浮游菌和表面微生物

② 新旧版GMP中部分剂型及其生产工序适用洁净级别的对比见表4-3。

表4-3 新旧版GMP中部分剂型及其生产工序适用洁净级别的对比

最终灭菌产品			
2010年版GMP		1998年版GMP	
洁净级别	生产工序	洁净级别	生产工序
A(C级背景)	高污染风险的产品灌装或灌封	100	大容量注射剂的灌封
C	产品灌装(或灌封); 高污染风险产品的配制和过滤; 眼用制剂、无菌软膏剂、无菌混悬剂等的配制、灌装(或灌封); 直接接触药品的包装材料和器具最终清洗后的处理	10000	注射剂的稀配、滤过; 小容量注射剂的灌封; 直接接触药品的包装材料的最终处理
D	轧盖; 灌装前物料的准备; 产品配制和过滤(指浓配或采用密闭系统的稀配); 直接接触药品的包装材料和器具的最终清洗	100000	注射剂浓配或采用密闭系统的稀配

续表

非最终灭菌产品的无菌生产			
2010 年版 GMP		1998 年版 GMP	
洁净级别	生产工序	洁净级别	生产工序
A(B 级背景)	处于未完全密封状态下产品的操作和转运,如产品灌装(或灌封)、分装、压塞、轧盖等; 灌装前无法除菌过滤的药液或产品的配制; 直接接触药品的包装材料、器具灭菌后的装配以及处于未完全密封状态下的转运和存放	100	灌装前不需除菌滤过的药液配制,注射剂的灌封、分装和压塞; 直接接触药品的包装材料最终处理后的暴露环境
B	处于未完全密封状态下的产品; 置于完全密封容器内的转运; 直接接触药品的包装材料、器具; 灭菌后处于密闭容器内的转运和存放	—	—
C	灌装前可除菌过滤的药液或产品的配制; 产品的过滤	10000	灌装前需除菌滤过的药液配制; 供角膜创伤或手术用滴眼剂的配制和灌装
D	直接接触药品的包装材料、器具的最终清洗、装配或包装、灭菌	100000	轧盖; 直接接触药品的包装材料最后一次精洗的最低要求

非无菌产品			
2010 年版 GMP		1998 年版 GMP	
洁净级别	生产工序	洁净级别	生产工序
D	口服液体和固体制剂、腔道用药(含直肠用药)、表皮外用药品等非无菌制剂生产的暴露工序区域及其直接接触药品的包装材料最终处理的暴露工序区域,应参照"无菌药品"附录中 D 级洁净区的要求设置,企业可根据产品的标准和特性对该区域采取适当的微生物监控措施	100000	非最终灭菌口服液体药品的暴露工序; 深部组织创伤外用药品、眼用药品的暴露工序; 除直肠用药外的腔道用药的暴露工序; 直接接触药品的包装材料最终处理的暴露工序洁净度级别应与其药品生产环境相同
—	—	300000	最终灭菌口服液体药品的暴露工序; 口服固体药品的暴露工序; 表皮外用药品暴露工序;直肠用药的暴露工序; 直接接触药品的包装材料最终处理的暴露工序洁净度级别应与其药品生产环境相同

原料药			
2010 年版 GMP		1998 年版 GMP	
洁净级别	生产工序	洁净级别	生产工序
A(B 级背景)	无菌原料药的粉碎、过筛、混合、分装	100	法定药品标准中列有无菌检查项目的原料药的精制、干燥、包装
D	非无菌原料药精制、干燥、粉碎、包装等生产操作的暴露环境应按照"无菌药品"附录中 D 级标准设置	300000	法定药品标准中没有无菌检查项目的原料药的精制、干燥、包装

(2) 洁净级别的划分与监测 洁净室(区)主要特征就是该环境内的空气通过净化后进入并达到与生产工艺相适应的洁净级别。洁净室(区)的有效建立是 GMP 硬件建设中最关

键的内容,是预防药品生产中质量受到污染(交叉污染)的重要环节与主要措施。工艺布局确定后,下一步是对其中的工艺步骤按 GMP 要求,划分空气洁净级别。空气洁净级别是以每立方米空气中允许的最大尘埃粒子数和微生物数来确定的。

中国 2010 年版 GMP 在洁净级别的划分方面和欧盟 GMP 基本一致。另外,国外还有 2 个非常重要的洁净级别划分标准:FDA Guidance for Industry 和 ISO 14644。下面就将这几个规范所划分的洁净级别及其限度标准对比如下。

① 中国 2010 年版 GMP、EU GMP、FDA Guidance for Industry、ISO 14644 规范的洁净级别的对应关系归纳如下,详见表 4-4。

表 4-4 洁净级别标准的对比

ISO 14644 洁净级别	中国 2010 年版 GMP & EU GMP 洁净级别	FDA Guidance for Industry 洁净级别
4.8	A	—
5	B(静态)	100
6	—	1000
7	B(动态)、C(静态)	10000
8	C(动态)、D(静态)	100000

② 悬浮粒子的限度标准比较,见表 4-5。

表 4-5 悬浮粒子限度标准的对比

	悬浮粒子最大允许数/(个/m³)								
中国 2010 年版 GMP & EU GMP				FDA Guidance for Industry			ISO 14644		
洁净级别	静态		动态		洁净级别	动态		洁净级别	$\geqslant 0.5\mu m$	$\geqslant 5.0\mu m$
	$\geqslant 0.5\mu m$	$\geqslant 5.0\mu m$	$\geqslant 0.5\mu m$	$\geqslant 5.0\mu m$		$\geqslant 0.5\mu m$	$\geqslant 5.0\mu m$			
A	3520	20	3520	20	—	—	—	4.8	—	20
B	3520	29	352000	2900	100	3520	—	5	3520	29
—	—	—	—	—	1000	35200	—	6	35200	293
C	352000	2900	3520000	29000	10000	352000	—	7	352000	2930
D	3520000	29000	不作规定	不作规定	100000	3520000	—	8	3520000	29300

③ 微生物限度的动态标准对比见表 4-6。

④ 洁净区悬浮粒子的监测。应当按以下要求对洁净区的悬浮粒子进行动态监测。

a. 根据洁净度级别和空气净化系统确认的结果及风险评估,确定取样点的位置并进行日常动态监控。

b. 在关键操作的全过程中,包括设备组装操作,应当对 A 级洁净区进行悬浮粒子监测。生产过程中的污染(如活生物、放射危害)可能损坏尘埃粒子计数器时,应当在设备调试操作和模拟操作期间进行测试。A 级洁净区监测的频率及取样量,应能及时发现所有人为干预、偶发事件及任何系统的损坏。灌装或分装时,由于产品本身产生粒子或液滴,允许灌装点 $\geqslant 5.0\mu m$ 的悬浮粒子出现不符合标准的情况。

c. 在 B 级洁净区可采用与 A 级洁净区相似的监测系统。可根据 B 级洁净区对相邻 A 级洁净区的影响程度,调整采样频率和采样量。

表 4-6 微生物限度的动态标准对比

洁净区微生物监测限度

中国2010年版GMP[①] & EU GMP					FDA Guidance for Industry			USP<1116>	
洁净级别	浮游菌/(cfu/m³)	沉降菌(φ90mm)/(cfu/4h[②])	表面微生物		洁净级别	浮游菌/(cfu/m³)	沉降菌(φ90mm)/(cfu/4h)	表面微生物	
			接触碟(φ55mm)/(cfu/碟)	五指手套/(cfu/手套)				接触碟/(cfu/碟)	衣服手套/(cfu/碟)
A	<1	<1	<1	<1	100	1	1	3(含地面)	3(手套),5(衣服)
—	—	—	—	—	1000	7	3		
B	10	5	5	5	10000	10	5	5,10(地面)	10(手套),20(衣服)
C	100	50	25	—	100000	100	50	—	—
D	200	100	50	—					

[①] 表中各数值均为平均值。
[②] 单个沉降碟的暴露时间可以少于4h，同一位置可使用多个沉降碟连续进行监测并累积计数。

d. 悬浮粒子的监测系统应当考虑采样管的长度和弯管的半径对测试结果的影响。

e. 日常监测的采样量可与洁净度级别和空气净化系统确认时的空气采样量不同。

f. 在 A 级洁净区和 B 级洁净区，连续或有规律地出现少量≥5.0μm 的悬浮粒子时，应当进行调查。

g. 生产操作全部结束、操作人员撤出生产现场并经15～20min（指导值）自净后，洁净区的悬浮粒子应当达到表4-5中的"静态"标准。

h. 应当按照质量风险管理的原则对 C 级洁净区和 D 级洁净区（必要时）进行动态监测。监控要求以及警戒限度和纠偏限度可根据操作的性质确定，但自净时间应当达到规定要求。

i. 应当根据产品及操作的性质制定温度、相对湿度等参数，这些参数不应对规定的洁净度造成不良影响。

⑤ 洁净区微生物的监测。为评估无菌操作区的微生物状况，应对微生物进行动态监测，监测方法有沉降碟法、定量空气采样法和表面取样法（如：棉签擦拭法和接触碟法）等。动态取样应避免对洁净区造成不良影响。对表面和操作人员的监测，应在关键操作完成后进行。

除在生产过程中需进行微生物监控外，在系统验证、清洁和消毒等操作完成后，也应进行微生物监控，以评估无菌生产的微生物状况。成品批记录的审核应当包括环境监测的结果，决定是否放行。

（3）生产区域的划分　生产产品的洁净室的洁净级别的设置，主要取决于以下因素。

① 产品的剂型，例如：无菌产品、口服制剂、局部用药的生产区洁净级别不同。

② 生产工序，例如：同一产品的不同工序，配制、混合、过滤、灌装、包装等，其洁净级别也不同。

③ 生产过程的特征，例如：生产设备是密闭系统或开放系统，则其生产区的洁净级别也不同。

④ 工序被污染的风险程度，例如：产品操作是否会暴露在环境中，高污染风险的工序

一般将会设置较高的洁净级别。

为降低污染和交叉污染的风险，GMP（2010年版）规定厂房、生产设施和设备应当根据所生产药品的特性、工艺流程及相应洁净度级别要求合理设计、布局和使用，并符合下列要求。

① 应当综合考虑药品的特性、工艺和预定用途等因素，确定厂房、生产设施和设备多产品共用的可行性，并有相应评估报告。

② 生产特殊性质的药品，如高致敏性药品（如青霉素类）或生物制品（如卡介苗或其他用活性微生物制备而成的药品），必须采用专用和独立的厂房、生产设施和设备。青霉素类药品产尘量大的操作区域应当保持相对负压，排风口应当远离其他空气净化系统的进风口。

③ 生产 β-内酰胺结构类药品、性激素类避孕药品必须使用专用设施（如独立的空气净化系统）和设备，并与其他药品生产区严格分开。

④ 生产某些激素类、细胞毒性类、高活性化学药品应当使用专用设施（如独立的空气净化系统）和设备；特殊情况下，如采取特别防护措施并经过必要的验证，上述药品制剂则可通过阶段性生产方式共用同一生产设施和设备。

⑤ 用于上述第②③④项的空气净化系统，其排至室外的废气应当经过净化处理并符合要求。

⑥ 药品生产厂房不得用于生产对药品质量有不利影响的非药用产品。

生产区空气洁净级别的确定取决于药品品种、剂型、生产工艺等方面的质量特性和技术要求。例如，无菌药品对空气洁净级别的要求就高于非无菌药品；同样是无菌药品，非最终灭菌的药品生产对空气洁净级别的要求就要高于最终灭菌药品的生产；注射剂的药品生产对空气洁净级别的要求就要高于口服剂型的药品生产。无菌药品的生产操作应在符合表4-3中规定的相应级别的洁净区内进行，未列出的操作可参照表4-3在适当级别的洁净区内进行。口服液体和固体制剂、腔道用药（含直肠用药）、表皮外用药品等非无菌制剂生产的暴露工序区域及其直接接触药品的包装材料最终处理的暴露工序区域，应当参照"无菌药品"附录中D级洁净区的要求设置，企业可根据产品的标准和特性对该区域采取适当的微生物监控措施。

2010年版GMP关于非最终灭菌无菌产品的洁净级别设置的具体要求示例见图4-1。

（4）生产区域的温湿度等要求

① 温度。1998年版GMP对温湿度规定，"无特殊要求时，温度应控制在18~26℃，相对湿度控制在45%~65%"。2010年版GMP对温湿度的一般技术要求如下：生产工艺对温度和湿度无特殊要求时，空气洁净度A级、B级的医药洁净室（区）温度应为20~24℃，相对湿度应为45%~60%；空气洁净度D级的医药洁净室（区）温度应为18~26℃，相对湿度应为45%~65%。人员净化及生活用室的温度，冬季应为16~20℃，夏季为26~30℃。还规定："温度、相对湿度等其他指标取决于产品及操作的性质，这些参数不应对规定的洁净度造成不良影响。"企业应根据其产品或工艺的特性来自行设置温湿度的限度，并制定监测的频率。

② 压差。洁净室应设置适当的压差，以保证正确的气流方向，避免环境对产品的污染。2010年版GMP在压差限度方面也与1998年版GMP有了很大的不同，表4-7对比了1998年版GMP和2010年版GMP的压差限度，并介绍了EU GMP、FDA Guidance for Industry和ISO 14644关于压差的要求。

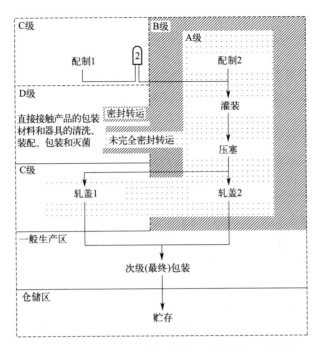

图 4-1 非最终灭菌无菌产品的洁净级别的分布图示例

示例分布图说明：配制工序放在 C 级的前提是配制后药液须经过除菌过滤（如图中配制 1），否则，配制工序应放在 B 级背景下的 A 级（如图中配制 2）。除菌过滤，一般情况下，除菌过滤宜安装第二只已灭菌的除菌过滤器再过滤一次药液。最终的除菌过滤器应尽可能接近灌装点。因为轧盖前产品被视为处于未完全密封状态，所以，一般轧盖工序放在 B 级背景下的 A 级（如图中轧盖 2）。另外，2010 年版 GMP 还规定"轧盖也可在 C 级背景下的 A 级送风环境中操作（如图中轧盖 1）。A 级送风环境应至少符合 A 级区的静态要求"。由于轧盖会产生大量的微粒，应设置单独的轧盖区域并设置适当的抽风装置，但抽风装置不应改变气流流向

表 4-7 压差要求对比表

规 范	压 差 要 求
中国 1998 年版 GMP	空气洁净级别不同的相邻房间之间的静压差应大于 5Pa，洁净室（区）与室外大气的静压差应大于 10Pa
中国 2010 年版 GMP	洁净区与非洁净区之间、不同级别洁净区之间的压差应不低于 10Pa
EU GMP	相邻洁净区房间之间的压差应为 10～15Pa
FDA Guidance for Industry	相邻洁净区房间之间的压差应为 10～15Pa（关门状态）
ISO 14644	洁净度级别不同的相邻洁净室或洁净区的压差通常应该在 5～20Pa 之间，使门能够打开，也能避免由于紊流引起的交叉流动

表 4-7 说明，2010 年版 GMP 规定，洁净区与非洁净区之间、不同级别洁净区之间的压差应当不低于 10Pa。必要时，相同洁净度级别的不同功能区域（操作间）之间也应当保持适当的压差梯度。产尘操作间（如干燥物料或产品的取样、称量、混合、包装等操作间）应当保持相对负压或采取专门的措施，防止粉尘扩散、避免交叉污染并便于清洁。应在压差十分重要的相邻级别区域之间安装压差表，压差数据应定期记录或者归入有关文档中。

（5）工艺布局　洁净室（区）的工艺布局不仅要考虑顺应工艺流程、满足生产要求、提高运作效率，还要考虑与不同的、所需要的空气洁净级别相衔接，有利于预防、减少、消除污染（交叉污染）和差错。同时，还要考虑与其他系统的配合。洁净室（区）内不同空气洁

净级别的场所应按相同级别归类集中,洁净度的高低应由里到外展开,尽量减少人员、物质的越级流动;洁净室(区)内不同洁净级别的场所应有不同的净化措施。

(6) 人流、物流　这里的人流是指人员进出洁净室(区)及在其内部的流动。由于人身上容易携带尘埃粒子和微生物,随着人的走动,极易把随身携带的尘粒和微生物带到生产场所,有可能给药品造成污染。因此,洁净室(区)应设立独立的人流出入口,进入洁净区的人员卫生有专门的规定,限制在洁净室(区)内的人数。

物流是指药品生产所需的物料与所产生的中间体、半成品等物质出入洁净室(区)并在其内流动。物料自身的状态、物料流动的载体、物料使用时的变化、物料性质的改变等因素都会引起洁净室(区)内空气洁净度的变化,物料会成为洁净室(区)乃至药品生产的又一主要污染源。因此,应对物流提出明确的要求和有效的规范。洁净室(区)须设独立的物流出入口,物料进入洁净室(区)应有明确的清洁、消毒规定。

2. 贮藏、动力、质量控制等辅助用房

厂房布局时应合理划分原辅料、中间产品、半成品和成品的存贮区面积。设备清洗用房和动力室的面积也要与生产区域相呼应。

(1) 仓储区、原辅料取样室及物料暂存室(或中间站)等用室　仓储区的设计首先应满足中国《药品生产质量管理规范》要求,确保充分的贮存条件,保持清洁和干燥。设施和设备的位置、设计、维护应能最大限度降低发生差错的风险,并能够进行有效的清洁和维护,以防止混淆、污染和交叉污染。仓储区应合理配置,安装排风扇、除湿机、加湿器、空调、照明灯(防爆)等设施、设备,以满足物料和产品的贮存条件要求,并定期检查和监测。仓储区可根据实际情况采用自动温湿度调控设备或自动温湿度监测系统(自动温湿度记录仪),实现自动调节、监控、记录功能。

仓储区应合理配置,安装消火栓、灭火器、灭火毯等消防设施和器材,亦可根据实际情况采用自动报警灭火系统,实现自动化控制,仓储区的设计应符合《仓库防火安全管理规则》等相关法律法规的要求。

仓储区应根据实际情况配置相应数量的电子秤、叉车、提升机、升降移载机、输送机、托盘、货架等贮存和运载设施、设备,以满足物料和产品接收、贮存和发运。

仓储区应配置一定数量的拖把、抹布、吸尘器、水池等清洁设施和清洁用具。

仓储区的布局设计应体现规范性、技术性、先进性、经济性、合理性,应与储运流程相适应,避免人流、物流的路线交叉,防止混淆、污染和交叉污染。

仓储区除留有足够的面积和空间便于布置设备、放置物料和人员操作活动外,还应与生产规模相适应,设计时应考虑满足长期规划和发展需求。生产区与贮存区的空间、放置地点需要根据生产实际需要进行计算和预留,应考虑以下几点。

① 必须接收的和暂存的原材料存放空间。

② 生产中所需的部件、物料及产生的中间体、半成品、待包装品和包装的存放空间。

③ 成品必需的暂存空间。

④ 废弃物料的存放空间。

⑤ 如采用单独的隔离区域贮存待验物料,待验区应当有醒目的标识,且只限于经批准的人员出入。

⑥ 不合格、退货或召回的物料或产品应当隔离存放。如果采用其他方法替代物理隔离,则该方法应当具有同等的安全性。

生产区和贮存区的物料和产品应做到"有序存放"。仓储区应根据需要设立不同的区域或仓库，通常依据产品类型分别设置制剂产品库和原料药产品库，同时应根据物料和产品的接收、贮存、发运的不同阶段划分接收区（库）、贮存区（库）、发运区（库）等。此外，不合格品、退货/召回的物料和产品一般设专库保存、隔离。同时，仓储区应根据原辅料和产品的不同性质设置固体库、液体库，或冷库、阴凉库、常温库，或危险品库、特殊药品库，或净料库、贵细药材库等，对于挥发性物料和污染性物料或产品应设专库贮存，生产用种子和细胞库，应设专库贮存。

对于高活性的物料和产品以及印刷包装材料，一般设专库贮存。对于麻醉药品和精神药品，应设专库或专柜贮存，并根据麻醉药品和精神药品的分类实行双人、双锁管理及专人管理，符合《麻醉药品和精神药品管理条例》等相关法律法规的要求。对于危险化学品，必须设专库贮存，实行专人管理，符合《危险化学品安全管理条例》等相关法律法规的要求。

仓储区可设取样室，取样环境的空气洁净级别应与生产工艺要求一致。如不在取样室内取样，取样应有防止污染和交叉污染的设施。取样的场所和取样技术要保证药品的代表性，不能影响所取物料的初始质量，取样间最好设置在靠近仓库的待检区，单独配置缓冲间、空气净化系统以及防止污染和混药现象的必要设施。无菌生产用物料取样应在特殊的灭菌条件下进行（如层流罩）。

GMP（2010年版）规定：

第四十七条　生产区和贮存区应当有足够的空间，确保有序地存放设备、物料、中间产品、待包装产品和成品，避免不同产品或物料的混淆、交叉污染，避免生产或质量控制操作发生遗漏或差错。

第五十七条　仓储区应当有足够的空间，确保有序存放待验、合格、不合格、退货或召回的原辅料、包装材料、中间产品、待包装产品和成品等各类物料和产品。

第五十八条　仓储区的设计和建造应当确保良好的仓储条件，并有通风和照明设施。仓储区应当能够满足物料或产品的贮存条件（如温湿度、避光）和安全贮存的要求，并进行检查和监控。

第五十九条　高活性的物料或产品以及印刷包装材料应当贮存于安全的区域。

第六十条　接收、发放和发运区域应当能够保护物料、产品免受外界天气（如雨、雪）的影响。接收区的布局和设施应当能够确保到货物料在进入仓储区前可对外包装进行必要的清洁。

第六十一条　如采用单独的隔离区域贮存待验物料，待验区应当有醒目的标识，且只限于经批准的人员出入。

不合格、退货或召回的物料或产品应当隔离存放。

如果采用其他方法替代物理隔离，则该方法应当具有同等的安全性。

第六十二条　通常应当有单独的物料取样区。取样区的空气洁净度级别应当与生产要求一致。如在其他区域或采用其他方式取样，应当能够防止污染或交叉污染。

（2）物料称量室　根据药品生产工艺要求，洁净室（区）内设置称量室和备料室。制剂的原辅料的称量通常应当在专门设计的称量室内进行。根据称量操作实际控制需要，其称量操作为药品暴露区域，空气洁净度等级应与生产要求一致，并有捕尘和防止交叉污染的设施。设置固定专用的称量室，能够避免污染、交叉污染、混淆和差错的发生。

称量室一般设在车间内中间站附近，物料进出方便，称量多余的物料储存在中间站。多剂型、多品种的生产厂房常设置中心称量室，也可根据原辅料的性质设置多个称量室，分别使用独立的空气净化系统和除尘系统。如果称量和前处理都是粉尘散发较严重的场所，尽可能采用多间独立小空间，以利于排风和除尘。称量间需保持负压状态，设置地漏，为减少积尘点，可设技术夹墙，以便管道敷设。

（3）动力室　动力系统包括水、电、气、风（压缩空气）、冷冻等供全厂使用的系统。配电室和空调机房应靠近厂房外层，并与洁净度级别较高的洁净室（区）相邻。配电室应靠近车间电力负荷最大的区域。维修间应当尽可能远离生产区。存放在洁净区内的维修用备件和工具，应当放置在专门的房间或工具柜中。

（4）质量控制实验室　质量控制实验室是质量管理部门的重要组成部分，实验室的设计应确保其适用于预定的用途，并能够避免混淆和交叉污染，应有足够的区域用于样品处置、留样和稳定性考察样品存放以及记录的保存。

质量管理部门根据需要设置检验、中药标本、留样观察以及其他各类实验室，这些实验室应与药品生产区分开。生物检定、微生物和放射性同位素的实验室还应彼此分开，无菌检查实验室、微生物限度检查实验室、抗生素效价测定实验室、阳性菌实验室也应彼此分开。必要时应设置专门的仪器室，使灵敏度高的仪器免受静电、震动、电磁波、潮湿等因素的干扰。

质量控制实验室应有足够的场所对原料、包装材料、中间体和产品进行理化鉴别、含量测定和其他检验，各项分析操作均应有单独的、适宜的区域，如送检样品储存区、试剂仓库、清洁洗涤区、观察室、化学检验室、数据处理区以及人员用室等。此外，实验室还应备有与实验室操作相适应的设施，如空气温度、湿度监视装置。周围无明显污染源。

GMP（2010年版）对质量控制室的规定：

第六十三条　质量控制实验室通常应当与生产区分开。生物检定、微生物和放射性同位素的实验室还应当彼此分开。

第六十四条　实验室的设计应当确保其适用于预定的用途，并能够避免混淆和交叉污染，应当有足够的区域用于样品处置、留样和稳定性考察样品的存放以及记录的保存。

第六十五条　必要时，应当设置专门的仪器室，使灵敏度高的仪器免受静电、震动、潮湿或其他外界因素的干扰。

第六十六条　处理生物样品或放射性样品等特殊物品的实验室应当符合国家的有关要求。

第六十七条　实验动物房应当与其他区域严格分开，其设计、建造应当符合国家有关规定，并设有独立的空气处理设施以及动物的专用通道。

第二节　设　施

在药品生产过程中，存在着各种各样的影响药品质量的因素，包括环境空气带来的污染，药品间的交叉污染和混淆，操作人员的人为差错等。为此，必须建立起一套严格的药品生产质量管理制度，最大限度地降低影响药品质量的风险，确保患者的安全用药。药厂的厂房布局、洁净室（区）的建立在硬件方面从总体上把握了预防、减少与清除污染（交叉污染）和差错，但还需要从支持（辅助与配合）方面通过采取一系列措施使这种把握得以可行。主要设施有：空气净化处理设施，电气与安全设施，预防、减少、清除污染（交叉污染）和差错的相关设施，洗涤、消毒与卫生设施，通风除尘设施等。

根据 GMP 的要求，制药企业要对药品的生产环境进行必要的控制，以避免环境对药品的污染。制药企业关于药品生产环境的控制主要体现在以下四个方面。

① 厂房设备。包括厂房设备的设计、选型、安装、改造、操作、清洁和维护等要求。具体条款见中国 2010 年版 GMP 第四章"厂房与设施"和第五章"设备"。

② 空气。包括洁净级别、通风、温湿度和压差等要求。具体条款见中国 2010 年版 GMP 附录一第三章"洁净度级别及监测"。

③ 人员。包括人员的健康、培训、卫生、更衣、洁净区行为和操作规范等的要求。具体条款见中国 2010 年版 GMP 第三章第四节"人员卫生"。

④ 物料。包括物料的清洁、消毒、贮存、包装材料和防止交叉污染等要求。具体条款见中国 2010 年版 GMP 第九章"生产管理"。

本章节将主要针对其中 GMP 关于洁净区的环境控制以及不同洁净级别对产品、人员、物料等的要求进行描述，同时还将涉及设备的管理及制药用水的具体要求。

一、暖通空调系统（HVAC）

GMP 对生产区域内空气的温度、相对湿度、空气的流动速度和洁净度等提出了特殊要求。作为药品生产质量控制系统的重要组成，药厂 HVAC 系统主要通过对药品生产环境的空气温度、湿度、悬浮粒子、微生物等的控制和监测，确保环境参数符合药品质量的要求，避免空气污染和交叉污染的发生。另外药厂 HVAC 系统还可以起到减少和防止药品在生产过程中对人造成的不利影响，为操作人员提供舒适的环境，并且保护周围的环境。

空气调节系统由空气处理、空气输送和分配等设备组成，该系统能够对空气进行冷却、加热、加湿、干燥、净化和输送。空调系统的运行能够进行自动控制和检测，对于有特殊要求的房间（如无菌等），空调系统能对空气进行消毒或离子化处理（如臭氧消毒）。空调系统一般采用集中式空调系统，中央空调系统包括空气处理机组（又称空气调节机或空调箱）、空气输送设备或空气分布装置，冷源、热源以及自动调节系统等。系统内必须设置进风口、出风口、调节阀、空气过滤器、加热器、加湿器、冷却器以及空气混合室、消声室等。

进入洁净室（区）的空气必须净化，并根据生产工艺要求划分空气洁净度级别。洁净室（区）内空气的微生物数和尘粒数应定期监测，监测结果应记录存档。

（一）洁净室（区）温、湿度及气压的要求与控制

洁净室（区）的温度和相对湿度应与药品生产工艺要求相适应。无特殊要求时，B 级温度控制在 20～22℃、相对湿度为 55%，C、D 级温度控制在 20～24℃、相对湿度为 55%。有特殊要求的药品，温度和湿度则要根据具体情况而定。洁净区与非洁净区之间、不同级别洁净区之间的压差应当不低于 10Pa。必要时，相同洁净度级别的不同功能区域（操作间）之间也应当保持适当的压差梯度。洁净室（区）保持正压是为防止周围空气进入而造成污染，正压的保持主要通过使空调系统的送风量大于回风量和排风量之和来达到。由于如门窗的启闭、室内排风系统的间断运行等原因，室内正压还受到外界因素影响不能保持恒定值，这可通过安装压差式自动风量调节阀来达到控制压差恒定的目的。某些特殊药品的生产操作区域应保持负压，GMP 要求保持负压的区域有：生产青霉素类等高致敏性药品的精制、干燥,特别是分装车间;强毒、致病性微生物及芽孢菌制品的生产区域;产尘量大,对相邻环境洁净度构成威胁的,如口服固体制剂的配料、制粒和压片等操作室。GMP(2010年版)第五十三条规定,"产尘操作间(如干燥物料或产品的取样、称量、混合、包装等操作间)应当保持相对负压或采取专门的措施,防止粉尘扩散、避免交叉污染并便于清洁"。

在满足生产工艺的条件下,应尽量采用局部净化,否则附加设备费用太高。假如工艺布局允许利用回风,空气净化系统应尽量利用回风,但在生产过程中有有害物质产生时,应采用直流系统,送入室内的空气用排风机排至室外。为防止空气倒灌,可在洁净室排风系统的风机吸入罐段设置中效过滤器或止回阀,在排风管上端设电动风阀,使电风扇与电机联锁,当风机停止运行时风阀自动关闭。

(二) 空气净化过滤器分类

洁净室内的洁净程度的控制是依靠空气过滤器来实现的。空气过滤器一般分为粗效(初效)、中效、亚高效、高效等类别。

在空气净化系统中,一般使用三级过滤装置,第一级使用初效过滤器,主要滤除$>10\mu m$的微粒,用于新风过滤,滤材一般采用易清洗、易更换的粗、中孔塑料或WPC-200涤纶无纺布。第二级使用中效或亚高效过滤器,可滤除$1\sim10\mu m$的微粒,一般为袋式过滤器,滤材一般为玻璃纤维、WZ-CP-2、无纺布或中、细孔泡沫塑料,常用于高效过滤器前、风机之后,用于保护高效过滤器,延长其使用寿命;亚高效过滤器可滤除$5\mu m$的尘粒,滤材一般为玻璃纤维制品,外形与构造类似于高效过滤器。第三极使用亚高效或高效过滤器,用于过滤$1.0\mu m$的尘粒,一般置于通风系统末端,即室内通风口上,滤材用超细玻璃纤维滤纸,滤尘率高达99.97%,其特点是效力高、压力大。高效过滤器对细菌($1.0\mu m$)的穿透率为0.0001%,对病毒($0.03\mu m$)穿透率为0.0036%。因此,高效过滤器对细菌的过滤效率基本上是100%,通过高效过滤器的空气基本上可视为无菌。

按过滤器的构造分类,常用过滤器有:浸油金属网过滤器、静电过滤器、纤维过滤器等。洁净室空气净化系统以纤维过滤器居多。初、中效过滤器可根据企业自身情况定期清洗或更换。由于高效过滤器价格昂贵,且不能再生,在洁净室中更换不便,因此,初、中、高效过滤器配合使用,可提高高效过滤器的使用寿命,经济合理。

(三) HVAC系统的资本成本和运行成本

设计师应确保符合所有现行的施工应遵循的安全、卫生和环境法规,同时也应考虑将来工艺弹性要求的选择。无菌生产的HVAC系统价格昂贵,占了总设施成本中很大的比例,一个系统的资本成本可以差异很大,取决于整个设计阶段作出的决定。

1. 影响HVAC成本的主要因素

① 无菌加工区的大小。这应在不影响物流和产品质量的基础上进行最优化设计。

② 车间的备用原则考虑。这可能要基于故障模式风险分析。通常没有必要设双倍主要的HVAC车间项目。

③ 设计的简单性。过分复杂的方案成本更高,且更可能有失败趋势。

④ HVAC设计和其他设施方面的整合,尤其是房间布局,工艺设备和其他功能。

2. HVAC系统设计

HVAC系统设计会影响生产设施的运行成本,尤其因为通常要求24h运作,设计师可以通过在设计过程中考虑以下因素而影响运行成本:

① 最优换气次数。

② 适合设施运行性质的最优投资回报周期。
③ 最优化压差。
④ 空气过滤安排以最大化 HEPA 过滤器的使用寿命。
⑤ 所有设计中使用同样尺寸的 HEPA 过滤器，减少零部件投入。
⑥ 良好的保养检测规程设计。
⑦ 如果解决了交叉污染问题，使用循环空气或热量回收使用。
⑧ 良好的工艺/设备确认和设施检验以及试车等符合工程质量管理规范（GEP）。
⑨ 规划布局的最小化成本。

不同洁净级别洁净厂房的送风量、冷量投资耗电的指标见表 4-8。

表 4-8 不同洁净级别洁净厂房的送风量、冷量投资耗电的指标

气流流型	洁净级别（级）		送风量	耗冷指标 /(W/m^2)	投资指标 /(元/m^2)	耗电指标 /(W/m^2)
单向流	垂直	A	>0.25m/s	1300~1500	10000~13000	1.25~1.35
	水平	A	>0.3m/s	800~1000	5000~6000	0.9~1.0
非单向流		B	50~60 次/h	600~700	2800~3000	0.25~0.33
		C	25~30 次/h	500~600	2000~2200	0.22~0.26
		D	15~20 次/h	350~400	1400~1600	0.13~0.16

二、对进入洁净厂房的空气、人、物净化消毒设施

为有效地控制环境中微粒和微生物，必须最大限度控制产生微粒和微生物的污染源，生产环境（如空气、水质）、生产设施（如厂房、设备、设施）、生产用物料（如包装材料、原辅料、容器、工具）和生产人员（包括管理人员和辅助人员）都会因携带、沾染、附着或产生微粒和微生物而成为污染源，因而当这些污染源（空气、人员、物料、设备等）进入洁净厂房前，必须按规定进行净化、消毒。作为洁净厂房则必须提供相应的净化消毒设施。这些设施的设置标准要与药品生产的洁净级别相适应。

1. 净化空气设施

空气净化设施要完善，洁净厂房的空气循环系统由空气过滤和空气处理两部分组成。空气过滤是指利用不同等级过滤器（如初效、中效、亚高效和高效）的组合，使进入室内空气达到一定洁净度的措施。空气处理是将室外空气的温度湿度通过一系列的处理，调整到室内操作规定指标的措施。

空气处理系统形式的选择对于常规的空气处理系统应尽可能采用单风机送风系统，避免采用"柜机＋加压风机"的形式，尤其是两台以上柜机并联或串联之后再加设加压风机的方式。因为在此种方式下，试图将风量、风压等因素综合考虑的情况将变得极其复杂，在日常时间有限、进度紧迫、资料不易收集齐全的设计中，不能较精确地计算（甚至估算）有关风量、风压，会造成对设计结果的把握性降低，而且施工完成之后的调试工作也更为繁杂。建议在不得已采用此种方式时，对柜机额定风量、额定冷量的选择，应仔细考虑并留有较大的余地。良好的空气净化系统要根据生产工艺要求、建筑物性质、空气负荷变化情况，以及温度、湿度、风速、压力、洁净度等参数进行合理选择。一般，厂房洁净面积大、洁净房间多、位置集中、洁净度相同的可采用集中系统。位置分散、洁净度不一、参数控制有特殊要求的可采用分散系统，也可将相同洁净度、位置相对集中地组合成一个半集中系统，这种形

式在医药工业中普遍采用,也是防止产品之间交叉污染的措施之一。

洁净厂房净化系统的空气大多是循环使用的,但是,有的药品生产时粉尘大,回风总管可能成为药品微粒的交叉污染源;有的生产中使用有机溶剂,回风中带有残留的微量溶剂,不断循环导致浓度增高,很不安全。为此,下列场合的空气净化系统,如经处理仍不能避免交叉污染时,则不能循环使用。

① 产生易爆易燃气体或粉尘的场合。
② 产生有剧毒、有严重危害物质的场合。
③ 有可能通过系统混药并有严重后果的场合。
④ 有可能通过系统交叉污染的场合等。

另外,气流组织要合理。从气流组织看,洁净室主要分为三大类:一是单向流(层流)洁净室,按气流方向有水平单向流和垂直单向流两种;二是非单向流(乱流)洁净室,这是依靠气流的混合稀释把室内尘粒排出去的组织形式;三是局部单向流洁净室。生产中应证明各种气流方式无导致污染的风险,例如,应采取适当的措施确保气流不会将操作或设备以及操作人员散发的粒子吹向洁净度要求高的区域。生产操作全部结束,操作人员撤离生产现场并经 15~20min(指导值)自净后,洁净区应达到"静态"标准。单向流气流的净化原理是活塞和挤压原理,把灰尘从一端向另一端挤压出去,用洁净气流置换污染气流,包括有垂直单向流和水平单向流。垂直单向流是气流以一定的速度从顶棚流向地坪的气流流型,这种气流能创造 100(A)级、10 级、1 级或更高洁净级别,但期初投资很高、运行费用很高,工程中尽量将其面积压缩到最小,用到必须用的部位。水平单向流是气流以一定的速度从一面墙流向对面的墙的气流流型。该气流可创造 100(A)级的净化级别。期初投资和运行费低于垂直单向流流型。非单向流气流的净化原理是稀释原理,一般型式为高效过滤器送风口顶部送风;回风的形式有下部回风、侧下部回风和顶部回风等,依不同送风换气次数,实现不同的净化级别,期初投资和运行费用也不同。层流洁净室内不宜设置洁净工作台,乱流洁净室内可设置洁净工作台,但其位置应远离回风口。洁净室内产生粉尘和有害气体的工艺设备,应设局部排风装置,排风罩的操作口面积应尽量缩小。总风管穿过楼板和风管穿过防火墙处,必须设置防火阀。

合理控制各个房间的压力以及它们之间的压力差对提高净化效果也非常重要,为防止室外含尘空气从门窗或其他缝隙漏入,室内必须保持一定的正压。同样,相邻两个不同空气洁净度等级的房间之间,为保持各自的洁净度,也必须控制一定的正压,以防止污染和交叉污染。

2. 人员净化设施

在所有污染源中,人是最大的污染源。表 4-9 为国外某公司对洁净室内微粒来源的分析资料。

表 4-9 洁净室内微粒来源分析表

发生源	占百分比/%	发生源	占百分比/%
从空气中漏入	7	从生产过程中产生	25
从原料中带入	8	由人员因素造成	35
从设备运转中产生	25		

为什么人是洁净室中最大的污染源呢?其原因之一是人在新陈代谢过程中会释放、挥发污染物,因此,进入洁净厂房的人员必须净化。净化要求随药品对生产环境要求的不同而

异。一般，药品按使用要求分为无菌产品和非无菌产品两大类。按生产工艺，无菌产品又分为灭菌产品和不可灭菌产品两大类，其中，以不可灭菌产品的环境洁净度要求为最高。人员净化后，进入洁净生产区前，此处应设气闸室，目的是维持洁净度和室内正压。气闸室必须有两个以上出入门，并有防止同时被打开的措施。同时，生产人员应保持良好的穿衣规范，只有通过穿衣验证和相关质量要求的人员才能进入无菌灌装区域，无菌衣应该覆盖所有的皮肤和毛发。操作人员周围的气流应保持畅通无阻，保持良好的生产操作规范，讲话时应远离产品，以免产品受到污染。接触无菌物料时只能用无菌的工具（例如消毒灭菌过的镊子），动作缓慢，从容不迫。

3. 物料净化设施

生产中使用的原辅料、包装材料及容器具等进入洁净区前应有效地清除外表面沾染的微粒和微生物。物料净化用室应包括包装清理室、气闸室或传递窗（柜）。物料在外包装清理室拆除外包装，装入洁净容器内备用。外包装不能拆除的应清除或擦拭外包装上的尘土，要送入无菌室的物料则应灭菌。外包装经过处理的物料经传递窗或气闸室进入洁净区。传递窗的两侧门应联锁，不能同时打开，尺寸大小应能适应搬送物品的大小和数量。

三、防尘、捕尘及其他防护设施

药品生产中常常会产生大量粉尘，或者释放、泄漏出有害物质。特别是有些药物本身量小性烈，如不及时排除，会污染其他药物，对操作人员也会造成伤害。对此，医药洁净厂房应采取以下措施：

① 对容易产尘的工艺操作，在设计、选用设备、管道、容器时要强调密闭性能良好。

② 室内凡有缝隙、产生泄露的地方，如门窗边柜、管道孔、灯具安装孔等都要注意密闭，防止外界含尘气流进入。

③ 对产尘量大的设备，如粉碎、过筛、混合、制粒、干燥、压片、包衣等设备应采用局部防尘、排尘措施，如设置围帘和吸粉捕尘器。洁净室内应设置排风装置，使生产过程中产生的微粒减少到最低程度。

对同一生产车间内，假如有几种产品同时在包装，应有有效措施防止混淆。GMP（2010年版）第五十四条规定，"用于药品包装的厂房或区域应当合理设计和布局，以避免混淆或交叉污染。如同一区域内有数条包装线，应当有隔离措施"。

四、公用设施

公用设施有为药品生产驱动设备用的电气、蒸汽系统等；有为保持厂房的环境与设施处于正常状态所需的电、冷热水系统等；有保证药品生产工艺条件所需的各种介质，如压缩空气、真空、冷冻、加热、蒸汽、水、排水等；有消防安全所需的消防用水。除有特殊要求外，一般这些设备都应设置在洁净室外，主管一律在室外，管械多设于技术夹层中。

1. 电力设施

制药企业的电气设施包括电力、照明、避雷、自动控制、弱电（通讯）及变电、配电等。

根据电力负荷对供电的不同要求设计供电系统。如无菌产品生产时，灌装室要保持正压，净化空调系统及层流罩是不能停止运行的，否则有空气倒灌和杂菌污染的可能，因此，最好采用二路进线供电。企业供电系统一般由高压配电所、车间变电所、低压配电箱（动力、照明）等组成。

(1) 洁净区电气的设置要求

① 洁净室（区）的配电线路，应按照不同空气洁净度等级区域设置配电回路。分设在不同空气洁净度等级区域内的设备，一般不由同一配电回路供电。

② 进入洁净室（区）的主配电线路、电源进线（不包括消防用电），均应在洁净室（区）内便于操作管理的地方设置切断装置。

③ 洁净室（区）的配电设备，应选择不易积尘、便于擦拭、外部不易锈蚀的小型暗装配电箱及插座箱。

④ 洁净室（区）的电气管线，宜敷设在技术夹层、技术夹道或墙面暗敷，维修和检查应尽量在洁净室外进行。管材应采用非燃烧材料。洁净室（区）内接地线宜采用不锈钢材料。

⑤ 洁净室（区）的电气管线管口，安装于墙上的各种电气设备与墙体接缝处均应有可靠密封。

(2) 照明设施应符合下列要求

① 洁净室（区）应根据生产要求提供足够的照度。洁净室（区）的照明光源宜采用荧光灯。主要工作室照明的照度为300lx；辅助工作室、走廊、气闸室、人员净化用室可低于300lx，但不低于150lx。对照度有特殊要求的生产区域可设置局部照明。

② 洁净室（区）的照明灯具宜明装，采用吸顶安装，灯具与顶棚接缝处应采用可靠密封措施。

③ 有防爆要求的洁净室（区），照明灯具选用防爆灯，安装要有防爆措施。

④ 厂房内应设置供疏散用的应急照明灯和备用电源。一旦停电，能够及时应对生产部位的紧急处理、人员疏散、设备安全等。

(3) 其他要求主要有以下几个方面

① 洁净室（区）应设置与厂房内外联系的通信装置。

② 厂房内应设置火灾报警系统，能发出报警信号及切断相关送风系统电源。

③ 洁净室（区）及有爆炸、火灾危险场所内，可能产生静电危害的设置、管道，应采取静电接地措施。

④ 洁净室（区）内使用易燃、易爆介质时，应在洁净室（区）设报警装置。

2. 给排水系统

(1) 给水系统 制药企业清洗设备、人员净化室的盥洗等所用热水，一般是将冷水集中加热后用管道输送到室内各用水点。常用的室内消防给水系统有消火栓消防系统、自动喷洒消防系统及水幕消防系统，按《建筑设计防火规范》中的消防给水设置规定。

(2) 排水系统 排水系统的任务就是将生产过程及设备和卫生器具排除的污水以及降落在屋面上的雨水、雪水用最经济合理的管路迅速排到室外排水管道中去；防止室外排水管道中的有害气体、臭气及有害虫类进入室内，并为室外污水的处理和综合利用提供便利条件。

排水系统设计，可分设生活污水、工业废水及雨水管道，按相关排放标准，分别排水到城市排水总管、灌溉农田或排入水体。不符合相关排放标准的进行物理处理、生物处理、污泥处理，达标后排放。

GMP（2010年版）第五十一条规定，"排水设施应当大小适宜，并安装防止倒灌的装置。应当尽可能避免明沟排水；不可避免时，明沟宜浅，以方便清洁和消毒。"

3. 工业气体

药品生产中使用的工业气体包括压缩空气、氧气、氮气、真空等。压缩空气具有良好的应用性能和特点，清晰透明、输送方便、不凝结、没有特殊的有害性质、没有起火危险等。氮气则可作为保护性气体，以防止氧化和玷污。

（1）输送　高纯度气体或罐装液态高纯度气体，仅需高效过滤后就可接至用气点。

（2）纯化和净化　与药物接触的压缩空气以及洗瓶、分装、过滤用的压缩空气应经除油、除水和净化处理。灌装中填充的惰性气体应净化。

评价工业气体洁净度的指标一是纯度，二是气体中夹带的尘粒以及细菌数。送入洁净厂房的气体多为高纯度气体，管道末端采用微孔滤膜，如高效气体过滤器对于 $\geqslant 0.3\mu m$ 粒径的尘埃过滤后可以达到 A 级洁净度，是目前用作终端净化的主要手段。

五、常见剂型的 HVAC 设计实例

（一）固体口服制剂的生产空调系统

固体剂型通常包括片剂、胶囊剂、颗粒剂。片剂是目前世界各国药典收载最多的剂型之一，也是国内外临床治疗中使用最为广泛的剂型之一。在片剂生产中，原辅料、半成品的输送及其生产过程都会产生大量粉尘，既污染环境又容易被尘埃污染。因此，在厂房布局、设施上要加以设计、管理。

1. 固体制剂生产的环境要求

我国 2010 年版《药品生产质量管理规范》规定：口服液体和固体制剂、腔道用药（含直肠用药）、表皮外用药品生产的暴露工序区域及其直接接触药品的包装材料最终处理的暴露工序区域，应参照"无菌药品"附录中 D 级洁净区的要求设置，企业可根据产品的标准和特性对该区域采取适当的微生物监控措施。

产品可以决定操作或生产环境。许多产品在生产过程中是容易吸潮的或对温度敏感的。所有这些条件必须在选择 HVAC 系统时得到考虑。生产中必须对粉尘进行处理，这可避免操作人员暴露在潜在的高度有害的物质中，也可避免产品的交叉污染。必须对制粒、混合、干燥、压片等生产操作区进行风险分析，以判断这些区域采用直流风或循环风是否合适。采用直流风的方案将可防止产品或物料通过 HVAC 系统对整个生产区的蔓延，但运行成本较高。

无论是向生产区提供经过处理的空气以满足产品的质量要求，还是提供一定的气流形态以避免产品的污染，另外都还需设置排风系统，以降低生产过程中产生的空气尘埃粒子的浓度。运用排风系统作为污染隔离的方法得到了日益的重视，该方法可以将高度危害的化合物的最初几个步骤的操作中产生的污染加以严格的控制。

2. 固体制剂 HVAC 系统关键参数的设计

空调系统的参数取决于最终用户及其工艺过程。低湿度既可以通过控制送风温度（相对湿度 40%～65%，温度 24℃）达到，也可以用干燥剂（相对湿度 30%～60%，温度 24℃）满足。而高湿度则可通过蒸汽加湿器来维持。最终用户和工艺过程可以决定加入系统中的蒸汽质量。加湿蒸汽可以用工厂蒸汽，也可以用纯化水制备的纯蒸汽，后者可以减少水汽化后进入空气中的粒子数量。

片剂生产车间根据工艺流程和生产要求进行分区，原料粉碎、过筛配料、制粒、压片、中间站、包衣分装等工序为"核心区域"，其他工序为"非核心区域"。在非核心区，例如办

公室、走道或存放区,空气可以循环回到 HVAC 系统。而在核心区,例如压片、包衣、原料暂存或其他可能会造成交叉污染的地方,则必须采用回风 HEPA 过滤器(高效空气过滤器)或采用直流风。

HVAC 系统的设计关键是提供整个建筑物总体上正压,而对于工艺核心区域则相对负压。必须考虑送排风量平衡,以及降低不受控的未经过滤空气的影响。随意增加排风系统,将对整个区域条件不利,并且最终将影响区域的操作参数。

(1) 满足操作范围要求的房间温度和湿度　房间温度对于敞开和密闭操作来说都是关键的参数。许多产品、物料以及工艺过程都具有较宽的温度范围。但是范围越宽,它们暴露的时间就越短。如果产品或物料需要存放或暴露较长的时间,那么影响就会显现。因此,在确定设计原则时,必须考虑一个可接受的操作范围。当温度短期内停留在指定参数之外,经过一段时间,将引起报警或反应。这些状况将通过空调控制和监控系统来实现。

成品的储存温度和相对湿度根据产品参数、药典规定和其他资料进行确定。《中国药典》对药品的储存温度分为"阴凉处""凉暗处""冷处"和"常温"等四种情况,具体的储存温度分别是:阴凉处为<20℃;凉暗处是指避光且<20℃;冷处保持在 2~8℃;常温是指 10~30℃。对于常温储存成品的房间温度控制范围一般在 18~26℃,且不同的产品是不同的,可能需要更严格的环境控制。产品温度监控可通过房间温度监控来实现。

房间的相对湿度(RH)会对暴露的产品或物料产生影响并使其吸潮。而且,液体产品暴露时间一长反而会失去水分。一般对湿度敏感的产品需要将环境相对湿度控制在 30%~50%之间。

加湿系统可设置在空气分配系统内,用来保持所需的设定值,满足产品的设计条件和人员的舒适性。当采用蒸汽加湿时,锅炉用水添加物不得对人员呼吸空气产生不安全影响,一些特定的产品和工艺可能会对这些添加物产生敏感。当环境必须采用湿度控制并且锅炉蒸汽的化学添加物是工艺所不允许时,可以采用纯化水制备蒸汽进行加湿,以避免这一问题。

当需要去湿时,也不能对产品有不利影响。由于冷却盘管系统会产生大量的冷凝水,因此冷凝水必须排放完全,以避免产生微生物污染。由于转轮除湿器上的液体和物料可能会污染新风,并对暴露产品产生影响,因此必须对这种方法进行评估。安装终端 HEPA 过滤器可以减轻这种影响。

(2) 过滤要求　对一个多品种且产品暴露的生产设施来说,采用专用的且风管相互独立的空调系统,比利用回风过滤或直流风方式更有效、更节能。

产品的污染可能会同时来自内部和外部环境。必须对空气处理系统进行适当的评估后,以此选用一种合适的过滤方法来消除粒子。在回风系统中,必须注意来自产品本身的交叉污染和来自室外空气的污染。

(3) 房间相对压差　房间相对压差决定了房间的空气流向。房间相对压差在下列情况下将是一个关键的参数。

① 固体制剂或多品种生产设施,其物料部分或全部是固体形态,暴露于房间空气中,没有屏障或捕集装置,或者会随房间空气传播漂移至其他生产区。同样的,对于气体产品而言,其蒸气会对其他的物料和产品造成有害的影响。

② 产品、物料或污染物的空气悬浮浓度较高从而对操作人员产生威胁。此时人员和暴露的物料将同时具有风险。

考虑到避免空气的交叉污染，不同区域间的气流的速度和方向必须适当选择，防止空气回流造成的粒子和蒸气污染。通常，相对压差的建立主要用于减少粒子或蒸气在暴露的工艺操作保护区和与其不兼容的操作区之间的传播。而且，压差建立可以减少来自室外、吊顶上、机房及类似区域的污染。气锁或缓冲区的设立，可以将生产区和邻近的公共走道、暂存区、非洁净区以及强效药品生产区分隔开。

为了提供保护，当门关闭时，房间压力必须是明确的正压或负压。气锁或缓冲区可以提供额外的保护，特别当其一扇门是开启的时候。可用时间延迟联锁来提供附加的控制。当采用这种联锁时，必须考虑到应急情况下的逃生措施。气锁的压力可根据特定用途的不同而设置，可以是正压或负压。在HVAC系统的操作和控制过程中，必须考虑到一些过程，如除尘、真空和工艺系统等，会引起气流的变化，进而影响到房间的压力。

（4）换气次数　中国GMP法规未对换气次数有明确规定，换气次数应通过计算确定。美国和欧洲对于固体制剂设施尚没有一个最小的换气次数的要求。WHO的技术报告集937则建议换气次数在6～20次/h之间。

3. 监测和控制

关键参数必须监测，无论是通过HVAC控制系统、工艺控制系统或人工方式。如采用人工方式进行监测，那么监测频率必须保证核心区的参数是控制在可接受的操作范围内，如有偏离，那么偏离的周期不会对产品和物料造成影响。当一些关键点的参数超过操作限度时，监测系统必须能够加以指示。GMP关键房间的参数必须有仪表加以监测和报警。与HVAC控制系统分开，采用移动式或其他形式的仪表来进行监测、记录或报警。当监测参数开始漂移出控制范围时，应该报警指示。同样对风机、盘管或控制元件等设备的性能监测也是需要的。

房间关键参数控制的监控仪表的精度范围也会影响到设计余量，必须特别注意传感器和监测器与区域的操作误差水平相适应。控制器和传感器应设有检查孔，能进行日常的维修和校验。同时，监控仪表也必须纳入确认、日常验证和变更控制的程序。

（二）针剂生产空调系统

对于拟建造的设施来说，了解掌握所生产的产品及其工艺特性是非常重要的。用于无菌药品生产的空调系统成本很高，占了整个设施成本的大部分。空调系统建设成本的变化范围非常大，取决于设计过程中所作的一些决策的影响。因此，必须考虑到"GMP关键参数"与设计经济性之间的关系。设计师必须保证设计符合一系列相关的规范标准，包括建筑、安全、卫生、环境等，同时还必须满足将来工艺变化的可能。

1. 针剂生产环境要求

污染可能来自设施内部和外部的微粒、微生物、热原等。无菌生产中的内部污染源主要来自：HVAC系统，工艺过程及其操作，操作人员（通常情况下这是最大的污染源），设备或器具带入，原料带入，邻近的低受控区域。假如提供的设计是合适的，那么HVAC系统将可减少微粒的污染。但这并不表示无菌区的微生物污染物可以消除。

工艺过程的污染主要来自无菌区域内设备的操作运行。例如，分装操作可能产生大量的微粒。在这种情况下，重要的是了解这种操作过程，识别可能产生的问题，并且隔离这种操作过程。这可能意味着区域的分隔、仔细设计的空气流向、压差的建立，或采用屏障隔离系统来最大程度降低对产品的风险。

来自操作人员的污染代表了最大的风险,也是最难控制的污染之一。更重要的是操作人员所产生的微粒大多是微生物,因此人员的监控程序必须与无菌工艺的评估一起作为一个整体来考虑。

2. 无菌针剂生产区设计和 HVAC 系统

当产品可以最终灭菌时,工艺标准可以适当放宽。但无菌灌装产品的质量不能完全依赖于对成品的无菌度测试,因此严格的工艺过程和环境条件控制仍然是必须的。

设计的第一步就是确定核心区,在该核心区内,产品容器和包装或产品所接触的表面有可能暴露并受到潜在的污染。以非最终灭菌粉针剂的生产为例,其工艺流程为:无菌原料消毒进入储料室,进入分装间,然后加塞、轧盖、包装;瓶塞进入缓冲室、洗塞、灭菌,进入存盖塞室,然后包装;西林瓶脱外包进入理瓶机、洗瓶机,进入烘箱消毒后进入分装室。针剂的核心点主要有:灌装点;灭菌后的小瓶/盖子进入无菌操作的区域;产品容器在无菌操作区内打开的区域;任何与产品容器相连接的区域;灭菌后的容器和包装以及设备接触表面在无菌操作区内的停留区域;采用热力灭菌的容器/包装和设备接触表面经过灭菌后在无菌操作区内的冷却无菌;过滤器的连接、打开和组装容器或包装和设备接触表面清洗后等待灭菌以进入无菌操作区(该阶段必须确定时间限制);灭菌后设备的组装等。

设计的第二步是考虑压差。为了防止"脏"空气污染"干净"空气,重要的方法是使高级别区域的空气流向低级别区域,形成不同区域的级别梯度。生产区相同级别房间之间同样也必须设定气流方向。遵循由核心区向外递减原理,这将减少对产品的任何潜在污染。实际上气流流向是通过压差梯度来建立的,当通过压差来建立梯度时,必须考虑下列因素:

① GMP 中规定的最低值。
② 现场能够测量得到的压差。
③ 当气锁门打开时可接受的压差变化。
④ 混合压力。
⑤ 打开或关闭门的能力。
⑥ 来自洁净区的漏风量(沿着门四周的渗漏)。
⑦ 跨越不同区域的设备对压差的影响。
⑧ 门打开或关闭的可能延续时间(即压差短暂损失)。
⑨ 对压差失效报警的响应程序。

设计的第三步是考虑产品的活性与对员工的保护。无菌生产技术的基本原理就是避免产品受到污染。但当产品具有极低的允许暴露限度时,操作人员对产品的污染和产品对操作人员的污染之间就产生了矛盾,同时对 HVAC 系统设计产生极大的影响。这一矛盾没有简单的答案,不同的产品和不同的工艺有不同的解决方案。克服这一难题的可行的方案之一是采用屏障隔离技术。

此外,HVAC 系统设计人员还必须对无菌产品的特性、工艺过程和设备运行有充分的认识,并在 HVAC 系统设计中采取相应的措施,以保持无菌生产环境始终满足产品和工艺的要求。从生产产品和工艺角度出发,HVAC 系统设计要点如下:

① HVAC 系统设计师需对无菌产品的特点有所了解,这是 HVAC 系统设计的基础。如,产品最终灭菌的能力,处理的限度(例如温度、湿度),职业允许暴露限度,产品类型——液体、干粉或固体混合物,以及其他理化参数。

② HVAC 设计师同样需了解对环境级别和保护系统将产生影响的工艺和生产的信息,

这也是 HVAC 系统设计的基础。

a. 产品流向，包括：产品在哪一点将变成"无菌"；产品如何进入无菌生产区域；产品在哪一点将暴露在环境中；产品如何被装入其最后包装中；产品在最后密闭前，是否已经转运入它的最后包装中；产品在最后密闭前是如何保护的；产品在哪一点已经被认为是密封在其最后包装中的；产品是如何离开无菌生产区的。

b. 容器/包装流向，包括：容器/包装需要怎样的清洗；容器/包装需要怎样的灭菌过程；容器/包装如何进入无菌生产区；容器/包装进入无菌生产区前是否需要冷却；容器/包装是如何放置在灌装机上的；放置无菌胶塞桶的地方是如何保护的；容器/包装在灌装和密闭后是如何处理的。

c. 操作人员的干预。操作人员在工艺过程的哪一步开始干预产品；操作人员在工艺过程的哪一步开始干预与产品直接接触的容器或包装，这种干预的延续、频率和类型是怎样的；无菌生产区内的容器或包装和产品是如何运输和处理的；准备区内需要多少操作人员；无菌生产区需要多少操作人员；在普通操作情况下，无菌区域的操作人员是如何站立的。

d. 工艺设备。容器或包装在灭菌之前是如何清洗的；采用何种灭菌设备将容器或包装运进无菌区；灭菌后产品最终容器是否堆积；设备部件是否会产生较大的微粒量；含有暴露的灭菌组件或产品的设备零件是否需要操作人员的例行干预；设备是如何从无菌区内及无菌区外进行维护的。

e. 其他。是否有其他需要进入无菌生产区的物品；其他物品如何进入无菌区；是否有任何需在无菌区内存放的与产品接触的物品（如设备零件、过滤器等）；无菌区的清洁/消毒程序是什么；设施的操作时间；门是否具有连锁或报警系统以维持可能的空气压力平衡。

一旦产品得到确定，工艺知识也具备了，包括产品接触成分、在设施内的实际操作过程等，所有信息都齐全，核心区及其潜在污染风险得到确认，则环境条件也就落实了。一旦环境的"GMP 关键参数"得到确认，许可标准得到建立，则就可开始着手设计以应对这些要求。

非最终灭菌粉针剂的核心区（无菌设施）环境级别划分要求举例见图 4-2。

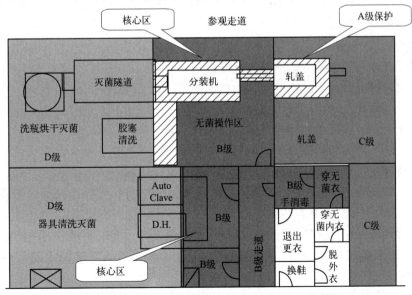

图 4-2 核心区（无菌设施）环境级别划分要求示例
Auto Clave—高压蒸汽灭菌柜；D. H.—直热式灭菌柜

设计师在确定"静态"条件下的设计参数时，应同时考虑抵消"动态"条件下房间内增加的粒子值。当生产停止并且人员离开生产区域时，洁净区将开始恢复自净，房间将从"动态"变到"静态"，理论上房间将恢复到送风洁净状态。由于衣服上可能残留有较脏的污染物，更换衣服的速度过快将造成自净时间呈指数型状态，由此将延长达到终点的时间。

3. 针剂生产 HVAC 系统关键参数的设计

针剂生产 HVAC 系统关键参数主要有：产品特性参数，环境条件，核心区域内可接受的单向流型及其速度；无菌室内保护核心操作区的气流组织、温度、湿度；设置合理的压差抵御来自较低级别区的污染；洁净区的空气换气次数等。具体要求在本节"一、暖通空调系统（HVAC）"中已有详细说明。

4. 监控与控制

无菌生产需要高度可靠的设计、周全的考虑、符合要求的监控和记录程序，来最大程度地降低潜在风险。

（1）空气系统的监控　产品的无菌度不可能通过在线进行评估。无菌产品所需要的无菌保证度水平，表明了通过对成品的随机取样来发现任何无菌工艺的失效是不可能的。

粒子计数、动态空气取样、沉降皿和接触皿等这些技术手段可以提供有用的数据。但即使采集到这些有用的数据，最终产品的无菌度依然不能被认为是保险的。因此特别是不可最终灭菌的产品，无菌操作必须通过在严格受控环境下的所有核心步骤验证程序来减少对产品的潜在污染。

无菌区内的压差在每班操作过程中应定期地测量、指示、报警和记录。同时还可适当地选取一些关键的压差测量值作为整个 HVAC 系统"健康"状况的代表值。这些参数必须连续记录。在操作过程中如果这些指示值与正常的"合格值"相比变动很大，那么就必须对系统进行调查了。尤为重要的是无菌区内的操作人员必须明白任何变化（瞬时的或长期的）的含义，以及这些变化对无菌操作区域所产生的影响。

在最初工艺和设备的确认过程中，下列典型而周期性的监控可能会重复多次进行测试：

① 记录房间气流形态。
② 核对单向流形态。
③ 核对工作面和过滤器侧的单向流速度。
④ 确认自净时间。
⑤ 确认换气次数。
⑥ 末端 HEPA 过滤器的完整性测试（1 年 2 次）。
⑦ 操作人员、产品的暴露水平。
⑧ 门保持开启状态多久才不引起报警。

（2）HVAC 控制　HVAC 系统可作为对环境条件控制的支持系统通过数据监控和记录，将"关键参数"提供给生产人员，从而确认系统是否符合要求。

HVAC 的自动控制系统将主要用来控制温度和湿度等变量。同时在一些较复杂的系统中，还可对下列变量进行主动控制：房间压差、送风和排风（或回风）的定风量控制、过滤器阻力（压降）条件监控、动态的房间压力控制。

在设计中，还要考虑到当自控系统失效时，会对 HVAC 系统产生什么影响，例如要考虑当风量失去，或动态压力控制失效时产生的影响。

第三节 设备管理

当前中国制药企业发展迅猛,已摆脱单机加手工业小规模生产,进入自动化设备大规模生产,产品的质量、数量、成本都依赖于设备的运行状态,建立有效、规范的设备管理体系,确保所有生产相关设备自计划、设计、使用直至报废的生命周期全过程均处于有效控制之中,最大程度降低设备对药品生产过程发生的污染、交叉污染、混淆和差错,并需持续保持设备的此种状态,是当前制药企业管理设备始终追求的目标。

药品质量的最终形成是通过生产完成的,所以,药品生产的质量保证就需要获得设备系统的支持。需要根据药品生产不同产品剂型的要求和规模,选择和使用合理的生产设备,配备必要的工艺控制及设备的清洗、消毒、灭菌等功能,满足其生产工艺控制需要,降低污染和交叉污染的发生,并保证药品生产的质量、成本和生产效率的管理需要。设备的清洁是防止污染与交叉污染的一个重要手段,应强调清洁方法的有效性和可重现性。建立完善的设备管理系统保证设备的选型,通过完整的验证流程保证设备的性能满足预期要求,在使用中通过必要的校准、清洁和维护手段,保证设备的有效运行,并通过生产过程控制、预防维修、校验、再验证等方式保持持续验证状态。建立设备档案,设置注册登记台账,包括所有过程与环节所产生的原始资料,如技术资料、图纸、记录、验证报告、事故分析、变动记载等。

一、设备的设计、选型与安装

设计、选型与安装是药品生产设备 GMP 建设的起始环节,是符合生产要求、符合GMP 提出的主要原则的前提与基础,是药品生产设备的制造企业和药品生产企业经营决策活动的重要内容之一。GMP 对制药设备的要求主要包括:满足工艺生产技术要求;使用时不污染药物和环境;有利于清洗、消毒或灭菌;能适应设备验证需要。建立设备维修、保养、清洗、校验、验证等管理制度,配备专职或兼职管理人员,确保设备始终如一地符合GMP 要求。

GMP(2010 年版)对设备的设计、选型与安装的规定如下:

第七十一条 设备的设计、选型、安装、改造和维护必须符合预定用途,应当尽可能降低产生污染、交叉污染、混淆和差错的风险,便于操作、清洁、维护,以及必要时进行的消毒或灭菌。

第七十二条 应当建立设备使用、清洁、维护和维修的操作规程,并保存相应的操作记录。

第七十三条 应当建立并保存设备采购、安装、确认的文件和记录。

第七十四条 生产设备不得对药品质量产生任何不利影响。与药品直接接触的生产设备表面应当平整、光洁、易清洗或消毒、耐腐蚀,不得与药品发生化学反应、吸附药品或向药品中释放物质。

第七十五条 应当配备有适当量程和精度的衡器、量具、仪器和仪表。

第七十六条 应当选择适当的清洗、清洁设备,并防止这类设备成为污染源。

第七十七条 设备所用的润滑剂、冷却剂等不得对药品或容器造成污染,应当尽可能使用食用级或级别相当的润滑剂。

第七十八条 生产用模具的采购、验收、保管、维护、发放及报废应当制定相应操作规程,设专人专柜保管,并有相应记录。

（一）药品生产设备的设计

1. 适用性

药品生产设备的制造者在设计时应充分考虑到所设计的设备在特定的药品生产过程中的特点与要求，能够从制备的角度出发，对所生产的药品提供对质量均一性和最佳纯度的保证。如，设备的均质能力、加工全过程的精度稳定、工艺参数的灵敏反应、控制与调节的准确实现等。

2. 洁净性

设计药品生产设备时能够从自身清洁和对环境清洁的角度去考虑如何方便、有效地进行，减少和不产生对药品生产环境的污染（交叉污染）。如，与药品和物料接触的部位能够安全、有效地拆卸和清洗；尽量减少或消除加工时对药品（物料）的暴露，增加密闭性；尽量减少加工环节的流转环节增加联动作用；尽量提高设备暴露部分的光洁度，尤其是要提高和保证与药品（物料）直接接触部位的光洁度与完整性；如何提高设备自身的清洁功能；考虑如何减少不易清洁的部分；尽量增加设备的可移动性等。

3. 方便性

药品生产设备的设计要能够从自身的角度去考虑如何让使用者方便、安全地进行操作、维修与保养。如，操作简便、安全又容易识别；保养快捷又不产生污染，润滑部位与设备和药品（物料）所接触的部分隔离，润滑剂尽量选用无毒的，尽可能采用食用级或与其级别相当的润滑剂的管理要求；维修便利又安全，问题或状态易于识别，便于检查和判断，具有防止维修差错的设施等。

4. 抗污染性

药品生产设备的设计要能够从制作材料的选择上去考虑如何预防材料自身对药品（物料）可能造成的污染。如，不得与所加工的药品（物料）发生反应；不得释放出可能影响药品生产质量的物质，尤其是与药品（物料）直接接触部位的材料和执行与控制工艺条件部位的材料更应严格掌握，经过验证；要从使用寿命、机械加工性能、物理化学的稳定性、价格等多方面去综合考虑材料的选择等。

（二）药品生产设备的选型

对于新设备购买，由相应职能部门根据公司生产、研发、生产效率、设备更新、新产品新技术引进等方面的需求发起项目。项目立项需纳入变更控制程序，由公司管理层批准立项。

还应制订项目管理计划：对法规符合性、质量风险、设备关键等级、安全环境风险、验证计划、实施计划、投资计划、项目期望达到的目标进行规划并得到批准。应由熟悉产品工艺的人员和设备使用人员起草一份综合了各方（生产部门、质量部门、维修部门、新产品研发部门等）意见的用户需求文件。用户需求文件是设备选型和设计的基本依据，因此需要对生产能力、生产工艺、操作需求、清洁需求、可靠性需求、防污染需求、防差错需求、法规要求等作出详细描述。

设备项目负责人员依据用户需求文件进行设备设施的调研、选型，并转化为符合相关设备技术规范语言的技术要求，其中对关键技术指标作详细而明确的描述，用于设备设计、制造、安装、调试、验收的合同技术文件。上述技术文件经质量保证部、生产部等部门确认批准后，由购买部门与供应商进行商务协商，明确双方义务、价格、法律责任、售后服务、包装运输等条款，方可签署购买合同，在购买协议中还应明确新设备质量保证期限。

对药品生产企业来说，选型主要从以下两点考虑。

① 应考虑前面设计所提到的四个方面的内容，尤其对主要的、关键的生产设备要进行调查。

② 设备的选型应结合本企业的产品、剂型、工艺要求与特点、生产方式与规模、可能的变化与发展、适应性与灵活性等多方面去综合考虑，并进行可行的经济分析。

（三）药品生产设备的安装

设备在到货后，项目负责人需要会同其他相关人员对设备的外观包装、规格型号、制造商、零部件、附属仪表仪器、随机备件、工具、说明书及其他相关资料逐一进行检查核对，并将检查记录作为设备安装资料的一部分进行存档。

设备的安装施工和调试过程应符合设计要求，符合相关行业标准规范，并有施工记录，公司需组织专业人员对施工全过程进行检查验收，该检查验收事先起草一份检查验收文件（试运行）经审核批准后执行。

设备启用前需建立日后运行和维护所需的基本信息，包括建立：设备技术参数、设备财务信息、售后服务信息、仪表校验计划、预防维修计划、设备技术资料存档、设备备件计划、设备标准操作程序、清洗清洁操作程序、设备运行日志等。推荐采用计算机操作，维修人员应得到相应培训。

药品生产设备的安装也应符合生产要求，易于清洗、消毒和灭菌，便于生产操作和维修保养，并以能预防、减少污染（交叉污染）和差错作为基本要求。

① 设备的安装布局要与生产工艺流程、生产区域的洁净级别相适应，做到整齐、流畅、效率。

② 同一台设备的安装如穿越不同的洁净区域，区域之间则应保证良好的密封性，并根据穿越部位的功能与运转方式进行保护、隔离、分段分级单独处理。

③ 与设备连接的管道要做到排列整齐、牢固，标识正确、鲜明，并指明内容物和流向，预防差错。

④ 需要包装的设备或管道，表面应光滑平整，不得有物质脱落的现象出现。

⑤ 设备的安装要考虑到清洁、消毒、灭菌的可操作性与效果，如合适的位置、相应的配套设施等。

⑥ 设备的安装应考虑操作人员的保护与方便，保持控制部分与设备的适当距离，有利于工艺执行和生产过程的调节与控制，预防差错。

⑦ 设备的安装应考虑维修和保养的方式与位置。设备之间、设备与墙面之间、设备与地面之间、设备与顶面之间都要保持适当的距离。

⑧ 设备的安装还应考虑相关的安全、环保、消防等方面的法律法规与专业要求，并予遵守。

二、设备的使用和清洁

1. GMP（2010 年版）对设备的使用和清洁的规定内容如下。

第八十二条 主要生产和检验设备都应当有明确的操作规程。

第八十三条 生产设备应当在确认的参数范围内使用。

第八十四条 应当按照详细规定的操作规程清洁生产设备。

第八十五条 已清洁的生产设备应当在清洁、干燥的条件下存放。

第八十六条 用于药品生产或检验的设备和仪器,应当有使用日志,记录内容包括使用、清洁、维护和维修情况以及日期、时间、所生产及检验的药品名称、规格和批号等。

第八十七条 生产设备应当有明显的状态标识,标明设备编号和内容物(如名称、规格、批号);没有内容物的应当标明清洁状态。

第八十八条 不合格的设备如有可能应当搬出生产和质量控制区,未搬出前,应当有醒目的状态标识。

第八十九条 主要固定管道应当标明内容物名称和流向。

2. 设备的使用

药品生产设备的设计、选型、安装所必须遵守的规范都是为了更好地使用设备,同时,又要在使用中去维护并遵守新的规范,对这些规范的实施活动进行记载、分析与评价,不断提高活动的质量。

药品生产企业必须建立每类(台)设备的操作规程和安全守则,做到有人负责,按规定进行操作。建立设备的运行记录和状态标志。主要设备应当在验证后并证明其性能与精度安全可靠,符合要求时方可投入使用。在投入使用前,还需对员工进行正确使用设备的知识和技能的培训,熟悉设备的结构、性能、安全知识、清洁要求、保养方法等,结合生产工艺,掌握操作要点。使用完后,应做好交接班记录。

3. 设备的清洁

设备的清洁是一项经常性的工作,在更换生产品种时,在更换产品批号时,在安装、维修、消毒或灭菌后都要进行。它不仅是预防、减少与消除污染(交叉污染)的重要举措,也利于设备使用效率的提高与寿命的延长。它也是设备保养的内容之一。

① 制定相应的设备清洁规程。制定的主要依据是:设备的类型与结构、用途、所加工产品(物料)的理化性能、生产工艺要求、使用地点的洁净级别与要求清洁的内容与方式。

② 设备清洁的内容一般为清洁、消毒、灭菌、干燥等。它的方式通常可分为就地清洁、移动清洁和混合清洁。移动清洁又可分为整机移动清洁和拆卸式移动清洁。要尽可能多地采用移动清洁的方式,进入专用的清洁区去进行清洁、消毒、灭菌。

③ 清洁规程要明确规定清洁方法、清洁周期、清洁后的检查与验证方法、清洁记录与保存的要求、无菌设备的灭菌要求与灭菌后使用的间隔天数、设备清洁的负责人与实施人等。

④ 清洁设备、容器、工具、区域应有明确要求,从它的材料、使用到它自身的清洁、干燥、存放等。

设备使用人员应严格按事先制定的《标准操作程序》操作设备,并按要求进行日常保养。对设备的清洁、清洗需按《清洗、清洁标准操作程序》进行,《清洗、清洁标准操作程序》需根据验证确认的参数起草。生产设备清洁的操作规程应当规定具体且完整的清洁方法、清洁用设备或工具、清洁剂的名称和配制方法、去除前一批次标识的方法、保护已清洁设备在使用前免受污染的方法、已清洁设备最长的保存时限、使用前检查设备清洁状况的方法,使操作者能以可重现的、有效的方式对各类设备进行清洁。

如需拆装设备,还应当规定设备拆装的顺序和方法;如需对设备消毒或灭菌,还应当规定消毒或灭菌的具体方法、消毒剂的名称和配制方法。必要时,还应当规定设备生产结束至清洁前所允许的最长间隔时限。

三、设备的维护与保养

GMP（2010 年版）对设备的维护与保养的规定如下。

第七十九条 设备的维护和维修不得影响产品质量。

第八十条 应当制订设备的预防性维护计划和操作规程，设备的维护和维修应当有相应的记录。

第八十一条 经改造或重大维修的设备应当进行再确认，符合要求后方可用于生产。

药品生产设备在使用过程中会逐渐磨损，产生材料性能与强度的变化，加工精度与功能也会受到影响，甚至产生故障。这种结果不但会导致生产能力下降，成本增加，安全性降低，也会造成药品质量的下降。所以，需要科学地、经常性地、有重点地对设备进行定期的保养与维修。它通常包括日常维护、定期检查、严格清洁、适时换油、精度校验、科学修理与更换零部件等内容。

设备应有日常保养计划和实施的工作卡，由设备操作人员负责执行，它主要包括：检查、清洁、调整、润滑等工作。设备的日常维修由维修工程师负责，其主要维修策略可选择以预防维修（PM）为主，纠正性维修（design out maintenance，简称 DOM）、故障维修（operate to failure，简称 OTF）等为辅的维修策略。在所有的维修类型中预防维修应有最高优先权。关键设备预防维修的执行应受质量管理体系的监督。

① 药品生产企业必须制订每类（台）设备的维修与保养规程、保养计划，定期对设备进行检查、保养、校正、更换、维修和评价，成为其运行安全性与可靠性的保障。

② 设备的维修与保养应明确责任人与实施人、内容与方法、要求与标准、时间与地点、记录与保存等。

③ 在设备保养与维修的过程中，应有可供识别的状态标志。

④ 设备的维修与保养不应对药品（物料）、正常设备、相应的净化环境带来污染（交叉污染）。

四、仪器仪表的校正

GMP（2010 年版）对仪器仪表的校准的规定如下。

第九十条 应当按照操作规程和校准计划定期对生产和检验用衡器、量具、仪表、记录和控制设备以及仪器进行校准和检查，并保存相关记录。校准的量程范围应当涵盖实际生产和检验的使用范围。

第九十一条 应当确保生产和检验使用的关键衡器、量具、仪表、记录和控制设备以及仪器经过校准，所得出的数据准确、可靠。

第九十二条 应当使用计量标准器具进行校准，且所用计量标准器具应当符合国家有关规定。校准记录应当标明所用计量标准器具的名称、编号、校准有效期和计量合格证明编号，确保记录的可追溯性。

第九十三条 衡器、量具、仪表、用于记录和控制的设备以及仪器应当有明显的标识，标明其校准有效期。

第九十四条 不得使用未经校准、超过校准有效期、失准的衡器、量具、仪表以及用于记录和控制的设备、仪器。

第九十五条 在生产、包装、仓储过程中使用自动或电子设备的，应当按照操作规程定期进行校准和检查，确保其操作功能正常。校准和检查应当有相应的记录。

中国 GMP 规范中要求企业内生产和检验相关的仪器仪表必须经过校准。必须按照相应的校准操作程序（SOP）规定的方法开展校准工作，所制定的允许误差必须满足使用要求。计量标准器具必须具备可追溯性，能够溯源到国际认可的标准量值或测量基准。

计量与药品的生产、药品的质量有着直接的关系。药品质量是企业的生命，而做好计量工作是保证产品质量的重要手段。没有计量工作的高质量，就没有产品的好质量。制药生产中对衡器、压力、温度、流量等操作条件要求很高，一个参数或一个仪表出现偏差，就可能导致一批产品不合格。而保障各参数计量显示仪表的准确无误、正常运转，是企业计量工作的重要内容。计量是确保计算单位制的统一和量值准确的测量，计量管理包括计量单位管理、量值管理传递、计量器具管理和计量机构管理，是协调计量技术、计量经济、计量法制三者之间关系的总称。计量管理是药品质量管理的基础。一方面，在药品生产的每个环节中，都离不开质量检验；另一方面，药品生产工艺的可靠性与准确执行需要通过计算方能完成，只有生产工艺的可靠与准确执行才能保证药品的质量，才能产生合格的检验结果。

计量在药品生产企业主要有以下几个具体体现：

① 药品生产过程中工艺参数的控制。如，温度、压力、流量、pH 值、重量、装量、含量等，通过控制这些参数，就能保证药品生产正常进行和药品质量。

② 对企业安全保证和环境的监控。

③ 对水源、电力、蒸汽等能源消耗定额的计量管理。

④ 评价药品质量。对采购进厂的原辅料、包装材料、容器、半成品（中间体）、成品等计量手段严格把关，确定是否符合技术要求和质量标准。

1. 校准、检定与校验定义

（1）检定（verification） 查明和确认计量器具是否符合法定要求的程序，它包括检查、加标记和（或）出具检定证书。

（2）校准（calibration） 是指"在规定条件下，为确定测量仪器或测量系统所指示的量值，或实物量具或参考物质所代表的量值，与对应的由标准所复现的量值之间关系的一组操作"。校准结果既可给出被测量的示值，又可确定示值的修正值。校准也可确定其他计量特性，如影响量的作用。校准结果可以记录在校准证书或校准报告中。

（3）校验（check） 是指"在某些特殊情况下，没有相关检定规程或校准规范时，按照组织自行编制的方法实施量值传递溯源的一种方法"。主要用于专用计量器具，或准确度相对较低的计量器具及试验的硬件或软件。校验与检定和校准均有一定联系又有明显区别，它不具有法制性。与校准相同，在技术操作内容上与检定有共性，一般可进行校准，也可以对其他有关性能进行规定的检验，并最终给出合格性的结论。

2. 技术要求

① 每个受控仪表都有一个对应的校准数据记录。

② 所有仪表都应该有唯一的仪表标签编号，生产、工艺、安全环境关键仪表都有对应的铭牌。

③ 校准方法应该在 SOP 中被明确定义。

④ 所有仪表都有校准间隔和工艺所允许的可接受偏差。

⑤ 有比较简单的方法能够确定仪表状态的好坏。

⑥ 校准记录应该有保存地点和保存时限。

⑦ 应按照预定的计划进行校验并记录，保证仪表在校验有效期内。

3. 校准范围和偏差及变更控制

（1）校准范围　当定义校验的范围和偏差时，应该考虑仪表的测量范围、仪表精度、工艺需求等。正常情况下，仪表要求校验到满量程时应该能够达到供应商所提供的精度要求。如果仪表用来测量或控制一个更小的工艺操作范围，则应该缩短校准范围。允许偏差依据设备所属部门的工艺要求、制造厂商提供的技术指标和测量设备的验证结果进行制定。

（2）偏差与变更控制管理

① 根据现场操作程序，当出现仪表损坏、校验结果超出允许误差、显示功能不正常时，可执行偏差流程。

② 当需要改变仪表的控制参数、分类等级、允许偏差、校准执行日时，必须执行变更控制流程。

4. 校准间隔

大多数情况下，和生产相关的关键仪表的校准间隔应该不少于6个月一次，直到有充分的数据证明仪表的可靠性。关键评估小组可以基于历史数据做出决定，减少或增加校准的频率。

相类似的仪表可能需要不同的校准间隔，这是根据不同的应用场合、期望的准确度、精度和使用的频次所决定的。校准间隔制定依据以下信息：设备制造厂商提供建议；仪表的使用场合和使用频次；相关标准或法规（《中国药典》《欧盟药典》或《美国药典》）的相关标准）；历史校准信息；校准失效的结果。

5. 第三方校准

第三方机构在对制药企业的过程仪表和测试设备开展校准工作时，应该具备一定的校准技术能力，并依据GMP规范的要求开展企业内的计量校准服务。

在现场校准时可以选择使用企业的SOP或第三方的校准程序。在这两种情况下，第三方的校准程序必须符合制药企业在文档、程序和培训管理等方面的最低要求。原始数据可以由第三方保留或提供给制药企业，以备故障排查、事件调查和审计活动等。当第三方使用自己的测试设备进行校准时，必须能够校准溯源到国家标准。第三方的校验行为应该定期被审核。

6. 入库检查和仪表购买

新购置的仪表入库前由校验人员和专业技术人员按SOP要求或产品说明书作技术检查。检查结果符合要求后贴验收合格标记送还库房，等待领用。初检不符合要求的仪表，一律由采购部门退还供应商。新购买的仪表必须符合生产工艺、质量控制、环境健康安全（EHS）的控制要求。仪表选型时应该考虑适度的准确度和测量范围、良好的稳定性能和理想的溯源方式、符合法定要求的计量单位、完善的售后服务和零配件供应渠道以及合理的价位。

仪表应贮存在通风、干燥、防震的区域，高精度电子仪表和用来校准的标准试剂应保存在恒温环境中。

7. 校准文件

（1）校验台账　校验台账概述了每台测量设备和仪表的特性，应结合生产计划安排或预防维修计划（PM）等信息来制订具体执行日期。在台账中应包含以下内容：仪表的唯一标签编号；仪表的型号和出厂编号；仪表的关键性分类；仪表的测量范围、校准范围和精度；校准间隔、校准目标日；所用的校准方法或检定规程。

（2）校准计划执行流程　校验管理人员于当年年底完成次年的校准计划编制工作，经相关部门审核并批准，并于当月底将次月的校准任务下达给校验执行人员。执行人员根据生产计划的安排或停机计划，合理地安排校准工作。月度计划执行完毕后，应完成月度校验报告，再根据年度报告更新次年的校准计划。

（3）校准操作程序　通常情况下，由校验管理人员负责组织相关人员按生产工艺的控制要求，并参考有关仪表资料后起草制定，经相关部门审核批准后执行。在 SOP 中应包含以下内容：程序号、批准和执行日期；被校准仪表的名称、型号；测量标准器的名称、型号；详细、合适的校准操作步骤（校准方法）；程序变更记载。

（4）校验记录表

① 数据记录。如果仪表需要调整，则应该记录调整前和调整之后的校准数据。任何关键仪表参数的调整都必须及时更新校验台账、校准操作程序和校验记录表。记录表中包含如下内容：校验记录表的编号、修订日期、版本号；被校准仪表的名称、校验标签编号、型号和编号；测量标准器的名称、型号、编号；执行和复核人签名、执行和复核时间；校准设定值、校验的调整限度、校准的可接受允差；结果判定。

② 校准结果的判定。结果合格：如校准结果符合预期要求，贴合格标识，可继续使用。结果不合格：如校准结果超差，贴禁用标识，并尽可能将其撤离现场，同时报告质量保证部门执行不符合事件管理流程。

③ 维修后再使用。不合格的仪表经过维修或调整之后，在重新使用之前，应该经过再次校准，校准结果符合要求，方可继续使用。

（5）文档管理　校验文件管理包括相关的法规文件、计量检定证书、SOP 程序、校准记录表、校验台账、年度回顾报告和相关的设备资料。计量检定证书和相关的设备资料一般保存至对应设备报废后的第二年。校验主计划、SOP 和校准记录表一般保存至药品失效后的第二年。以上相关文档应该保管在公司文档中心。

校验管理人员在每年年底应对当年仪表的使用情况做一次总结性回顾，并以报告的形式存档备查。年度报告内容中应该包含测量标准器使用情况、校准台账完成情况、校准方法的变更和关键参数变更等信息。

第四节　制药用水管理

GMP（2010 年版）对制药用水管理的规定如下：

第九十六条　制药用水应当适合其用途，并符合《中华人民共和国药典》的质量标准及相关要求。制药用水至少应当采用饮用水。

第九十七条　水处理设备及其输送系统的设计、安装、运行和维护应当确保制药用水达到设定的质量标准。水处理设备的运行不得超出其设计能力。

第九十八条　纯化水、注射用水储罐和输送管道所用材料应当无毒、耐腐蚀；储罐的通气口应当安装不脱落纤维的疏水性除菌滤器；管道的设计和安装应当避免死角、盲管。

第九十九条　纯化水、注射用水的制备、贮存和分配应当能够防止微生物的滋生。纯化水可采用循环，注射用水可采用 70℃ 以上保温循环。

第一百条　应当对制药用水及原水的水质进行定期监测，并有相应的记录。

第一百零一条　应当按照操作规程对纯化水、注射用水管道进行清洗消毒，并有相关记录。发现制药用水微生物污染达到警戒限度、纠偏限度时应当按照操作规程处理。

一、制药用水的概念

药品的制备是离不开水的，从某种意义上说，水是制造药物产品的原料或辅助材料，如，药品制剂中的液体制剂主要是以水为溶剂的，固体制剂中多个环节的配料用水，原料药生产过程对药品质量有影响的关键工序的精制与洗涤用水等。水是良好的溶剂，尤其是纯化水和注射用水，具有极强的溶解能力和极少的杂质，广泛用于制药设备和系统的清洗。

水极易滋生微生物并助其生长，微生物指标是其最重要的质量指标，水能带来污染，也能消除污染，是影响药品质量的重要因素。在水系统设计、安装、验证、运行和维护中需采取各种措施抑制微生物的生长。

制药用水通常指制药工艺过程中用到的各种质量标准的水。制药用水作为制药原料，各国药典定义了不同质量标准和使用用途的工艺用水，并要求定期检测。

在《中国药典》2020年版四部通则中，有以下几种制药用水的定义和应用范围。

饮用水：为天然水经净化处理所得的水，其质量必须符合现行中华人民共和国国家标准《生活饮用水卫生标准》。

纯化水：为饮用水经蒸馏法、离子交换法、反渗透法或其他适宜的方法制得的制药用水。不含任何附加剂，其质量应符合《中国药典》中纯化水项下的规定。

注射用水：为纯化水经蒸馏所得的水。应符合细菌内毒素试验要求。注射用水必须在防止细菌内毒素产生的设计条件下生产、贮藏及分装。其质量应符合《中国药典》中注射用水项下的规定。

灭菌注射用水：为注射用水照注射剂生产工艺制备所得。不含任何添加剂。

制药用水应用范围见表4-10。

表 4-10 制药用水应用范围

类 别	应 用 范 围
饮用水	药品包装材料粗洗用水、中药材和中药饮片的清洗、浸润、提取等用水。 《中国药典》同时说明，饮用水可作为饮片净制时的漂洗、制药用具的粗洗用水。除另有规定外，也可作为药材的提取溶剂
纯化水	非无菌药品的配料、直接接触药品的设备、器具和包装材料最后一次洗涤用水、非无菌原料药精制工艺用水、制备注射用水的水源、直接接触非最终灭菌产品的包装材料粗洗用水等。 纯化水可作为配制普通药物制剂用的溶剂或试验用水；可作为中药注射剂、滴眼剂等灭菌制剂所用饮片的提取溶剂；口服、外用制剂配制用溶剂或稀释剂；非灭菌制剂用器具的精洗用水。也用作非灭菌制剂所用饮片的提取溶剂。纯化水不得用于注射剂的配制与稀释
注射用水	直接接触无菌药品的包装材料的最后一次精洗用水、无菌原料药精制工艺用水、直接接触无菌原料药的包装材料的最后洗涤用水、无菌制剂的配料用水等。 注射用水可作为配制注射剂、滴眼剂等的溶剂或稀释剂及容器的精洗
灭菌注射用水	注射用无菌粉末的溶剂或注射剂的稀释剂。其质量应符合《中国药典》灭菌注射用水项下的规定

二、制药用水的质量管理

（一）制药用水的制备

1. 纯化水

纯化水是以原水（饮用水）为原料，经蒸馏、反渗透、离子交换等方法制备，可作为配制普通药物制剂的溶剂或实验用水。纯化水应符合《中国药典》2020年版的标准，指标包括酸碱度、硝酸盐、亚硝酸盐、氨、电导率、总有机碳、易氧化物、不挥发物、重金属、微生物限度等。纯化水制备工艺流程示例见图4-3。

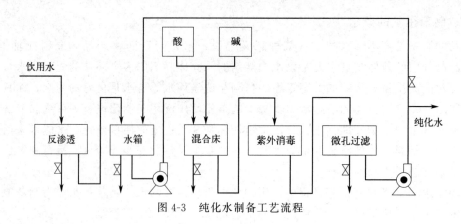

图 4-3 纯化水制备工艺流程

2. 注射用水

注射用水是以纯化水作为原水,经特殊设计的蒸馏器蒸馏,冷凝冷却后经膜过滤制备而得的水。

注射用水对热原物质及微生物的要求更严格,注射用水生产、储藏必须防止细菌内毒素产生。注射用水的水质应逐批检测,保证符合《中国药典》2020年版的标准。微生物限度应设立警戒限度和纠偏限度。其制备流程见图4-4。

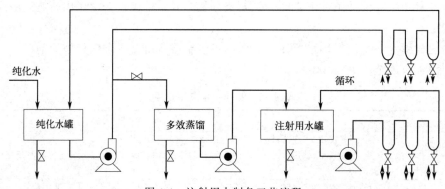

图 4-4 注射用水制备工艺流程

(二) 制药用水贮存与分配的管理

不论是纯化水还是注射用水,在制备后应尽可能立即使用,但也可能是放置后使用,使用方式有连续使用和间隔使用。同时,还存在着不同的使用点和不同的使用距离,加之纯化水与注射用水的质量特性,易受污染而变质,质量要求严格等特点,所以,在贮存与分配的环节上应从设计、材料、布局、安装、使用、管理等方面严格管理、科学要求、有效监控。

1. 贮存与分配的设施

贮存与分配的设施通常指贮缸、水泵、管道、阀门等。设施的材料应无毒、耐腐蚀、无浸出性。设施的设计、安装、连接应尽量考虑缩短距离,避免死角,排除盲管,保持密封。选择合适容量的设施,既要满足生产、考虑发展,又要尽量有利于减少贮存与停留时间,方便清洁、消毒与灭菌。设施的环境应该有利于质量的保持。

2. 贮存与分配的管理

贮存与设施的管理包含清洁与灭菌、检查与验证、记录与规程等方面。制药用水制备装置应定期清洗、消毒灭菌，经验证合格后方可投入使用。要定期检查水质和水质的中间测试，保证用水的新鲜程度与质量。对设施要定期进行清洗和灭菌，并按规定进行微生物限度的检查。贮水前、空缸后要进行清洁卫生与灭菌检查。安装竣工使用前整个系统要进行全面验证，投入使用后每隔一定周期也要进行再验证，要从水的制备、水质监护、贮存分配、维护保养等方面建立工艺与操作规程、管理制度，做好记录、定期分析与评价、资料档案等方面的基础管理工作。对水系统的操作和例行维护以及纠正性措施应有书面规定。关键的水质量属性和操作参数必须记录，有操作监控计划。还应根据系统设计和操作条件，制订必要的定期消毒处理计划。需要定期维护设备，并有记录。

对注射用水系统，应关注蒸馏水的制备、贮存，分配系统管道上使用点出水的电导率、pH、微生物、热原物质、化学成分和排污物中的溶解固体总量（电导率法）的变化、循环系统微生物的控制情况和灭菌周期等。

（三）制药用水的质量标准

在《中国药典》2020年版中，规定纯化水检查项目包括酸碱度、硝酸盐、亚硝酸盐、氨、电导率、总有机碳、易氧化物、不挥发物、重金属、微生物限度，其中总有机碳和易氧化物两项可选做一项。

在《中国药典》2020年版中，规定注射用水检查pH值、氨、硝酸盐与亚硝酸盐、电导率、总有机碳、不挥发物与重金属、细菌内毒素、微生物限度。

在《中国药典》2020年版中，规定灭菌注射用水检查pH值、氯化物、硫酸盐与钙盐、二氧化碳、易氧化物、硝酸盐与亚硝酸盐、氨、电导率、不挥发物、重金属与细菌内毒素等。

纯化水与注射用水在2020年版《中国药典》中规定的具体质量指标见表4-11。

表4-11 《中国药典》2020年版纯化水和注射用水检验项目

检验项目	纯化水	注射用水
酸碱度	应符合规定	—
pH	—	5.0~7.0
硝酸盐	不得过 0.000006%	同纯化水
亚硝酸盐	不得过 0.000002%	同纯化水
氨	不得过 0.00003%	不得过 0.00002%
电导率	应符合规定	应符合规定
总有机碳	不得过 0.50mg/L	同纯化水
易氧化物	应符合规定	—
不挥发物	不得过 1mg/100ml	同纯化水
重金属	不得过 0.00001%	同纯化水
细菌内毒素	—	不得过 0.25EU/ml
微生物限度	需氧菌总数每 1ml 不得过 100cfu	需氧菌总数每 100ml 不得过 10cfu

注：总有机碳和易氧化物两项可选做一项。

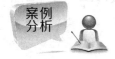

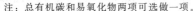

【案例分析一】　　　　　　　　**设备状态标识的使用示例**

某制药企业的液碱真空泵已拆开连接管道，处于维修中，但未挂上"维修中"的标识牌，一个车间工人误认为该真空泵是"完好"的，启动了"运行"开关，结果液碱从断开的管道中喷了出来，导致该工人脸部、手上灼伤。所以正确地使用设备状态标志是非常有必要的。

（一）设备状态标示牌的使用规定

×××药业有限公司GMP文件

题　目		设备标识管理规程		总页-分页	4-1
				文件编号	
起草人		起草日期		版　号	
审核人		审核日期		颁发部门	质量保证部
批准人		批准日期		执行日期	
分发单位					

目的：

建立设备标识管理规程，使公司设备标识管理规范化、标准化，防止发生混淆和差错。

范围：

适用于公司所有设备标识。

责任：

综合部、质量保证部、中心化验室、生产部、工程部、物控部、各生产车间。

内容：

1. 设备运行状态标识

设备运行状态标识分为运行中、维修中、待维修、停用四种，具体如下。

（1）运行中：绿色，表示设备正处于正常运行状态。

（2）维修中：黄色，表示正在修理中的设备。

（3）待维修：黄色，表示设备已损坏，但暂时还未排入维修计划。

（4）停用：红色，表示设备已被禁止使用。

2. 设备清洁状态标识，分为未清洁、待清洁、已清洁三种。

（1）未清洁：红色，表示设备尚未清洁或清洁后放置时间已超过其清洁效果保证时限，在使用前应再清洁。

（2）待清洁：黄色，表示设备尚未清洗，不能使用。

（3）已清洁：绿色，表示设备按清洁规程已进行清洁，可以使用。

3. 设备铭牌

浅橘黄色，固定于设备上，表示设备已被登记使用。

4. 标识管理

（1）各岗位操作者必须按操作程序及时、准确地给设备挂上标识，岗位负责人复核确认，其内容应符合被标识物所处的状态，标识位置要端正、醒目、易观察。

（2）公司的标识由质量保证部设计、综合部统一制作、质量保证部发放和管理，各部门根据实际需要量到质量保证部领取，填写"标识发放记录"，已损坏的标识以旧换新，废弃的标识上交质量保证部，由质量保证部统一销毁。

（二）设备标识样章

1. 运行中

正在进行生产操作的设备，应标明加工物料的品名、批号、数量、生产日期、操作人等（宋体字，塑料牌悬挂，绿底黑字，12cm×9cm）。

```
┌─────────────────────────────┐
│      ○            ○         │
├─────────────────────────────┤
│      设 备 状 态 标 识       │
├─────┬───────────────────────┤
│     │  物料品名：_____    │
│ 运  │                       │
│     │  批　号：_____      │
│ 行  │  数　量：_____      │
│     │  生产日期：_____    │
│ 中  │                       │
│     │  操 作 人：_____    │
└─────┴───────────────────────┘
```

2. 待维修

表示设备已损坏，但暂时还未排入维修计划（宋体字，塑料牌悬挂，黄底黑字，12cm×9cm）。

```
┌─────────────────────────────┐
│      ○            ○         │
├─────────────────────────────┤
│      设 备 状 态 标 识       │
├─────────────────────────────┤
│                             │
│         待 维 修             │
│                             │
└─────────────────────────────┘
```

3. 维修中

　　黄色，表示正在修理中的设备，应标明维修的起始时间、维修负责人（宋体字，塑料牌悬挂，黄底黑字，12cm×9cm）。

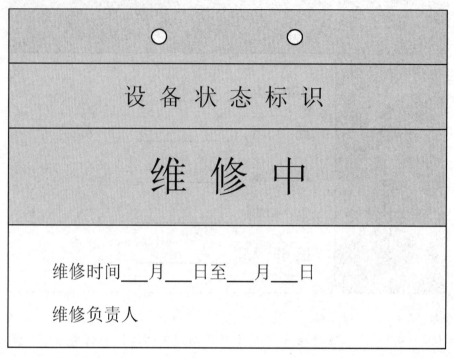

4. 停用

　　红色，表示设备已被禁止使用（宋体字，塑料牌悬挂，红底黑字，12cm×9cm）。

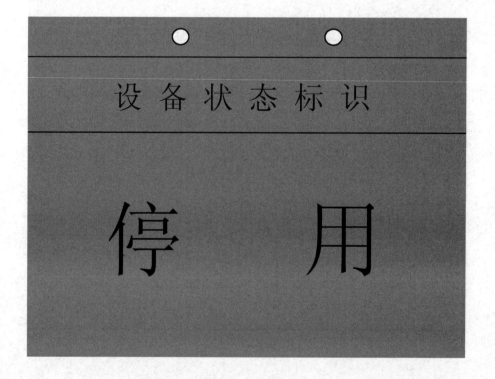

5. 待清洁

黄色，表示设备尚未清洁，不能使用（宋体字，塑料牌悬挂，黄底黑字，12cm×9cm）。

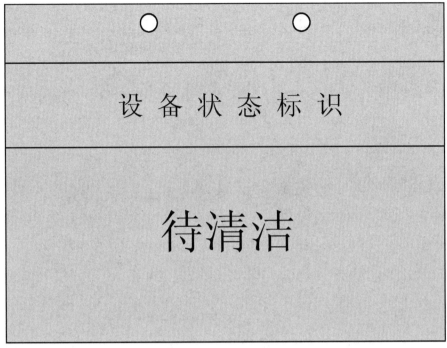

6. 已清洁

绿色，表示设备已经清洁，或清洁放置时间在其清洁效果保证时限内，可以使用（宋体字，塑料牌悬挂，绿底黑字，12cm×9cm）。

7. 未清洁

红色,表示设备尚未清洁,或清洁后放置时间已超过其清洁效果保证时限,在使用前应再清洁(宋体字,塑料牌悬挂,红底黑字,12cm×9cm)。

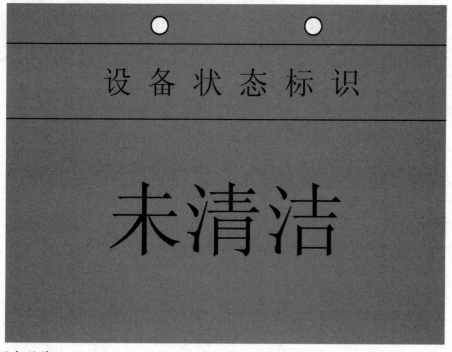

8. 设备铭牌

浅橘黄色,固定于设备上,表示进公司后设备已被登记使用(宋体字,铜牌固定,黑字,8cm×6cm)。

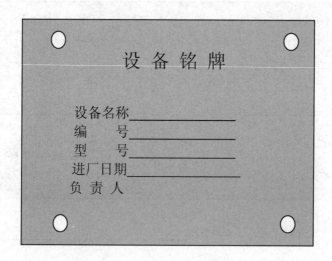

(三)有关设备设施运行、检查、维修记录表

设备设施日常运行检查记录、设备设施维护保养记录、生产场所及设备设施卫生检查记录分别见表4-12~表4-14。

表 4-12　设备设施日常运行检查记录

设备设施名称：　　　　　　　　规格型号：

年 月 部位	检查项目	1	2	3	4	5	6	7	8	9	10	11	12	13	14	15	16	17	18	19	20	21	22	23	24	25	26	27	28	29	30	31
检查人																																

日期	维修记录或故障处理	执行人	备注

附注：
1. 正常用"√"表示。
2. 不正常用"×"表示。
3. 长时间停机用"○"表示。
4. 不正常情况应作维修记录或故障处理。

表 4-13　设备设施维护保养记录

设备设施名称	编号	运行状态	保养内容	实施人	备注

保养日期

表 4-14 生产场所及设备设施卫生检查记录表

检查日期：　　　　　　　　　　　　　　　　　　　　　　　　　　　　编号：
检查人：

项目	检查结果(合格√;不合格×)			责任人	问题纠正
	班前	班中	班后		
一、更衣室、通道消毒、卫生间状况					
1. 洗手及消毒设施完好					
2. 消毒液配比浓度符合要求					
3. 地面、墙壁及门窗清洁					
4. 空气消毒及照明和冲刷设施良好					
5. 衣柜、衣架整洁完好					
二、操作人员					
1. 健康状况良好、持证上岗					
2. 无感染的伤口					
3. 接触药品的手套、工作服清洁且消毒					
4. 操作人员操作不得引起药品污染(手部消毒、不得留长指甲、涂指甲油、佩戴的首饰、发辫不外露等)					
三、药品接触面状况					
1. 设备、工器具清洁或消毒措施到位					
2. 消毒液浓度配比适当					
3. 车间地面、墙壁、房顶、门窗整洁					
4. 车间洁净度满足要求					
四、防止交叉污染					
1. 无人流、物流、上下工序交叉					
2. 原料与成品、半成品隔离存放					
3. 包装材料存放合理					
4. 辅料正确存放					
5. 生产中合理消除废物、有专用容器存放并除去					
6. 维修工具、清洁工具定点存放					
五、防虫、灭害措施					
防蝇、防鼠、防虫设施完好、有效					
六、有毒有害物质使用及管理					
1. 操作程序正确					
2. 正确存放、防护措施有效					
七、其他					
1.					
2.					
3.					

说明：企业根据各自生产规模、产品类别等实际情况，对本表内容可进行适当增删。

【案例分析二】 某省对药企有关"设备设施管理"方面的跟踪检查结果

2023年4月，某省食药监局通报了14家药品生产企业药品GMP跟踪检查有关情况，有关硬件设施方面的问题主要有以下几个方面。

(1) 厂区内生产车间周围有大面积裸露的地面。

(2) 压片操作室部分功能间未进行压差检测。

(3) 库房温湿度管理规程中规定阴凉库温度≤20℃，检查期间温度计显示21℃，记录中显示最高为24℃，未记录采取的措施。

(4) 未制订设备使用记录、设备维护操作规程和设备维护计划。

(5) 状态标识管理不到位。如设备清洁状态标识无清洁日期及有效期；工器具间存放的工具无状态标识；中药提取车间某个设备取样口无标识，电子天平没有设备标牌；制水岗位总送、总回取样口无标识。

(6) 设施、设备清场不彻底。如口服固体制剂车间粉碎过筛室内粉碎机有残留的污渍；膏剂车间炼胶机电缆箱内清洁不彻底；粉碎机粉碎机组清场不彻底，有粉尘。

(7) 仪器校准管理不规范。设备压力表未见检定证书；组合式空调机组压差表量程过大，不能精确读取压差；新仪器未校准就投入使用，校准过的电位滴定仪、自动水分测定仪有校准证书，但仪器上未加贴校准标识。

处理措施：

(1) 责成当地食药监局做好监督整改工作，并加强日常监管。

(2) 责成有关药企限期整改。

思 考 题

1. 如何正确选择厂址？
2. 厂区布局的原则是什么？
3. 药品生产的设计应把握哪些原则？
4. 如何对纯化水进行储存和维护？
5. 如何维护洁净区？
6. 如何进行设备清洁？

第五章 物料管理

知识导图

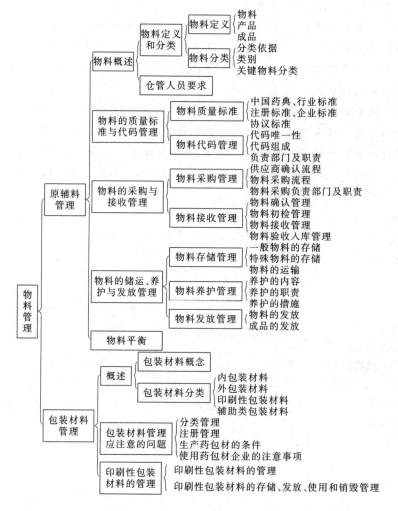

教学目标

1. 能够对物料供应商进行资质审计。
2. 熟悉物料的接收、储存、发放与养护管理。
3. 能进行物料平衡计算。

思政素质目标

明确岗位职责，遵守岗位纪律，具备安全和责任意识。

第一节　原辅料管理

一、物料概述

1. 物料定义和分类

物料是产品实现过程中最复杂的关键要素之一，其复杂性主要来源于三个方面：物料对药品生产工艺影响的复杂性、物料性质的复杂性和物料供应链的复杂性。企业对药品生产工艺包括物料在工艺中的作用和影响的理解，是一个基于科学研究或经验积累的不断演进的过程，物料对生产工艺和药品质量的影响和作用机制往往是多方面的，随着生产经验的积累，企业对物料功能和作用机制的认识往往在不断变化。制药行业生产所用物料本身的性质也非常复杂，企业必须处理所使用物料所具有的企业欢迎的和不欢迎的各种理化性质，例如毒性、挥发性、吸湿性、易燃易爆、易变质等。

物料流转涵盖从原辅料进厂到成品出厂的全过程，它涉及企业生产和质量管理的所有部门。因此，要保证药品质量必须从生产药品的基础物质——物料抓起，从药品生产所需物料的购入、储存、发放和使用过程中加强管理。企业应采用风险管理方法对物料进行分类管理，风险评估时一般应考虑下列因素，科学和合理地定义关键物料。

① 药品（对于原料药而言，为相应的制剂药品）的预定用途。
② 物料在药品生产中的预定用途（例如作用、用量对药品质量的影响）。
③ 物料的性质。

可将物料分为以下三个类别。

Ⅰ类物料：是对产品内在质量无直接影响的物料，例如外包材、托盘、干燥剂、消毒剂等。

Ⅱ类物料：对药品质量没有直接影响或影响可以被后续工艺步骤去除的物料。

Ⅲ类物料：关键物料，为保证药品符合质量标准必须对工艺中使用的物料质量进行严格控制的物料。

企业应结合自身品种和工艺的特点建立适合本企业的分类原则，并针对不同类型的物料制定与其风险水平相对应的管理原则。关键物料分类示例见表5-1。

企业也可以根据具体品种和工艺的需要采用其他基于科学和风险管理的分类方式，例如综合考虑产品质量和工艺安全要求进行物料分类等。

表 5-1　关键物料分类示例

原料药生产的Ⅲ类物料（关键物料）	制剂药生产的Ⅲ类物料（关键物料）
外购中间体	原料药
内包材及印刷性的包装材料	对药品疗效或安全性有关键影响的辅料
起始物料	内包材及印刷性的包装材料
在工艺中最后纯化步骤使用的物料，包括溶剂、工艺助剂、催化剂等	其他会影响产品质量的物料（可以从研发的历史数据来判断）
其他会影响产品质量并且现行的生产工艺不能去除其影响的物料（可以从研发的历史数据来判断）	

GMP（2010年版）第十四章附则中第三百一十二条中的物料是指原料、辅料和包装材料等。原辅料是指除包装材料之外，药品生产中使用的任何物料。包装材料是指药品包装所用的材料，包括与药品直接接触的包装材料和容器、印刷包装材料（具有特定式样和印刷内容的包装材料，如印字铝箔、标签、说明书、纸盒等），但不包括发运用的外包装材料。例如：化学药品制剂的原料是指原料药；生物制品的原料是指原材料；中药制剂的原料是指中药材、中药饮片和外购中药提取物；原料药的原料是指用于原料药生产的除包装材料以外的其他物料。

2. 仓管人员要求

仓库中的关键人员应有适当的学历、培训及经验。从业人员在仓储区工作时应穿戴适当的工作服和防护用品，并应有针对仓库员工的年度培训计划，其内容包括日期、培训内容、负责部门等。员工个人年度培训计划的制订应根据仓库员工在日常操作及管理实施过程中的不同需求，员工的培训计划必须经企业主管领导批准。

调动到新岗位的员工需得到同事或专业人员的岗位培训且合格后方可开始新工作。对新员工的培训，要进行综合介绍，使他们了解药品的特殊性和产品质量的重要性，组织参观生产操作现场，了解企业的规章制度。上岗后，不仅使员工对所在岗位的专业知识、技能应知应会，更重要的是促使他们能够按照质量管理要求和标准操作规程正确做好本岗位工作，做到标准化、规范化操作。同时还要对仓储管理人员进行继续教育，培训内容以药品监督管理法规及国家有关政策、新的标准操作规程、新的操作系统为主，同时也可根据实际需要巩固和深化原来的培训内容。

通过严格和科学的管理，使原料、辅料及包装材料从采购、入库、养护、发放、使用等环节，做到管理有章可循，使用有标准可依，记录有据可查，从而保证合格、优质的物料用于药品生产。

二、物料的质量标准与代码管理

（一）物料的质量标准

GMP（2010年版）第一百零二条对物料质量标准作出了明确规定，"药品生产所用的原辅料、与药品直接接触的包装材料应当符合相应的质量标准。药品上直接印字所用油墨应当符合食用标准要求。进口原辅料应当符合国家相关的进口管理规定"。

对药品生产工艺的理解和该物料在药品生产工艺中的预期用途是物料管理的基础。企业应基于科学的研究和数据积累，评估物料对药品生产工艺、注册标准和其他质量特征的潜在影响。例如原料药的物料对中间体和原料药杂质概况的影响，原料药和辅料对片剂杂质概况和溶出度的影响等。

企业应根据对药品生产工艺的理解和该物料在药品生产工艺中的预期用途定义物料的需求标准。物料需求标准通常包括质量需求、供应能力需求、物流需求、成本需求等多方面的标准，其中至少质量需求标准应通过书面方式正式建立，通常体现为厂内检验放行的物料质量标准和物料采购的协议质量标准等形式。过去比较常见的做法是，制剂药品生产企业在制定原料药和辅料质量需求标准时，往往简单地引用原料药的注册标准，没有结合自己的生产工艺，没有评估哪些质量指标是关键的（例如晶型和粒径分布对制剂成品的影响等）；原料药生产企业在制定化工类物料质量标准时，往往简单地引用相关化学品的国家标准，从中摘选少量项目作为采购标准，没有充分结合本企业具体工艺的特点，评估物料哪些项目对原料药的杂质概况会有关键影响。

制定物料采购标准，特别是关键物料的采购标准时，往往容易出现的问题是没有结合供应商的质量体系水平、工艺和产品质量特征，判断针对具体物料供应商（生产商）需要控制哪些内容才能保证该物料符合其在药品生产工艺中的预定用途。例如，一个新的关键物料供应商（生产商）采用了一条使用特定金属催化剂的新合成路径，因而在建立物料采购标准时，可能需要考虑特定重金属的残留问题和新的潜在杂质的问题。假如某关键物料生产商缺少其工艺中特定关键杂质的控制手段（如某精密仪器），则在建立物料采购标准时，应考虑针对该特定关键杂质的控制项目不宜减少检验频次。企业应根据物料的预定用途和物料类别所要求的具体管理原则，结合药品生产工艺的特点，制定企业内部的物料需求标准，即该物料最基本的需求标准。必要时应在企业内部物料需求标准的基础上，结合关键物料供应商或潜在供应商的质量体系水平、工艺和产品质量特征，制定针对关键物料具体供应商的物料采购标准，即制定针对具体供应商的物料需求标准。

药品标准是国家颁布的对药品质量的最基本要求，是药品生产中必须达到的质量标准，包括《中国药典》和国家药品监督管理局局颁标准。自1949年新中国成立后，国家药典委员会先后共出版了11个版次的《中国药典》。

国家对药品包装用材料、容器（以下简称"药包材"）实行注册管理制度，药包材必须按法定标准进行生产，不符合法定标准的药包材不得生产、销售和使用。药包材国家标准或行业标准由国家药品监督管理局组织制定和修订，没有制定国家标准、行业标准的药包材，由申请产品注册企业制定企业标准。

在药品生产中，除原料药（药品）标准较为完善外，辅料及包装材料的药用规格标准尚不完善，在生产中应本着安全无毒、性质稳定、不与药品反应、不影响药品质量的前提下，可采用其他国家标准。需要注意的是，在使用无法定标准的物料时应按规定向有关药品监督管理部门进行备案。

（二）物料的代码管理

所有原料、辅料、包装材料和成品都应当给予唯一性的代码。所谓唯一性，是指名称与代码一一对应，代码与质量标准一一对应。在制药企业，代码意味着标准，同一物料名称如其质量标准不同，就必须使用不同的代码。例如，某企业用的碳酸钙有两种标准，成品A生产必须使用含铁量低于百万分之10的碳酸钙，成品B则可使用含铁量高达百万分之200的碳酸钙，因此，虽然物料名称"碳酸钙"相同，但必须使用两个不同的代码来表达不同的质量标准。对于成品来说，物料代码还隐含包装的规格，如果将代码与标签联系起来看，代码设置原则的这种特殊性、必要性就比较好理解了。

物料的代码由企业自行给定，负责这一系统的主管部门通常是物料管理部。物料供应商的产品代号与企业内部编号需要关联，可以通过计算机管理系统实现，也可以通过其他方式实现。物料设定标识的目的在于防止混淆和差错，并为物料的可追溯性奠定基础。名称、代码及批号是物料标识的三个必要组成部分。

1. 物料的名称

通常以WHO GMP指南指定的药物非专利名称或国家药典规定的通俗名称或化学名称作为物料的标准名称。企业注册的商品名称可与通俗名称同时在标签、说明书上使用。如果企业有必要使用外文名称时，应尽可能使用《中国药典》收载的拉丁文或英文名称。进口原、辅、包装材料的中文名称，应查阅正式出版物，力求使名称规范化。物料名称应具有唯一性，必要时可采用例如化学文摘号（CAS no.）等作为辅助方法。

2. 物料代码系统（物料的唯一性标识）

应有适当的物料代码系统，保证每一种质量标准有区别的物料、中间体和成品都有其唯一的种类标识。这里的质量标准不局限于检验标准，必要时应包括规格、生产工艺等在药品注册文件和药品质量方面有差异的因素。物料代码的规则、容量应与企业的品种和生产情况相适应。

例如某原料药公司有两种工业级亮氨酸原料，化学物质相同（分子式相同）、质量标准相同、包装规格相同，但一种是动物来源提取工艺生产的，另一种是非动物来源发酵工艺生产的，因此采用不同物料代码予以区分。分别采用这两种起始原料，使用同一工艺生产出来的质量标准相同的中间体和成品，因涉及注册文件和产品质量风险的不同，也采用不同物料代码予以标识。已删除的代号一般永远不再使用，以防日后产生混淆。为了确保代号的专一性，应指定有权设置或删除物料代码的部门和人员。

3. 物料批号系统（物料批的唯一性标识）

同代码一样，对每一次接收的原料、辅料、包装材料和拟生产的每一批产品都必须编制具有唯一性的批号，保证每一批物料都有其唯一的批次标识。

单纯采用供应商或生产商的批号通常不能保证物料批号的唯一性。企业应保证厂内批号与供应商或生产商的供货批号之间的可追溯性，并最大限度地防止差错和混淆，对于物料，一般采用"供应商或生产商的供货批号＋厂内批号"的方式进行管理。例如，当供应商或生产商的批号通过不同方式传递给药品生产企业时（例如一个批号通过物料容器上的标签传递，另外一个批号通过检验报告书或其他文件进行传递），企业宜优先使用物料容器标签上的批号作为分派厂内批号的基础。企业可以选用适当的技术，比如条形码，作为物料标识的手段。

返工处理后的物料应给予新的批号，或注上标记 R，以免产生混淆和差错。原料和包装材料应使用统一的批号登记表，且按照到货批次的先后顺序进行登记。当为某一物料编制批号时，必须将该物料的代码和名称登记在该登记表内，表中应同时有记录亚批号、日期和签名的栏目。

总之，代码的管理由物料管理部负责。由其指定或删除物料代码，并制定企业的物料代码交叉索引表。所谓交叉索引表，即可从代码查物料名称，或从物料名称查代码的文件。物料代码交叉索引表可通过企业内部的计算机互联网络实现共享，以便有关人员查阅；也可用受控文件的方式，发放给所有有关部门或人员，但一有删除或增加，应立即更换。删除了的代码一般永远不再使用，以防日后产生混淆。为了确保代码的唯一性，只有物料管理部有权设置或删除物料的代码。

三、物料的采购与接收管理

GMP（2010年版）对物料供应商与物料接收标准作了如下明确规定。

第一百零三条 应当建立物料和产品的操作规程，确保物料和产品的正确接收、贮存、发放、使用和发运，防止污染、交叉污染、混淆和差错。

物料和产品的处理应当按照操作规程或工艺规程执行，并有记录。

第一百零四条　物料供应商的确定及变更应当进行质量评估，并经质量管理部门批准后方可采购。

第一百零六条　原辅料、与药品直接接触的包装材料和印刷包装材料的接收应当有操作规程，所有到货物料均应当检查，以确保与订单一致，并确认供应商已经质量管理部门批准。

物料的外包装应当有标签，并注明规定的信息。必要时，还应当进行清洁，发现外包装损坏或其他可能影响物料质量的问题，应当向质量管理部门报告并进行调查和记录。

每次接收均应当有记录，内容包括：

（一）交货单和包装容器上所注物料的名称；
（二）企业内部所用物料名称和（或）代码；
（三）接收日期；
（四）供应商和生产商（如不同）的名称；
（五）供应商和生产商（如不同）标识的批号；
（六）接收总量和包装容器数量；
（七）接收后企业指定的批号或流水号；
（八）有关说明（如包装状况）。

第一百零七条　物料接收和成品生产后应当及时按照待验管理，直至放行。

第一百一十一条　一次接收数个批次的物料，应当按批取样、检验、放行。

（一）物料的采购

药品质量与生产中所选用的原辅料质量有着极为密切的关系，从某种程度上说，原辅料质量一旦确定，成品的质量也就随之确定了，而且成品质量绝对超不过原辅材料的质量水平。因此，在采购原辅料时，制药企业的质量管理部门应对所有生产用物料的供应商进行质量评估，会同有关部门对主要物料供应商（尤其是生产商）的质量体系进行现场质量审计，并对质量审计或评估不符合要求的供应商行使否决权。企业法定代表人、企业负责人及其他部门的人员不得干扰或妨碍质量管理部门对物料供应商独立作出质量评估。在供货单位确定之后，实行定点采购。

不同行业的供应商，应符合该行业的适用法规，具备法定的生产或供应资质，这是进行供应商确认的基础和前提。例如，国内药用辅料的生产商应遵循《中国药典》《药用辅料生产质量管理规范》和相关注册文件的要求，国际上药用辅料应遵循相关国家药典、国际药用辅料协会（International Pharmaceutical Excipients Council，IPEC）的《药用辅料 GMP 指南》（*GMP Guide for Bulk Pharmaceutical Excipients*）和相关注册文件的要求。

1. 供应商生命周期管理

供应商是指物料、设备、仪器、试剂、服务等的提供方，如生产商、经销商等。企业应建立物料供应商审计和批准的操作规程，明确供应商的资质、选择的原则、质量评估方式、质量审计内容、评估标准、质量审计人员的组成及资质，确定现场质量审计周期以及物料供应商批准的程序。供应商管理应遵循风险管理方法和生命周期模式，图 5-1 为供应商管理生命周期模式示例。

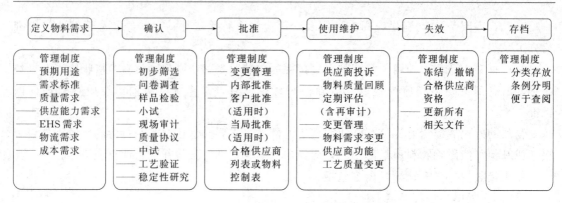

图 5-1 供应商管理生命周期模式示例

2. 供应商的确认

(1) 供应商的分类 企业可以根据物料分类和物料需求标准决定不同类型供应商的管理要求，具体管理内容如下。

① 供应商确认标准。

② 审计周期。

③ 到货检验频次。

④ 变更控制标准。

⑤ 信息传递要求等。

在应用于具体供应商时，还应考虑：供应商的行业、适用法规和质量管理体系；供应商的信誉和合作历史等。

通过问卷调查、质量协议等书面资料，对供应商进行分类及确认批准前提，详见表 5-2。

表 5-2 供应商分类及确认批准前提

供应商类别	确认批准前提
Ⅲ类物料 (关键物料)供应商	供应商的调查问卷、质量协议等书面资料； 检查并对比供应商的分析报告书上的结果和自己的检验数据(例如 3 个批号/3 批货物)； 物料小试或试生产的总结报告，必要时包括稳定性试验结果； 现场审计； 其他数据和资料(适用时)
Ⅱ类物料供应商	供应商的调查问卷、质量协议等书面资料； 检查并对比供应商的分析报告书上的结果和自己的检验数据(例如 3 个批号/3 批货物)； 物料小试或试生产的总结报告，必要时包括稳定性试验； 通常不需要进行现场审计，但当发生特定的质量事件时(例如物料有污染的风险或供应商近期的供货产品质量经常出现不合格)，应考虑进行现场审计； 其他数据和资料(适用时)
Ⅰ类物料供应商	供应商的调查问卷、质量协议等书面资料； 检查并对比供应商的分析报告书上的结果和自己的检验数据(例如 3 个批号/3 批货物)； 其他数据和资料(适用时)

如有可能，药品企业应尽量优先从生产商处采购，以减少供应链的复杂性对产品质量的风险。对于生产商不同于供应商的，对物料质量风险的评估应针对生产商的生产工艺和质量体系进行，除非该物料对产品质量没有影响。同时应注意整个供应链的安全性、可追溯性和

法规符合性（例如相关方的经营资质要求）。

（2）供应商的确认程序　供应商的确认应遵循企业变更管理程序并符合相关注册法规的要求。供应商确认流程举例见图 5-2。

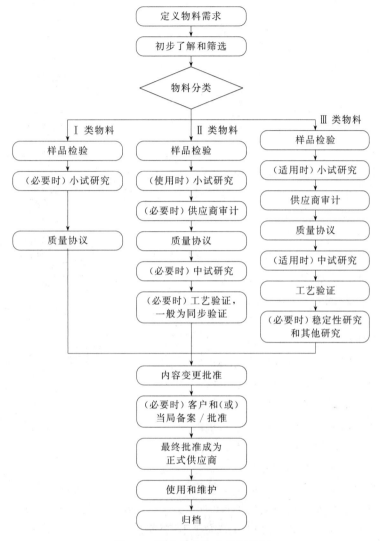

图 5-2　供应商确认流程图示例

（3）供应商确认管理　对供应商的评估通常需要跨职能团队，例如研发、生产、QC、QA、法规注册部门、采购部门、物料管理部门等共同进行。质量管理部门应指定专人负责物料供应商质量审计和质量评估。被指定的人员应具有相关的法规和专业知识，具有足够的质量审计和评估的实践经验。对于企业委派外部人员或专家开展供应商审计的，应在委托合同中说明受委托方与被审计方是否存在利益关系。

现场质量审计应核实供应商资质证明文件和检验报告的真实性，核实是否具备检验条件。应对其人员机构、厂房设施和设备、物料管理、生产工艺流程和生产管理、质量控制实验室的设备、仪器、文件管理等进行检查，以全面评估其质量保证体系。现场质量审计应有报告。供应商审计流程见图 5-3。

必要时，应对主要物料供应商提供的样品进行小批量试生产，并对试生产的药品进行稳定性考察。

质量管理部门对物料供应商的评估应至少包括：供应商的资质证明文件、质量标准、检验报告、企业对物料样品的检验数据和报告。如进行现场质量审计和样品小批量试生产的，还应包括现场质量审计报告，以及小试产品的质量检验报告和稳定性考察报告。

除物料生产商外，其他服务商（例如贸易商和运输商）必要时也应进行适当确认，以从整个供应链角度控制物料导致的质量风险。

质量管理部门应与主要物料供应商签订质量协议，在协议中应明确双方所承担的质量责任。

企业应采取措施以尽早获知物料供应商和生产商的关键变更（例如在质量协议中规定关键变更的预先通知时间），以有效减少此类变更对药品企业的损失。对批准采购的供应商和相关物料，企业应建立适当的控制系统，保证生产以及采购和使用的原辅料和包装材料正确无误。控制系统应与企业的品种、技术手段和生产情况相适应，质量管理部门应向物料管理部门分发经批准的合格供应商名单，该名单内容至少包括物料名称、规格、质量标准、生产商名称和地址、经销商名称等，并及时更新。

对经确认的物料供应商，企业应维护该供应商的确认状态，证明该供应商能始终如一地提供符合质量标准的物料。可通过但不局限于下列活动。

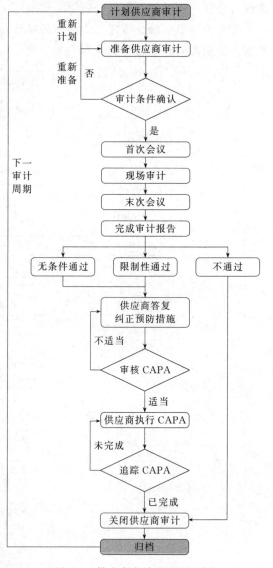

图 5-3 供应商审计流程图示例

① （必要时）供应商投诉。

② 物料质量回顾。作为产品质量回顾分析的一部分，包括物料质量检验结果、质量投诉和不合格处理记录等。

③ 供应商定期评估。可结合质量和其他方面绩效指标进行综合评估，必要时，如物料出现质量问题或生产条件、工艺、质量标准和检验方法等可能影响质量的关键因素发生重大改变时，应进行现场审计或再审计。

④ 变更管理，包括供应商发起的变更和客户制药企业发起的变更。可根据不同变更的类型和对产品质量的不同影响，运用风险管理的方法设定不同的研究和审批标准，例如必要时预验证和同步验证方法的选择，例如决定是否应进行产品稳定性研究等。对于曾经批准为合格的供应商，但由于各种原因暂时或永久性地不符合合格供应商标准的企业，制药企业应及时更新其合格供应商列表或物料控制表等，冻结或撤销相关企业的资质，必要时应更新所有相关文件。

企业应对每家物料供应商建立质量档案，档案内容应包括供应商的资质证明文件、质量协议、质量标准、样品检验数据和报告、供应商的检验报告、现场质量审计报告、产品稳定性考察报告、定期的质量回顾分析报告等。供应商档案一般应永久保存。

（二）物料的接收和初验

制药企业除涉及满足 GMP 的仓储设施外，还应有原辅料、与药品直接接触的包装材料和印刷包装材料接收的操作规程，所有到货物料均应检查。物料接收时需进行验收，用目检的方法检查每个或每组包装容器的标识是否正确，包括品名（如供货商所用名称与内部使用的名称不一致，应检查其相互关系）、容器是否损坏、密封是否受损、是否有损坏或污染的证据；并核对供应商提供的报告单是否符合供应商协议质量标准要求，是否与订单一致，是否来自质量管理部门批准的供应商。物料的接收记录按照 2010 年版 GMP 第一百零六条规定进行。

到货物料在接收或生产后应及时按待验管理，直至放行。待验状态可以通过不同的方式来实现，例如分隔的区域，或通过一个已验证的电脑系统区分。这些系统或其他的区分方式同样可用于标识物料的状态。在接收区进行对物料的检查、接收，也可对其外包装进行必要的清洁，物料和产品接收完毕后，转入贮存区。

物料确认、初验和接收举例如下。①物料确认。货车到达时，仓库管理员根据供应商提供的随货书面信息和本企业的采购订单及采购标准检查物料，确保所到物料符合要求。如果到货数量大于采购订单上的数量，超出双方同意的数量偏差范围时，仓库管理员应通知采购负责人，在得到采购负责人明确答复后，仓库管理员方可对多余部分进行接收或拒收。②仓库管理员检查物料。外包装应完好，无破损，无启封痕迹，标签清晰，文字完整，易于辨认。仓库管理员将符合要求的物料，转移到指定区，所有物料必须逐批分开码放。如果物料的外包装上有原生产商的状态标签如合格证等，则在生产商的状态标签上打叉后才能码放到仓库存放区。当来货出现缺陷或破损时，仓库管理员对来货进行拍照并及时通知 QA 相关负责人员到现场进行检查，将有缺陷的物料存放在单独的托盘上，并按偏差管理操作规程执行。仓库管理员根据收货信息填写物料收货台账，并及时填写物料进出台账及物料货位卡，物料货位卡的内容包括：物料名称、数量、批号、接收日期、收发人等。材料入库单示例见表 5-3。

表 5-3　材料入库单示例

品名	规格	单位	单价	入库数	发票号	备注	
							第一联：自存
							第二联：仓库
							第三联：财务

仓库管理员：　　　　　　　　　　　　　　　　　　　　　　　　　　　　经手人：

（三）成品的验收入库

仓库按交货记录验收成品入库。入库时，验收人员应检查生产部随每批成品发来的入库交货记录是否完备，根据交货记录检查每批成品的代码、品名、规格、批号、有效期、数量（应特别注意核对零箱的数量）。同时接收两批或两批以上的成品时应注意分开堆放，以免混批。根据该成品的贮存条件，将成品存放在常温仓库、冷库或凉库内。原则上，为便于成品质量的追溯调查，成品应按亚批接收及发放。核对无误后在交货记录上签名，如发现该批与交货记录存有偏差，立即与生产部门有关人员联系。

每天或每批成品入库完成后，仓库管理员应及时登记《成品出入库台账》，复印《成品入库清单》留存，原件交车间入生产批记录。

成品的验收入库举例。批号为"××××××"的成品进库时，仓库管理员凭车间填写的《成品入库清单》检查进库成品的品名、规格、产品批号、数量、包装外观等，检查无误后，存放入指定位置，车间送货人和仓库管理员双方在入库清单上签字确认。仓库管理员填写《成品货位卡》，并在成品货位卡的右上方贴上黄色待检标签，同时填写《标签使用记录》。每批成品入库完成后，仓库管理员复印《成品入库清单》留存，原件交车间入生产批记录。成品货位卡示例见表5-4。

表5-4 成品货位卡示例

年		入库		出库			结存		收发人	备注
月	日	件	盒	客户名称	件	盒	件	盒		

四、物料的储运、养护与发放管理

中国GMP（2010年版）关于物料的储运、发放与使用的规定如下：

第一百零五条 物料和产品的运输应当能够满足其保证质量的要求，对运输有特殊要求的，其运输条件应当予以确认。

第一百零八条 物料和产品应当根据其性质有序分批贮存和周转，发放及发运应当符合先进先出和近效期先出的原则。

第一百零九条 使用计算机化仓储管理的，应当有相应的操作规程，防止因系统故障、停机等特殊情况而造成物料和产品的混淆和差错。

使用完全计算机化仓储管理系统进行识别的，物料、产品等相关信息可不必以书面可读的方式标出。

第一百一十二条 仓储区内的原辅料应当有适当的标识，并至少标明下述内容：

（一）指定的物料名称和企业内部的物料代码；

（二）企业接收时设定的批号；

（三）物料质量状态（如待验、合格、不合格、已取样）；

（四）有效期或复验期。

第一百一十三条 只有经质量管理部门批准放行并在有效期或复验期内的原辅料方可使用。

第一百一十四条 原辅料应当按照有效期或复验期贮存。贮存期内，如发现对质量有不良影响的特殊情况，应当进行复验。

第一百一十五条 应当由指定人员按照操作规程进行配料，核对物料后，精确称量或计量，并作好标识。

第一百一十六条 配制的每一物料及其重量或体积应当由他人独立进行复核，并有复核记录。

第一百一十七条　用于同一批药品生产的所有配料应当集中存放，并作好标识。

第一百一十八条　中间产品和待包装产品应当在适当的条件下贮存。

第一百一十九条　中间产品和待包装产品应当有明确的标识，并至少标明下述内容：

（一）产品名称和企业内部的产品代码；

（二）产品批号；

（三）数量或重量（如毛重、净重等）；

（四）生产工序（必要时）；

（五）产品质量状态（必要时，如待验、合格、不合格、已取样）。

（一）物料储存

仓储区应设立物料和产品贮存区（库），用于贮存待验和合格物料和产品。储存区域内可采用单独库房贮存、隔离，或采用隔离线、隔离栏划区隔离待验物料或产品，并应有醒目的状态标识。仓管人员和养护人员应对原辅料的理化性质以及影响原辅料质量的各种因素有一个充分的了解，在此基础上，对其进行保管和养护。

1. 一般物料的储存

物料、中间体和成品应当以适当的方式贮存，以使其质量免受不利因素的影响，包括光照、时间、温度和湿度的影响，必要时应有监控贮存条件的措施并进行确认。存放待检、合格、不合格原辅料时要严格分开，按批次存放。原辅料按分类分开贮存，如固体、液体、挥发性原辅材料等，以避免相互污染。不合格物料应进行标识并严格置于隔离控制状态下，防止未经批准而用于生产。仓储区内的原辅料应有适当的标识，应至少标明下述内容。

① 指定的物料名称和企业内部的物料代码。

② 企业接收时设定的批号。

③ 物料质量状态（如待验、合格、不合格、已取样）。

④ 有效期或复验期。

合格、不合格、待检状态应分别由绿色合格标签、红色不合格标签、黄色待检标签表示。使用完全计算机化的仓储管理系统进行识别的，则不必以可读的方式在标签上标出上述信息。

实例：物料状态标签（待检、合格、不合格）。

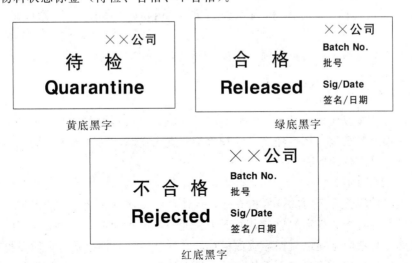

对于原料药,可在室外存放的,应存放在适当容器中,有清晰的标识,并在开启和使用前应进行适当清洁。应特别注意能否保持清晰的标识,是决定物料是否能在室外存放的关键因素之一。

库内应经常保持清洁卫生,通道要通畅,垛码要井然有序,整齐美观。仓库中应当有足够的空间来进行有效的移动而不至于损坏物料,并且能够进行清洁,将物料离墙足够的距离储存是良好的实践。理想的状况下,仓库的地板应当轻微倾斜以避免积水。加强安全措施,防鼠防虫措施要落实,确保仓库的安全。仓库内物料码放通常应符合如下规定:垛与墙之间不少于50cm;垛与柱之间不少于30cm;垛与地面之间不少于15cm;垛与垛之间不少于30cm;库内主要通道宽度不少于120cm;仓库内设备、设施与货物堆垛之间不少于50cm;消防过道不少于100cm;电器设施、架定线路及其他设施与贮存物料垂直及水平间距不少于50cm。

此外,要了解物料的进出规律,并按照其规律确定库存物料的品种、数量,掌握"先产先出、先进先出、易变先出、近期先出"的原则。2010年版GMP要求物料和产品的发放及发运应符合先进先出和近效期先出的原则。应注意先进先出和近效期先出实际上还是两个不同的原则,企业应在程序中定义清楚,如果二者冲突时,哪一个是优先的原则。

2. 特殊物料的储存

特殊物料的储存应遵循相关法规的要求。根据物料的安全数据和法规要求,以下物料应分类,如高活性的物料、青霉素类、麻醉药品、毒性的、易反应的、易爆化学品、含碘和放射性物质、有潜在危险的生物制剂等,并有专门的库房储存,储存区与周围环境区应隔离。依据危险品性质及万一发生泄漏和火灾的化学互克性,物料应分开储存。其他分类物料的储存遵循以上原则。

对有温度储存要求的物料,应配备适当的技术装置,储存区应装备适当的温度偏差报警系统,需采取措施将温度偏差引起的不良影响降低至最小。

仓库危险品库物料存放区均需安装防爆照明灯具。

(二) 物料的运输

物料和产品的运输应能满足质量保证需要,对储运条件有特殊要求的物料和产品,其运输条件应予确认。例如药品通过运输公司第一次发往位于不同气候带的国家或地区时,应对运输过程进行适当的研究,通常称为运输研究(shipping study)、运输验证或运输条件确认。

制药企业应与运输公司通过合同(协议)形式明确相互责任,以及确保运输方理解并遵循所规定的运输要求。

(三) 物料的养护

一般来说,仓库应建立商品养护专业组织或专职的商品养护人员。养护是企业确保库存物料质量的一项重要工作,物料经质量验收检验,进入仓库,到进入生产后流出,其质量都要靠养护工作提供充分的保障。

1. 养护的具体工作

养护组织在质量管理部门的技术指导下,具体负责原辅材料储存中的养护和质量检查工作。重点养护品种是指在规定的储存条件下仍易变质的品种及有效期在二年内的一些品种。养护组织对库存物料应定期进行循环质量检查,并认真填写养护记录。在质量检查中,对下列情况应有计划地抽样送检:易变质的品种;已经发现不合格品种的相邻批号;储存二年以上的品种；近失效期的品种等。发现有物料质量问题时，应暂停发货，并有明确的状态标志。建立健全养护档案，内容包括物料养护档案表和养护记录、台账、检验报告单、质量报表等。对养护设备，除在使用过程中随时检查外，每年应进行一次全面检查。对空调机、除湿机、制冷机等应有全面养护设备使用记录。

2. 养护的职责

从物料入库起，到投入生产，对全部物料负有检查和养护责任。这种责任并不只是要确保物料质量不出现任何问题，而是要把出现质量问题的可能性控制在最低限度，并及时发现、送检可疑的物料，尽快报告和处理质量不合格的物料。

① 物料必须存放在规定温度和湿度条件的环境，不同状态的物料应使用不同的色标，不同类别的物料应分库或分区存放。确保企业的仓储条件、养护设施和检测仪器发挥应有作用。

② 养护人员应观察和研究企业现有的仓储条件、养护设施和检测仪器是否与经营实际相适应，最大限度地利用现有仓储条件，确保现有设施、仪器能正常运行，做好对这些设施、仪器的日常维护、保养以及检查工作。

③ 对于仓储条件需要改进的，仪器、设施需要更换或添置的，养护人员要及时向有关部门以书面形式报告。

④ 根据季节变化和物料的质量动态，拟定和修订养护和检查工作计划，确定重点养护品种及养护方案。配合保管人员做好温、湿度检测记录。

⑤ 做好日常质量检查、养护记录，建立养护档案。

3. 养护措施

（1）避光措施　有些物料对光敏感，因此，在保管过程中必须采取相应的避光措施。除包装必须采用避光容器或其他遮光包装材料外，物料在储存期间应尽量置于阴暗处，对门、窗、灯具等可采取相应的措施进行遮光。

（2）降温措施　温度过高会使许多物料变质，特别是生物制品、抗生素、疫苗血清制品等对温度要求更严。即使是普通物料在过高温度下贮存，仍能影响到其质量。因此，必须保持物料在贮存期间的适宜温度。对于普通物料，当库内温度高于库外时，可开启门窗通风降温，但应注意通风要结合湿度仪器考虑，因为物料往往怕热也怕潮。对一些怕潮解、对湿度特别敏感的物料，一般可置地下室或冰箱、冷藏库内贮存。

（3）降湿和升湿措施　在我国气候潮湿的地区或阴雨季节，库房往往需要采取空气降湿措施。为了更好地掌握库内湿度情况，可根据库内面积大小设置数量适当的湿度计，将仪器挂在空气流通的地方，每天定时观测，并做好记录。一般来说，库内相对湿度控制在75%以下为宜，控制方法可采用通风降湿，密封防潮与人工吸潮降湿相结合。通风降湿要注意室外空气的相对湿度，正确掌握通风时机，一般应是库外天气晴朗，空气干燥时，才能打开门窗进行通风，使地面水分、库内潮气散发出去。

在我国西北地区，有时空气十分干燥，必须采取升湿措施。具体方法有：向库内地面洒水，或以喷雾设备喷水，库内设置盛水容器，贮水自然挥发等。

（4）防鼠措施　库内物品堆积，鼠害常易发生，造成损失。因此，必须防鼠灭鼠，一般可采取下列措施：堵塞一切可能窜入老鼠的通道；库内无人时，应随时关好门窗，特别是夜间；加强库内灭鼠、库外鼠害防治；仓库周围应保持整洁。

（5）防火措施　物料本身和其包装尤其是外包装，大多是可燃性材料，所以防火是一项常规性工作。在库内四周墙上适当的地方要挂有消防用具和灭火器，并建立严格的防火岗位责任制。对有关人员进行防火安全教育，进行使用灭火器材的培训，使这些人员能非常熟练地使用灭火器材。库内应有警示牌或防火标记，消防栓应定期检查，危险药品库应严格按危险药品有关管理方法进行管理。

（四）物料与成品的发放

发放是指生产过程中物料、中间产品、待包装产品、文件、生产用模具等在企业内部流转的一系列操作。企业应分别建立物料和产品批准放行的操作规程，明确批准放行的标准、职责，并有相应的记录。产品和物料的发放，只有在接到交货单时，才能进行。交货单的接收和货物的发放必须有文件记录。

1. 物料的发放

物料应有严格的质量评价后才能发放，物料的质量评价内容应至少包括生产商的检验报告、物料包装完整性、密封性的检查情况和检验结果。物料的质量评价应有明确的结论，如批准放行、不合格或其他决定。物料应由指定人员签名批准才能放行。

进厂物料与现有的库存（如储槽中的溶剂或物料）混合前，应有正确标识，经检验合格后才可予以放行，应有防止将物料错放到现有库存中的书面操作规程。

工艺助剂、有害或有剧毒的原料、其他特殊物料或转移到本企业另一部门的物料可以免检，但必须取得供应商的检验报告，且检验报告显示这些物料符合规定的质量标准，还应对其容器、标签和批号进行目检，以确认这些物料。免检应说明理由并有正式记录。除上条确定的免检物料外，应对每批物料至少做一项鉴别试验。如原料药生产企业有供应商审计系统时，供应商的检验报告可以用来替代其他项目的测试。原料的质量标准应将日常检验项目以及不常做的项目或者针对新供应商的检测项目分别列出，有关的药典专论（如果有）是制定内控标准的依据。为了检查供应商分析报告的可靠性，应当根据公司程序定期进行全检。定期检测的目的不仅是为了检查与标准的符合性，同时也是检验供应商提供的数据的可靠性。

仓库管理员根据生产部门出具的领料单检查所发放物料的品名、数量、规格相符后发货。申请质量控制部检验的物料，必须经质量部放行后，由质量部相关人员在物料外包装的待检标签上打叉，并贴上绿色合格标签后才能发放。

发货完成后，仓库管理员及时登记物料明细分类账，填写物料货位卡。保持账、卡、物一致。

危险化学品的入库、贮存及发放按危险化学品管理流程进行。

2. 成品的发放

仓库管理人员应根据交货单认真核对出库成品和物料的名称、批号、数量后才能发货。发放的成品必须都有质量部出具的成品放行通知单，外包装必须完好无损。

仓库相关人员根据发货数量到仓库领取相应数量的成品合格证。成品发放时，仓库相关人员核对发放成品的物料名称、批号后将成品运至发货区，在每件的指定位置贴上成品合格证，双人相互复核，确保不漏贴。粘贴完后应及时填写标签使用记录，破损的成品合格证需及时销毁，销毁方式为用手撕毁，销毁人和销毁复核人在标签使用记录上签字确认。剩余的成品合格证存放在带锁的专柜中保管。内容详见本章第二节"包装材料管理"。

发货完成后仓库管理人员和承运商双方在交货单上签字确认，复印后原件留存。仓库相关人员应及时填写成品入库台账、成品货位卡，发放记录应包含足够的信息，使产品具有可追溯性。当出现召回时，这种记录应确保可充分地追溯某一批次的产品。此外，应确保分销链中的每个参与方的责任，确保可追溯性。

五、物料平衡

物料平衡是指产品或物料实际产量或实际用量及收集到的损耗之和与理论产量或理论用量之间的比较,并考虑可允许的偏差范围。

一般来说,物料平衡是通过计算收得率进行的。生产影响产品收得率的因素很多,但是对于一个稳定、良好的生产过程,在生产的实际收得率和理论收得率之间存在一定的比值。药品生产企业应根据生产实际情况、产品工艺验证、生产消耗等确定一适当的百分比值范围。如生产中发现比值超出合理范围,有显著差异,必须查明原因,在得出合理解释、确认无潜在质量事故后,经批准方可按正常产品处理或继续下一步的生产。应注意,在计算总产量时,应考虑是否有回收的物料。

第二节 包装材料管理

GMP(2010年版)中有关包装材料的规定如下:

第一百二十条 与药品直接接触的包装材料和印刷包装材料的管理和控制要求与原辅料相同。

第一百二十一条 包装材料应当由专人按照操作规程发放,并采取措施避免混淆和差错,确保用于药品生产的包装材料正确无误。

第一百二十二条 应当建立印刷包装材料设计、审核、批准的操作规程,确保印刷包装材料印制的内容与药品监督管理部门核准的一致,并建立专门的文档,保存经签名批准的印刷包装材料原版实样。

第一百二十三条 印刷包装材料的版本变更时,应当采取措施,确保产品所用印刷包装材料的版本正确无误。宜收回作废的旧版印刷模板并予以销毁。

第一百二十四条 印刷包装材料应当设置专门区域妥善存放,未经批准的人员不得进入。切割式标签或其他散装印刷包装材料应当分别置于密闭容器内储运,以防混淆。

第一百二十五条 印刷包装材料应当由专人保管,并按照操作规程和需求量发放。

第一百二十六条 每批或每次发放的与药品直接接触的包装材料或印刷包装材料,均应当有识别标志,标明所用产品的名称和批号。

第一百二十七条 过期或废弃的印刷包装材料应当予以销毁并记录。

一、包装材料的概念和分类

药品包装所用的材料,包括与药品直接接触的包装材料和容器、印刷包装材料(如标签和使用说明书等),但不包括发运用的外包装材料。

包装材料按与所包装药品的关系程度,可分为以下几类。

内包装材料是指用于与药品直接接触的包装材料,也称为直接包装材料或初级包装材料,如西林瓶、铝箔、软膏软管等。内包装应能保证药品在生产、运输、储藏及使用过程中的质量,并便于医疗使用。

外包装材料是指内包装以外的包装材料,按由里向外分为中包装和大包装,如纸盒、铝听等。外包装应根据药品的特性选用不易破损的包装,以保证药品在运输、储藏、使用过程中的质量。

印刷性包装材料是指印有提示性文字、数字、符号等的包装材料。这类包装材料可以是内包装材料，也可以是外包装材料。

辅助类包装材料，例如封口胶、塑料扎扣、干燥剂等。

二、包装材料管理应注意的问题

包装材料对药品质量的影响是巨大的，在正常情况下它们能对药品起到保护作用，但若选材不当，或受到污染，那么这种包装不但不能起到保护药品的作用，反而对药品造成污染，严重影响药品质量。因此，包装材料的采购、验收、入库、贮存、发放等管理除按原辅材料管理外，还应注意以下问题。

1. 分类管理

药品包装材料、容器必须按法定的标准进行生产，法定标准包括国家标准和行业标准。没有制定国家标准和行业标准的药品包装材料和容器，由申请产品注册企业制定企业标准。

2. 注册管理

我国药品包装材料实行注册管理制度，药品包装材料必须经药品监督管理部门注册并获得《药包材注册证书》后方可进行生产。未经注册的药包材不得生产、销售、经营和使用。

国外企业、中外合资境外企业生产的首次进口药包材，必须有国家药品监督管理局核发的《进口药包材注册证书》，并经国家药品监督管理局授权的药包材检测机构检验合格后，方可在国内销售、使用。

3. 生产药包材的条件

申请单位必须是经注册的核发企业。企业应具备生产所注册的合理工艺、有关的洁净厂房、设备、检验仪器、人员、管理制度等质量保证的必备条件。

4. 使用药包材企业的注意事项

为了保证药包材不对药品构成危害，药品生产企业在使用药包材时，应特别注意以下几个问题。

① 凡直接接触药品的内包装材料、容器（包括黏合剂、衬垫、填充物等）必须无毒，与药品不发生化学反应，不发生组分脱落或迁移到药品中，以保证患者用药安全。

② 凡直接接触药品的内包装材料、容器（包括盖、塞、内衬物等）除抗生素原料药用的周转包装外，均不能重复使用。

③ 订购内包装材料、容器，必须在订购合同中明确包装材料的质量标准和卫生要求。

④ 对内包装材料、容器的洁净无菌化，要制定测定内包装材料、容器上附着微生物菌数的工作规程。

三、印刷性包装材料的管理

药品生产中使用印刷性包装材料的种类较多，有说明书、标签、直接印刷的包装材料、内包装容器说明物、封签、装箱单、合格证、外包装容器说明物、箱贴等。据调查，很多医疗事故造成的原因之一就是药品的印刷包装材料信息错误。因此，对印刷包装材料必须进行严格管理，尽可能避免和减少由此造成的混药和差错危险，以及文字说明不清对病人带来的潜在危险。一般来说，与药品直接接触的包装材料和印刷包装材料的采购、管理和控制要求与原辅料相同。

1. 印刷性包装材料的印刷管理

企业应制定印刷包装材料设计、审核、批准的操作规程，确保印刷包装材料必须与药品监督管理部门批准的内容、式样、文字相一致，并建立专门的文档，保存经签名批准的印刷包装材料原版实样。

印刷包装材料的版本变更时，应特别注意采取措施，确保产品印刷包装材料的版本正确无误。采用包装前按需打印方式管理的标签，应特别关注标签电子模板的管理，以防止版本控制和使用的错误。

如果标签由外部的印刷商负责印刷，应签订印刷商保密协议，防止标签（尤其是标签模板）被泄露；宜收回作废的旧版印刷模板并予以销毁。

2. 印刷性包装材料的储存、发放、使用与销毁管理

（1）储存　印刷包装材料应存放在足够安全的区域内，以免未经批准人员进入。切割式标签或其他散装印刷包装材料应分别置于密闭容器内储运，以防混淆。标签、说明书等应设专柜或专库贮存并由专人管理。

（2）发放　除检验取样，所有已入库的包装材料均须经质量部门批准放行并贴上绿色合格标签或限制性放行标签后，才可以领用出库，并执行先失效先出的原则。

印刷包装材料应由专人保管，按照操作规程和需求量计数发放，并进行数量平衡控制。采取措施避免混淆和差错，确保用于药品生产的包装材料正确无误。

生产部门凭"印刷包装材料核对清单"向仓库领取标签和其他印刷包装材料。"核对清单"和领料单一样，是批生产指令的重要组成部分。每个产品的每一种规格一般使用一张"核对清单"。印刷包装材料的代码和条码号预先打印在清单上。清单的基准稿由物料管理部起草，质量部审核批准。生产时，清单的复印件由物料管理部发往生产部，生产部凭此向仓库领取印刷包装材料。生产车间每批产品所需印刷包装材料的预计数量见"核对清单"，材料的批号和实发数由包装材料管理员填写并签名。在核对清单上贴上所发印刷包装材料的样张，以便生产车间核对。经计数的印刷包装材料应放在封口容器中连同核对清单一起发往生产车间。并应在核对清单上注明封签号，封口容器上应贴配料标签。

每批或每次发放的印刷包装材料或与药品直接接触的包装材料，均应有识别标志，标明所用产品的名称和批号。

（3）使用　车间应按"核对清单"检查印刷包装材料的品名、代码及数量。核对无误后，收料人在"核对清单"上注销封签号并签名。标签在使用前必须用条码机核对条码并加以计数。每卷标签的第一张及最后一张、合格证、说明书则贴在批包装记录的相应位置上。使用过程中的废标签也应计数。废标签的代码部分应撕下，贴在"批包装记录"的背面并注明报废总数。包装工段在完成包装作业后，将剩余的印刷包装材料进行清理及计数，放入密闭容器中退回仓库，然后按公式核算亏损。标签库在收到退回的印刷包装材料后，也应进行计数并对亏损情况进行复核。

企业可根据自身正常生产时的历史统计水平设定标签的偏差限度。如偏差出现负值，即退库标签数多于理论数，应返工检查是否漏贴标签。如未发现漏贴标签，应进行调查并作出相应说明。其他印刷包装材料的偏差限度一般可略高于标签。如超过偏差限度，必须立即向生产部门反馈并报告库区负责人。

（4）销毁　不合格的、过期或废弃的印刷包装材料或与药品直接接触的包装材料，应予以销毁并有相应记录。物料管理员根据检验报告及时填写"材料报废单"，内容包括：代码、批号、名称及规格、数量、检验号、报废原因。核对无误后，签名并将此单交材料记账员。包装材料销毁单示例见表 5-5。标签使用记录示例见表 5-6。

表 5-5 包装材料销毁单示例

名 称		物料号	
来料批号		内部批号	
供应商名称			
销毁部门		数量	
销毁原因			
销毁批准人		销毁方法	
批准日期			
销毁人		销毁日期	
监督人		日期	
备注			

表 5-6 标签使用记录示例

日期	领用量	所贴物料			使用数量		使用人	次品销毁人	销毁复核人	结存数	备注
		物料号	物料名称	产品批号	件数	正常使用数	次品数				

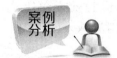

【案例分析一】　　　　　　　　　物料平衡计算示例

1. 物料平衡计算方法

(1) 配料物料平衡计算

$$配料平衡 = \frac{实际配料量(kg)}{批理论配料量(kg)} \times 100\%$$

配料物料平衡范围：99.5%～100.5%。

(2) 压片物料平衡计算

$$压片平衡 = \frac{成品片重量(kg) + 可回收量(kg) + 不合格品量(kg) + 废弃量(kg)}{领取颗粒重量(kg)} \times 100\%$$

压片物料平衡范围：98%～100%。

(3) 包装材料物料平衡计算

① 内包材物料平衡计算

$$内包材物料平衡 = \frac{PVC 剩余量(kg) + PTP 剩余量(kg) + 使用量(kg) + 废料量(kg)}{PVP 领用量(kg) + PTP 领用量(kg)} \times 100\%$$

内包材物料平衡范围：99.5%～100.0%。

② 外包装材料物料平衡计算

$$外包装材料物料平衡 = \frac{使用量+剩余量+残损量}{领用量+上批结余} \times 100\%$$

外包材物料平衡范围：100.0%。

（4）总物料平衡计算

$$总物料平衡 = \frac{成品产量}{理论产量} \times 100\%$$

物料平衡范围：97.0%～100.0%。

2. 技术经济指标

（1）成品率

$$成品率 = \frac{成品入库数量+留样量+取样量}{理论产量} \times 100\%$$

成品率范围：90.0%～102.0%。

（2）成本

$$成本 = \frac{车间成本(元)}{成品与入库数量(片)}$$

（3）一次合格率

$$一次合格率 = \frac{一次合格品数}{成品数} \times 100\%$$

【案例分析二】 2023年某制药企业有关"物料管理"方面的飞行检查结果

1. 主要问题

（1）物料标识管理不规范。固体制剂车间中间站、内包材暂存室内有进出台账登记，现场未见货位标识卡；制剂原料间个别物料标识卡无有效期及原厂批号标识。

（2）供应商资质审计管理不到位。供应商的《药品生产许可证》已过期。企业未与供应商签订质量保证协议。

（3）物料储存、发放管理不到位。温湿度表未按规定校验；库房未按规定做好温湿度记录；药品原料、PVC硬片及成品在同一待验区存放；退货原料未放在待验区；已过期产品未放在不合格区，与合格品混放；成品未按批号分别储存，发货时部分产品未遵循近效期先出的原则。

2. 处理措施

（1）责成当地食药监局做好监督整改工作，并加强日常监管。

（2）责成该药企限期整改。

思 考 题

1. 验收物料时要注意哪些问题？
2. 物料养护的职责有哪些？
3. 如何进行物料供应商的资质审计？
4. 管理印刷性包装材料时应注意哪些问题？

第六章　确认与验证

知识导图

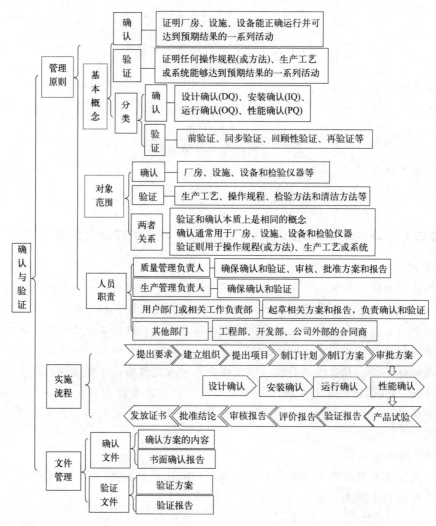

教学目标

1. 熟悉验证的意义，能熟练进行各种验证。
2. 能书写验证方案与验证报告。
3. 能进行厂房与设备的确认。

思政素质目标

培养创新、与时俱进、专注、敬业的工匠精神。

第一节　确认与验证的管理原则

2010 年版 GMP 中第七章"确认与验证"对企业确认和验证工作进行了较详细的规定，这些规定与欧美法规中的要求基本一致。其中包括了确认和验证的对象、目的、文件的要求、计划和实施，以及对确认和验证状态的维护等。

2010 年版 GMP 中有关确认与验证的规定如下：

第一百三十八条　企业应当确定需要进行的确认或验证工作，以证明有关操作的关键要素能够得到有效控制。确认或验证的范围和程度应当经过风险评估来确定。

第一百三十九条　企业的厂房、设施、设备和检验仪器应当经过确认，应当采用经过验证的生产工艺、操作规程和检验方法进行生产、操作和检验，并保持持续的验证状态。

第一百四十条　应当建立确认与验证的文件和记录，并能以文件和记录证明达到以下预定的目标：

（一）设计确认应当证明厂房、设施、设备的设计符合预定用途和本规范要求；

（二）安装确认应当证明厂房、设施、设备的建造和安装符合设计标准；

（三）运行确认应当证明厂房、设施、设备的运行符合设计标准；

（四）性能确认应当证明厂房、设施、设备在正常操作方法和工艺条件下能够持续符合标准；

（五）工艺验证应当证明一个生产工艺按照规定的工艺参数能够持续生产出符合预定用途和注册要求的产品。

第一百四十一条　采用新的生产处方或生产工艺前，应当验证其常规生产的适用性。生产工艺在使用规定的原辅料和设备条件下，应当能够始终生产出符合预定用途和注册要求的产品。

第一百四十二条　当影响产品质量的主要因素，如原辅料、与药品直接接触的包装材料、生产设备、生产环境（或厂房）、生产工艺、检验方法等发生变更时，应当进行确认或验证。必要时，还应当经药品监督管理部门批准。

第一百四十三条　清洁方法应当经过验证，证实其清洁的效果，以有效防止污染和交叉污染。清洁验证应当综合考虑设备使用情况、所使用的清洁剂和消毒剂、取样方法和位置以及相应的取样回收率、残留物的性质和限度、残留物检验方法的灵敏度等因素。

第一百四十四条　确认和验证不是一次性的行为。首次确认或验证后，应当根据产品质量回顾分析情况进行再确认或再验证。关键的生产工艺和操作规程应当定期进行再验证，确保其能够达到预期结果。

第一百四十五条　企业应当制订验证总计划，以文件形式说明确认与验证工作的关键信息。

第一百四十六条　验证总计划或其他相关文件中应当作出规定，确保厂房、设施、设备、检验仪器、生产工艺、操作规程和检验方法等能够保持持续稳定。

第一百四十七条　应当根据确认或验证的对象制定确认或验证方案，并经审核、批准。确认或验证方案应当明确职责。

第一百四十八条　确认或验证应当按照预先确定和批准的方案实施，并有记录。确认或验证工作完成后，应当写出报告，并经审核、批准。确认或验证的结果和结论（包括评价和建议）应当有记录并存档。

第一百四十九条 应当根据验证的结果确认工艺规程和操作规程。

中国 GMP 1998 年版第七章"验证"中有如下叙述，"第五十七条 药品生产验证应包括厂房、设施及设备安装确认、运行确认、性能确认和产品验证"，其中确认只是作为验证中的一个组成部分存在。而中国 2010 年版 GMP 对验证进行了重新的定义，并将确认作为一个独立的概念从验证中分离出来。其中规定：验证是有文件证明任何操作规程（或方法）、生产工艺或系统能达到预期结果的一系列活动；确认是有文件证明厂房、设施、设备能正确运行并可达到预期结果的一系列活动。

除了定义方面的更新，2010 年版 GMP 还将验证和确认的范围也进行了扩展。在确认中引入了设计确认的概念，从而将开发过程也列入了确认的范围。验证的范围也从单纯针对产品的生产验证扩展为包含所有的生产工艺、操作规程和检验方法，并且新增加了清洁程序验证的内容。此外，2010 年版 GMP 中还规定确认或验证的范围和程度应经过风险评估来确定，这一点也与近几年在国际制药行业中广泛应用的质量风险管理的概念相一致。

一、验证的历史发展

WHO 1992 年版 GMP 对验证作出如下定义："验证是指能证明任何程序、生产过程、物料、活动或系统确实能导致预期结果的有关文件证明的行为。"美国 FDA 公布《生产验证总原则指南》中对验证的定义是："一个有文件的记录和方案，它能使一项专利的工艺过程确实始终如一地生产出符合预定规定及质量标准的产品。"我国 GMP 对验证的定义是："证明任何程序、生产过程、设备、物料、活动或系统确实能达到预期结果的有文件证明的一系列活动。"

在 20 世纪 60 年代，美国 FDA 对药品质量合格与否的判断放在最终产品检验结果上。如果企业所生产的药品符合《美国药典》（USP）和处方集的要求，检验合格即判合格，反之，则为不合格。经过数年的管理和实践，美国 FDA 官员发现，被抽取检验的样品并不真正完全地反映同批样品的质量，并认真地调查和分析一系列严重的药品投诉事件，结果表明，引起多起事故发生的不合格药品，都混在抽样检查的合格药品中，而这些药品的生产过程中都有大量的隐患或事故发生。这一系列临床事故的发生成了修订美国药品管理法律法规的推动力。1962 年，美国国会认真听取美国 FDA 的报告并采纳了他们的建议，将 GMP 立法，并规定了药品生产的过程也必须符合规定要求，否则不管药品检验结果是否合格，美国 FDA 有权将不符合规定生产过程生产出来的药品视作伪劣药品而不予认可。回顾实践的过程，美国 FDA 官员认识到，把研判药品合格与否的立足点放在质量检验上，而不去认真研究生产工艺过程的本身的做法，至少是不完全的。因此，只有把研判药品合格与否的立足点放在质量保证上，质量检验作为必要的辅助手段，才是唯一可行的质量之路。GMP 中验证概念的引入，标志着质量管理中"质量保证"概念发展的新阶段，工艺验证是 GMP 发展史上新的里程碑。

美国提出验证的概念后，早期的验证重点放在灭菌工序的验证。到了 1976 年，在美国 FDA 公布的《药品工艺检查验证标准》中提出了工艺验证的概念，把验证工作扩展到药品生产过程中，到了 1987 年美国 FDA 发布了工艺验证总则指南，标志着验证工作在生产过程中正式规范地开展开来。1989 年，成品药品 GMP（联邦法规 21CRF211）有关验证的规范包括：样品批均一性及完整性、工艺验证、灭菌工艺验证、检验方法验证等，把验证工作推向药品过程以外如检验等方面。进入 20 世纪 90 年代，验证工作又有了很大的发展，世界上许多国家的 GMP 都对验证进行了规定，这使得验证活动走上了规范化、国际化的发展道路。

二、确认与验证的对象和范围

确认主要针对厂房、设施、设备和检验仪器。其中厂房和设施主要指药品生产所需的建筑物以及与工艺配套的空调系统、水处理系统等公用工程；生产、包装、清洁、灭菌所用的设备以及用于质量控制（包括用于中间过程控制）的检测设备、分析仪器等也都是确认的考察对象。

而验证主要考察生产工艺、操作规程、检验方法和清洁方法等。2010 年版 GMP 对计算机化系统进行了定义，其中虽未明确规定验证的要求，但在制药行业中通常认为计算机化系统也属于验证的范畴。确认或验证的范围和程度都应经过风险评估来确定，《药品生产质量管理规范》2010 年版第一百三十八条、第一百三十九条对此都作出了明确规定。

三、人员职责

根据中国 2010 年版 GMP，生产管理负责人和质量管理负责人都应确保完成各种必要的验证工作，确保关键设备经过确认；质量管理负责人还应负责审核和批准验证方案和报告。

通常，用户部门或相关工作（如生产、清洁等）的负责部门，负责进行厂房、设施、设备等的确认以及相关的验证，并起草相关的确认或验证方案和报告。

质量部门负责对确认或验证方案和报告进行批准。此外，确认和验证中也经常涉及工程技术部门、开发部门以及公司外部的合同商。

对于内部及外部人员的职责应在公司验证总计划或相关文件中作出规定。

第二节　确认与验证的实施

药品生产企业的验证不是随意的，而是经过仔细研究、周密部署，有计划分步骤认真实施的，因此，实施验证是严格按照规定好的程序进行的。

一、提出验证要求

验证要求的提出可以由药品生产企业相关部门如研究开发、生产技术、质量检验管理、工程维护、生产车间等，也可以由有关的项目小组以书面方式提出。

二、建立验证组织

企业按提出的验证要求成立验证小组，验证小组负责验证规程的制定和修订、验证方案的起草和协调、验证计划的制订和监督实施、验证文件的管理等。验证小组的领导工作由小组的负责人负责，验证小组代表了所有的主管部门。

三、制订确认和验证计划

所有的确认和验证活动都应有组织地按照计划进行准备和执行，并且活动应按照正式批准的程序和方法实施。所有对于确认和验证的组织、计划以及实施方式等的要求都应在验证总计划中进行描述。

2010 年版 GMP 中第一百四十五条和第一百四十六条对于确认和验证的计划作了明确规定。

1. 验证总计划要求

验证总计划是总结公司确认和验证的整体策略、目的和方法的文件。它的作用是确定确认和验证的策略、职责以及整体的时间框架。其一般要求包括如下。

① 应对所有的厂房、设施、设备、计算机化系统,与生产、测试或储存相关的规程、方法是否需要确认或验证进行评估。

② 确认。厂房、设施、设备等。

③ 验证。生产工艺、分析方法、清洁程序或计算机化系统等。

④ 应能反映上述确认和验证活动的状态。

⑤ 应有定期回顾。

⑥ 应能及时更新。

2. 验证总计划主要内容

验证总计划应是一个简洁清晰的概况性文件,其他文件(如公司政策文件、SOP、验证方案、报告等)中已经存在的内容只需在验证总计划中列出参考文件编号即可,不必重复内容。通常,验证总计划应包括以下内容。

(1) 概述

① 公司的确认和验证方针,对于验证总计划所包含的操作的一般性描述,位置和时间安排(包括优先级别)等。

② 所生产和检测的产品。

(2) 各部门的职责和组织结构

① 验证总计划。

② 起草确认和验证方案、报告。

③ 确认和验证的实施。

④ 批准确认和验证文件。

(3) 所有厂房、设施、设备、仪器等的清单以及确认的需求,应包含所有厂房、设施、设备、检验仪器等,以及对它们是否需确认的评估结论,确认的状态,下一次再评估或周期性再确认的日期(计划)。

(4) 所有工艺过程、分析方法和清洁程序的清单以及验证的需求,包含:所有生产工艺、分析方法、清洁/消毒/灭菌程序、其他过程(如运输),以及对它们是否需验证的评估结论,验证的状态,下一次再评估或周期性再验证的日期(计划)。

(5) 所有计算机化系统的清单以及验证的需求,包括:所有计算机化系统,以及对它们是否需验证的评估结论,验证的状态,下一次再评估或周期性再验证的日期(计划)。

(6) 确认和验证文件的格式:对确认和验证的方案及报告的格式进行规定。

(7) 制订上述确认和验证活动的计划,包括时间安排等。

除了上述的验证总计划外,企业还可以根据需要建立针对项目或针对特定产品的验证总计划。

四、确认

确认包括设计确认(DQ)、安装确认(IQ)、运行确认(OQ)和性能确认(PQ)。2010 年版 GMP 中第一百四十条对这几种类型的确认所应实现的目标已作了要求。

厂房、设施、设备等的生命周期包含设计、采购、施工、测试、操作、维护、变更以及退役,而确认工作应贯穿生命周期的全过程,确保生命周期中的所有步骤始终处于一种受控的状态。确认中的测试项目、范围和程度由风险分析而定。当发生变更时，应执行变更管理程序并通过风险评估确定是否需要进行再确认。通过图 6-1 可以看出确认与生命周期的对应关系。

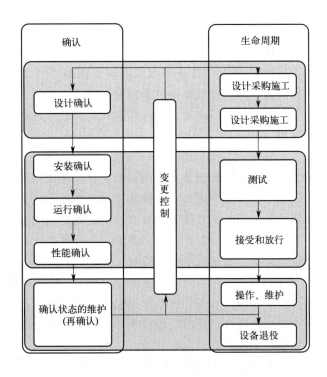

图 6-1　确认与生命周期的对应关系图

1. 设计确认（design qualification，DQ）

设计确认是证明厂房、辅助设施、设备的设计符合预定用途和 GMP 要求，新的厂房、设施、设备确认的第一步为设计确认。

设计确认是有文件记录的对厂房、设施、设备等的设计所进行的审核活动，目的是确保设计符合用户所提出的各方面需求，经过批准的设计确认是后续确认活动（如安装确认，运行确认，性能确认）的基础。通常，设计确认中包括以下的项目。

（1）用户需求说明文件（user requirement specification，URS）　用户需求说明文件是从用户角度对厂房、设施、设备等所提出的要求。需求的程度和细节应与风险、复杂程度相匹配，其中针对待设计的厂房、设施、设备等可以考虑以下内容。

① 法规方面的要求（GMP 要求、环保要求等）。

② 安装方面的要求和限制（尺寸、材质、动力类型、洁净级别等）。

③ 功能方面的要求。

④ 文件方面的要求（供应商应提供的文件及格式要求，如图纸、维护计划、使用说明、备件清单等）。

（2）技术规格说明文件（technical specification，TS）　技术规格说明文件是从设计者角度对厂房、设施、设备等怎样满足用户需求所进行的说明。技术规格说明应根据用户需求说明文件中的条款准备，其中应包括必要的技术图纸等。

（3）对比用户需求说明和技术规格说明　可采用表格的方式将需求条款与设计条款进行逐条的比对，并将对比的结果进行记录。为了方便对比以及对相应条款进行引用，建议对每一条需求和技术规格单独编号。

（4）风险分析　企业应通过风险分析确定后续确认工作的范围和程度，并制定降低风险的措施。降低风险的措施可以是确认中的某项具体测试，或者增加相应的控制或检查规程等，这些措施的执行情况需在后续的确认活动中进行检查。

对于标准化的设备，"设计"在很多情况下仅仅是对不同的型号进行选择的活动。在这样的情况下，设计确认的内容可以根据设备的复杂程度以及"客户化"的程度相对简化。例如，标准的或"低风险"的设备，可以将需求文件在采购文件之中进行描述，不需要单独建立用户需求说明或技术说明。

2. 安装确认（installation qualification，IQ）

安装确认是证明厂房、辅助设施和设备的建造和安装符合设计标准，制药企业应对新的或发生改造之后的厂房、设施、设备等进行安装确认。设备、设施、管路的安装以及所涉及的仪表应对照工程技术图纸及设计确认文件进行检查。供应商提供的操作指导、维护和清洁的要求等文件，应在安装确认过程中收集并归档。新设备的校准需求和预防性维护的需求应在这一阶段定义。安装确认至少应包括以下检查项目。

（1）到货的完整性　将到货的实物与订单、发货单、DQ 文件等进行对比；检查设计确认文件中所规定的文件（如操作说明、备件清单、图纸等）是否齐全。

（2）材质和表面　检查直接接触产品的设备材质类型和表面的光滑程度；检查可能对产品质量产生影响的其他物质，如润滑剂、冷却剂等。

（3）安装和连接情况　对照图纸检查安装情况（机械安装、电器安装、控制回路等）、加工情况（如焊接、排空能力、管路斜度、盲管等）、设备等的标识（内部设备编号的标识、管路标识等）；检查设备设施等与动力系统（如供电）的连接情况；检查设备设施等与公用设施（如压缩空气系统、冷水系统等）的连接情况。

（4）初始清洁　有针对初始清洁操作的 SOP、可接受标准及清洁记录。

（5）校准　列出厂房、设施、设备等包含的所有测量控制用仪表，进行校准需求的评估，对需校准的仪表等建立校准方法和可接受标准，并完成初始校准及记录。

（6）文件　收集及整理归档由供应商提供的操作指导、维护方面的要求；建立设备设施等的工作日志、技术图纸等的审核，确认为最新状态。

3. 运行确认（operational qualification，OQ）

运行确认应在安装确认完成之后进行，主要是证明厂房、辅助设施和设备的运行符合设计标准，其中的测试项目应根据对于工艺、系统和设备的相关知识而制定。测试应包括所谓的"最差条件"即操作参数的上下限度，例如最高和最低温度，而且测试应重复足够的次数以确保结果可靠并且有意义。

运行确认应至少包括以下内容。

（1）功能测试涉及　设备的基本功能；系统控制方面的功能（如报警、自动控制等）；安全方面的功能（如设备的急停开关功能、安全联锁功能等）。应有相应的测试方法、可接受标准和记录。

（2）培训　在运行确认结束之前，应确认相关人员的培训已经完成，其中应至少包括设备操作、维护、清洁以及安全指导方面的内容。

(3) 检查 OQ 中所使用到的测量用仪器，必须确保运行确认中所使用的测量用仪器仪表等都经过校准。

(4) 检查相关文件的准备情况，这些文件都应在运行确认结束前完成。包括如下方面。

① 操作规程。与设备设施操作、清洁相关的操作规程应在运行确认过程中进行完善和修改，并在运行确认结束之前完成。

② 预防性维护计划。新设备应加入企业预防性维护计划中，并且计划被批准。

③ 校准计划。需校准的项目应加入企业校准计划或系统中，并且计划被批准。

④ 监测计划。需进行日常监测的项目应加入日常监测计划中，并被批准。

4. 性能确认（performance qualification，PQ）

性能确认应在安装确认和运行确认成功完成之后执行，应能证明厂房、辅助设施和设备在正常操作方法和工艺条件下能持续有效地符合标准要求。尽管将性能确认作为一个单独的活动进行描述，在有些情况下也可以将性能确认与运行确认结合在一起进行。性能确认是通过文件证明当设备、设施等与其他系统完成连接后能够有效地可重复地发挥作用，即通过测试设施、设备等的产出物（例如纯化水系统所生产出的纯化水，设备生产出的产品等）证明它们正确的性能。

性能确认中，可以使用与实际生产相同的物料，也可以使用有代表性的替代物料如空白剂。测试应包含"最差条件"，例如在设备最高速度运行时测试。

5. 再确认

厂房、设施、设备等完成确认之后应通过变更管理系统进行控制，所有可能影响产品质量的变更都应正式地申请、记录并批准。厂房、设施、设备等的变更可能对产品质量造成影响时应进行评估，其中包括风险分析。通过风险分析确定是否需要再确认以及再确认的程度。

厂房、设施、设备等的初次确认完成之后，应对它们的确认状态进行维护。在没有发生较大的变更情况下，可以通过对维护、校准、工作日志、偏差、变更等的定期回顾，确保厂房、设施、设备等的确认状态。这种周期性的回顾可视为再确认。当发生改造、变更或反复出现故障时，需通过风险评估确定是否进行再确认，以及再确认的范围和程度。

6. 试运行（commissioning）

(1) 试运行 试运行是在进行确认时经常被提及的概念。

试运行是一种工程学方法，主要是针对工程和机械方面的检查和测试。它通过充分的计划、文件记录以及控制管理，将设施、系统和设备启动并移交至终端用户，并确保它们符合设计标准以及用户的需求。可以这样理解，在完成了试运行之后，设施、系统和设备等从机械和工程角度已经具备了使用条件。试运行应由供应商和用户的工程技术人员共同完成。

试运行中包括了验收阶段经常涉及的供应商工厂的验收测试（factory acceptance test，FAT）和用户工厂的验收测试（site acceptance test，SAT），常见的检测项目如下。

① 安装和文件的检查。检查到货情况和完整性以及供应商提供的文件；电气安装（测量仪器、传动装置、过程控制系统、安全装置、报警装置等）；机械安装（部件的标识、尺寸、安装和调整、配置、紧固度、排空能力、焊接材料、管路斜度等）；根据用户需求检查可清洁度；校准确定关键仪表或仪表回路，以及校准的范围和允许的最大误差范围。

② 建立必要的规程，如维护的规程。
③ 功能测试。测试每个单独组成部分的功能。
④ 根据功能规格检查完整系统的功能，包括过程控制系统、数据采集和监控系统、可编程的逻辑控制器等。
⑤ 检查操作的技术范围和限度。
⑥ 根据用户需求检查系统的性能。

（2）试运行与确认的关系　确认活动依据《药品生产质量管理规范》（GMP）执行，通过文件证明厂房、设施、设备等可以达到预期的结果。其重点考察可能影响产品质量的关键因素，这些关键因素通过风险分析进行确定。而试运行主要依据良好工程管理规范（GEP）执行，是在工程技术方面对厂房、设施、设备等进行的测试和接收，主要关注工程学方面的要求。例如，电路的连接及标识、液压系统等。

制药企业内的所有设备和设施都应通过风险评估判断它们的风险水平以及对产品质量的影响，只有那些对产品质量可能产生影响的设备和设施需要进行确认。因此并不是所有设备都需进行确认，但是从工程技术角度来说，所有的设施设备等在正式接收之前都应进行必要的技术检查。

设备安装调试完成后需进行设备验证工作，即安装确认（IQ）、功能确认（OQ）和运行确认（PQ），这3Q确认文件应依据《用户需求》《技术要求》和《设计确认》。在很多情况下，安装确认和运行确认是与试运行同时执行的，它们的内容存在重叠的情况，即试运行中的某些测试或检查项目与确认中的项目相类似，甚至完全相同。例如，检查并记录设备的型号、功率，与公用系统的连接等。但确认活动对文件的要求更为严格，同时要求质量部门参与。

五、验证

验证是质量体系中的一个基本要素，用来确保工艺、过程、方法或系统等能够实现预定的用途。常见的验证有：关于生产工艺的工艺验证，关于清洁程序的清洁验证，关于分析方法的分析方法验证，关于计算机化系统的计算机化系统验证。

（一）工艺验证

所有市售药物产品或药物中间体的生产过程都需要验证。生产工艺中涉及的可能影响最终产品质量的因素应在工艺的开发阶段确定，在开发结束之后通过工艺验证对这些因素的影响进行系统化的评估。

中国GMP（2010年版）关于工艺验证的规定如下：

第一百四十条　（五）　工艺验证应当证明一个生产工艺按照规定的工艺参数能够持续生产出符合预定用途和注册要求的产品。

第一百四十一条　采用新的生产处方或生产工艺前，应当验证其常规生产的适用性。生产工艺在使用规定的原辅料和设备条件下，应当能够始终生产出符合预定用途和注册要求的产品。

第一百四十二条　当影响产品质量的主要因素，如原辅料、与药品直接接触的包装材料、生产设备、生产环境（或厂房）、生产工艺、检验方法等发生变更时，应当进行确认或验证。必要时，还应当经药品监督管理部门批准。

第一百四十三条　确认和验证不是一次性的行为。首次确认或验证后，应当根据产品质量回顾分析情况进行再确认或再验证。关键的生产工艺和操作规程应当定期进行再验证，确保其能够达到预期结果。

1. 工艺验证的类型

工艺验证通常可以按照以下三种方式进行：前验证（也可被称为前瞻性验证或预验证）、同步验证和回顾性验证。

（1）前验证　针对新的生产工艺或当工艺发生重大变化时所进行的工艺验证应采用前验证的方式，在验证成功结束之后才可以放行产品。工艺验证中所生产的产品批量应与最终上市的产品批量相同。通常，工艺验证要求进行连续三个成功批次的生产。

（2）同步验证　在某些非常特殊的情况下也可以接受通过同步验证的方式进行工艺验证，即在常规生产过程中进行验证。同步验证中生产的产品如果符合所有验证方案中规定的要求，可以在最终验证报告完成之前放行。进行同步验证的决定必须合理、有文件记录并且经过质量部门批准。同步性验证方法适用于以下情况。

① 由于需求很小而不常生产的产品，如"孤儿药物"，即用来治疗罕见疾病的药物或每年生产少于3批的产品。

② 生产量很小的产品，如放射性药品。

③ 从前未经验证的遗留工艺过程，没有重大改变的情况下。

④ 已有的、已经验证的工艺过程发生较小的改变时。

⑤ 已验证的工艺进行周期性再验证时。

（3）回顾性验证　有些历史遗留的产品未进行工艺验证。这些工艺过程在满足以下条件时可以通过对历史数据回顾的方式进行回顾性验证。

① 一直按照市售产品批量规模进行生产，能够很好地理解生产中的工艺过程都已记录下来。

② 有通过药典规定或经过验证实验方法进行检测所得到的充足可靠的验证数据。

③ 对关键程序参数和关键质量特性做了规定并进行了控制。

④ 建立了工艺过程的中间控制和可接受标准。

⑤ 没有由于操作失误和设备故障之外引起的任何工艺过程或产品失败。

⑥ 在产品生产中应用的药物活性成分的杂质谱图已经建立。

⑦ 同时还应具备：工艺过程没有重大的历史改变；所有关键工艺参数和关键质量特征都可以作为有代表性的历史数据；执行回顾性验证的决定应得到质量部门批准。

此类验证活动只适用于成熟的已进行常规生产的工艺，当发生产品组分变更、操作规程、方法或设备变更时不允许使用回顾性验证。回顾性验证基于历史数据，所涉及的过程应包括准备验证方案、报告数据回顾的结果、作出相应的结论和建议。

回顾性验证的数据来源包括以下内容。

① 批生产过程记录和包装过程记录。

② 过程控制图表。

③ 以往数据资料。

④ 变更控制记录，如工艺过程仪器、设备和设施的变更记录。

⑤ 工艺过程的性能表现，如工艺能力分析。

⑥ 已完成产品的数据，包括趋势和稳定性结果。

回顾性验证中所选的批次应能代表回顾周期内生产的所有批次，包括不符合质量标准的批次，并且批数应足够多。此外，为了获得足够数量或种类的数据，回顾性验证可能需要对留样进行额外测试。通常，回顾性验证需通过 10～30 个连续批次的数据进行检查，但如果有合理的理由，批数可以减少。

2. 工艺验证的前提

工艺过程验证的前提条件包括以下几个方面。

① 已经批准的主生产处方、基准批记录（master batch record，原版空白批记录）以及相关的 SOP。

② 基准批记录的建立应基于组方和工艺规程，它应该带有专门、详细的生产指导和细则，须建立于验证方案起草之前，并在工艺过程验证开始前得到批准。基准批记录中需规定主要的工艺参数，例如活性原料和辅料的量，包括造粒和包衣过程所需溶液的量，确定关键工艺过程参数以及参数范围。

③ 设备确认（包括实验室设备）。在生产工艺过程验证前，所有参与验证的设施、设备、系统（包括计算机化系统）都必须完成设备确认。设备确认完成的情况应包括在工艺验证方案中。

④ 可能影响工艺验证的支持性程序（如设备清洁、过滤、检查和灭菌）都须事先经过确认或验证。

⑤ 关键仪表都已经过校准。

⑥ 终产品、过程中间控制检测、原料和组成成分都应该具备经过批准的标准。

⑦ 购买、储存并批准工艺验证所需的原料和组成成分。

⑧ 使用经过验证的检验方法。

⑨ 参加验证的人员须在工作前进行培训，并将培训记录存档。

3. 工艺验证的主要内容

工艺验证应对可能影响产品质量的关键因素进行考察，这些因素应通过风险评估进行确定，至少包括如下内容。

① 起始物料。一般来说，起始物料如果具备下列特点，则被认为是关键起始物料。起始物料的波动可能对产品质量产生不良影响；起始原料决定了产品的关键特性，例如缓释制剂中影响药物释放的材料。因此，应对产品配方中的所有起始物料进行评估，以决定其关键性。应尽可能在工艺验证的不同批次中使用不同批的关键起始物料。

② 工艺变量。如果工艺变量的波动可能对产品质量产生显著影响，则被认为是关键的工艺变量。在验证方案中，应对每一个关键变量设置特定的接受标准。关键工艺变量应通过风险评估进行确定，整个生产过程从起始物料开始，到成品结束都需要包含在风险评估中。常见的关键工艺变量包括：工艺时间、温度、压力；电导率；pH 值；不同工艺阶段的产率；微生物负荷；已称量的起始原料、中间物料和半成品的储存时间和周期；批内的均匀性，通过适当的取样和检测进行评估。

③ 中间控制。在工艺验证中应对重要的生产过程中间影响因素进行监控，并对结果进行评估。这在后面的实例分析中加以了描述。

④ 成品质量测试。产品质量标准中所有的检测项目都需要在验证过程中进行检测。测试结果必须符合相关的质量标准或产品的放行标准。

⑤ 稳定性研究。所有验证的批次都应通过风险分析评估是否需执行稳定性考察，以及确定稳定性考察的类型和范围。

⑥ 取样计划。工艺验证过程中所涉及的取样应按照书面的取样计划执行，其中应包括取样时间、方法、人员、工具、取样位置、取样数量等。通常，工艺验证应采用比常规生产更严格的取样计划。

⑦ 设备。在验证开始之前应确定工艺过程中所有涉及的设备，以及关键设备参数的设定范围。验证范围应包含"最差条件"，即最有可能产生产品质量问题的参数设定条件。

此外，对验证结果进行评估时可以采取对比的方式识别质量方面的波动。例如，首次验证所生产的产品应与用于药品申请时所生产的产品（关键批或生物等效批）质量进行对比。由于工艺变更引起的再验证，验证产品应与变更前的产品质量进行比较。

4．工艺验证文件

（1）验证方案，内容包括如下方面。

① 将要使用的验证方法的描述，如预验证、回顾性验证、同步性验证，并带有对所选方法的理由说明。

② 产品描述，包括产品名称、剂型、适用剂量和待验证基准批记录的版本。

③ 过程流程图表，说明关键过程步骤以及监控的关键过程参数。

④ 原料列表，包括参考标准和物料代码，如物料清单。

⑤ 参与验证的设备和设施列表，以及是否经过确认。

⑥ 所有用于验证的测试设备仪表都应该在校验有效期内。

⑦ 产品的定义。终产品的标准、中间过程控制标准、已有药品的相等性。

⑧ 关键过程参数和操作范围，包括对其范围的理由说明或包含理由说明的其他参考。

⑨ 文件。验证涉及的所有文件，如文件名称、文件编号等。

⑩ 可接受标准。如重量差异可接受标准、微生物可接受标准等。

⑪ 取样计划，包括形式、数量和样品数，特殊取样及操作要求。

⑫ 稳定性测试要求。若无要求，方案须包含对这一决定的评估理由。

⑬ 记录和评估结果的方法，如统计分析。

⑭ 对均匀性研究的要求或现行研究的参考。

⑮ 验证方案须清楚定义试验条件，并且说明在验证中如何达到这些条件。

（2）验证报告，内容包括如下方面。

① 题目、批准日期和文件编号。

② 验证目标和范围。

③ 验证实验实施的描述。

④ 结果总结。

⑤ 结果分析。

⑥ 结论。

⑦ 偏差和解决方法。

⑧ 附件（包括原始数据）。

⑨ 参考资料（包括验证方案号和版本号）。

⑩ 对需要纠正缺陷的建议。

5．生产工艺再验证

生产工艺的再验证主要针对以下两种情况。

(1) 当发生可能影响产品质量的变更或出现异常情况时,应通过风险评估确定是否需进行再验证,以及确定再验证的范围和程度。可能需要进行再验证的情况包括如下方面。

① 关键起始物料的变更,可能影响产品质量的物理性质如密度、黏度或粒度分布。
② 关键起始物料生产商的变更。
③ 包装材料的变更,例如塑料代替玻璃。
④ 扩大或减小生产批量。
⑤ 技术、工艺或工艺参数的变更,例如混合时间的变化或干燥温度的变化。
⑥ 设备的变更,例如增加了自动检查系统。设备上相同部件的替换通常不需要进行再验证,但可能影响产品质量的情况除外。
⑦ 生产区域或公用系统的变更。
⑧ 发生返工或再加工。
⑨ 生产工艺从一个公司、工厂或建筑转移到其他公司、工厂或建筑。
⑩ 反复出现的不良工艺趋势或偏差、产品质量问题或超标结果。这些情况下应先确定并消除引起质量问题的原因之后再进行再验证。
⑪ 异常情况,例如在自检过程中或工艺数据趋势分析中发现的异常情况。

(2) 周期性的再验证 生产工艺在完成首次验证之后,应定期进行再验证以确定它们仍保持验证状态并仍能满足要求,再验证的频率可以由企业根据产品、剂型等因素自行制定。周期性的再验证可以采用同步验证的方式、回顾的方式或二者相结合的方式进行,方式的选择应基于品种和剂型的风险。如果采用回顾的方式,回顾时需考虑以下内容。

① 批生产过程记录和包装过程记录。
② 过程控制图表,以往数据资料。
③ 变更控制记录,如工艺过程仪器、设备和设施。
④ 工艺过程的性能表现,如工艺能力分析。
⑤ 已完成产品的数据,包括趋势和稳定性结果。
⑥ 前次验证中定义的纠正或预防性措施,如适用。
⑦ 工艺验证状态的变更。
⑧ 召回、严重偏差以及确定的由相应工艺导致的超标结果(放行时或稳定性测试中)、合理的投诉以及退货也应进行评估。
⑨ 放行测试、稳定性考察及/或中间过程控制数据的趋势。
⑩ 与工艺相关的质量标准限度、检验规程、验证文件的当前状态。

6. 工艺验证实例

【例 6-1】 直接压片工艺验证

以产品 A 为例,其工艺为干法压片工艺,其中活性成分占总片重不足 25%。下面将围绕关键工艺步骤对工艺过程中的工艺参数及中间控制标准进行验证。

(1) 直接压片工艺流程图

称量 → 过筛 → 混合 → 分料 → 压片

以上流程图中,混合过程、分料过程、压片过程为关键工艺步骤,下面将对这三个步骤的验证项目及验证标准进行讨论。

(2) 验证项目

① 混合过程。在直接压片工艺中,混合是相当关键的步骤。对于小剂量药物,混合显得更为重要。如果混合不均匀,会对产品的安全性和有效性带来风险。

在生产过程中有的时候是一步混合,有的时候是几步混合。一步混合是把过筛后的物料直接转移至混合容器中,在指定的参数下进行混合。几步混合是指先把一部分物料转移至混合容器中,在指定参数下进行混合,然后再加入某些物料、润滑剂、崩解剂等再在指定的参数下混合。毋庸置疑,当只有一步混合的时候,在混合完成时,评估物料是否混合均匀比较容易完成。但是当存在几个混合阶段时,我们需要在哪一步评估呢?企业一般选择最后一步混合评估物料是否混合均匀。

验证的目的:确定混合参数。

关键工艺参数:混合时间、混合转数。

验证方法:按生产指令依次加入物料,然后在规定转速下混合 x 转或混合 x 分钟。按计划在混合容器中取样。

验证的项目:混合均匀度。

检测方法:经验证的测定混合均匀度的方法。

接受标准:含量均匀度为 85%~115%,RSD≤5.0%。当第一份样品检测不合格时,应按照质量风险管理程序进行调查,确定非实验室偏差后再对第二份、第三份样品同时进行检验,对三份样品的数据进行评估,确定是否符合要求。

取样计划:取样时间,最终混合阶段的各个验证点;取样点,根据混合容器的构造,设计取样点,但是取样点必须有代表性;取样量,1~3 倍单位剂量,每个点取样 3 份。

假定验证的混合转数分别为 80r/min、100r/min 和 120r/min,那么当混合至 80 转时,取样检测;然后继续混合至 100 转,取样检测;继续混合至 120 转时,在混合容器中取样检测。

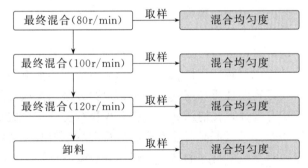

② 分料过程。有的企业混合完成后,直接把混合容器转移至压片工序进行压片,这时候就不存在卸分料过程。有的企业混合容器不能直接转移至压片工序,需要把物料分卸到几个小型的中转容器中。由于颗粒或物料的大小、形状和密度不同,可能在分离流动或震荡的过程中将粗糙和精细的物料分开,导致物料分离或分层,所以也需要对卸料过程进行验证,证明物料不会分层。

验证的目的:评估卸料过程中物料是否分层。

验证方法:卸料后在中转容器中取样。

验证的项目:混合均匀度。

检测方法:同混合阶段。

接受标准：同混合阶段。

取样计划：取样时间，分料阶段的各个验证点；取样点，根据中转容器的构造，设计取样点，但是取样点必须有代表性；取样量，1~3倍单位剂量，每个点取样3份。

③ 颗粒的存放时间。企业根据自身的生产经验，以及根据车间的生产安排情况进行颗粒的存放周期验证。例如，某车间混合完成后，一般在7天内就进行压片，那么在进行验证时，可以进行为期7天或9天的存放周期验证。

验证的目的：确定物料在车间正常条件的存放周期。

验证方法：取验证批的一部分物料，把物料置于车间存放一定的周期。

验证项目：颗粒的形状、水分、含量、有关物质。

取样位置：颗粒表面下 x 厘米（有代表性的位置）。

接受标准：颗粒无结块，水分、含量、有关物质符合标准要求。

④ 压片过程。在正常的企业大生产中，压片阶段的中间控制很多，这些中间控制都要在验证中得到证实。

验证的目的：确定压片过程的工艺参数。

关键工艺参数：压片机转速、加料器转速、主压力、预压力。

验证方法：按验证参数进行压片。

验证项目：片子的常规检验（外观、片重、片子的重量差异、片厚、硬度、脆碎度）、含量变化、含量均匀度、崩解或溶出、水分等。

接受标准：按处方研发的标准控制压片过程中片子的标准。

取样计划：取样频率高。

（二）清洁验证

1. 清洁验证的一般要求

清洁验证是通过文件证明清洁程序有效性的活动，它的目的是确保产品不会受到来自同一设备上生产的其他产品的残留物、清洁剂以及微生物污染。

2010年版GMP中对清洁验证有如下要求。

第一百四十三条 清洁方法应当经过验证，证实其清洁的效果，以有效防止污染和交叉污染。清洁验证应当综合考虑设备使用情况、所使用的清洁剂和消毒剂、取样方法和位置以及相应的取样回收率、残留物的性质和限度、残留物检验方法的灵敏度等因素。

为了证明清洁程序的有效性，在清洁验证中应至少执行连续三个成功的清洁循环。

对于专用设备，清洁验证可以不必对活性成分进行考察，但必须考虑清洁剂残留以及潜在的微生物污染等因素，对于一些特殊的产品，还应考查降解产物。对于没有与药物成分接触的设备，如加工辅料用的流化床或包衣片所使用的包装设备，清洁验证也可以不必对活性成分进行考查，但必须考虑清洁剂残留及微生物污染等因素。

清洁验证中需对下列放置时间进行考察，进而确定常规生产中设备的放置时间。

① 设备最后一次使用与清洁之间的最大时间间隔（"待清洁放置时间"）。

② 设备清洁后至下一次使用的最长时间间隔（"清洁后放置时间"）。

2. 清洁验证的前提条件

进行清洁验证的前提条件如下。

① 清洁程序已批准，其中包括关键清洁程序的参数范围。

② 完成风险评估。对于关键操作、设备、物料包括活性成分、中间体、试剂、辅料、

清洁剂以及其他可能影响到清洁效果的参数必须进行风险评估。

③ 分析方法经过验证。

④ 取样方法已经批准,其中包括取样规程和取样点。

⑤ 验证方案已经批准,其中包括可接受标准(根据不同设备制定)。

3. 测试项目

清洁验证中涉及的测试项目应根据产品的类型通过风险分析而定,通常需考虑以下内容:目测检查;活性成分残留;清洁剂残留;微生物污染;难清洁并可能对后续产品造成不良影响的辅料,如色素或香料。

4. 取样

清洁验证中应用的取样方法应作详细规定并且经过批准,选择取样方法时应考虑残留物和生产设备的特性。

(1) 化学成分残留取样 应根据残留物的性质以及生产设备的特点选择取样和测试方法。常用的取样方法包括擦拭法和淋洗法。由于残留物在设备表面并不是均匀分布的,因此,选择取样点时应考虑"最差条件",例如最难清洗的材质或位置。

① 擦拭法是通过使用棉签等取样工具蘸取适当的溶剂对规定面积的设备表面进行擦拭的取样方法。

② 淋洗法是通过使用适当溶剂对设备表面淋洗之后收集淋洗液的取样方法。其中包括收集清洁程序的最终淋洗水或清洁后使用额外溶剂淋洗的方式。

收集最终淋洗水的方法适用于淋洗水能够接触到全部设备表面的清洁方法,如在线清洗(cleaning in place,CIP)方法。采用额外溶剂淋洗的方法因较难控制取样面积,不推荐作为首选的取样方法,尽量选择擦拭法。

(2) 微生物污染取样 根据生产设备和环境条件,可采用擦拭法(使用无菌棉签擦拭)、接触平皿法或淋洗法进行微生物取样。取样点中应包括最差条件,如最难清洁的位置或最难干燥的位置。

5. 可接受标准

国内外的法规中都未对清洁验证的可接受标准进行明确规定,企业可以根据产品、剂型等实际情况制定清洁验证的可接受标准,一般有以下方式。

(1) 目测标准 设备清洁后无可见残留,包括所有类别的外来物质,如水、试剂、溶剂、化学物质等。

(2) 活性成分残留水平(针对制剂产品) 活性成分的可接受标准应根据前一产品的药理活性、毒性以及其他的潜在污染因素确定。常用的方法有以下3种:一般标准、基于日治疗量的计算标准、基于毒性数据的计算标准。其中一般标准和基于日治疗量的计算标准较为常用。

① 一般标准。通常,待清除产品(即前一产品)活性成分在后续产品中出现应不超过 10mg/kg(=10ppm)。

② 基于日治疗量的计算标准。如果后一产品以及待清除的活性成分的日剂量已知,则最大允许携带量[maximum allowable(acceptable/allowed)carryover,MACO]可以通过前一产品的最小单剂量(minimum single dose,MSD)与后一产品的最大日服用量(maximum daily dose,MDD)根据下列公式计算。如后一产品为 Y,前一产品为 X,则:

$$MACO = \frac{MSD(X) \times 1000000}{MDD(Y) \times SF}$$

式中，MACO 为最大允许携带量，mg/kg；MSD(X) 为活性成分，mg；MDD(Y) 为最大日服用量，如每日服用的总片重，mg；1000000 为 mg 与 kg 的换算因子；SF 为安全因子。

应根据后续生产的产品类型和应用方式（如口服、外用或注射用）确定安全因子。作为推荐，制剂的安全因子可设为 1000。当 SF＝1000 时，可接受的最大允许携带量为后一产品日最大剂量中前一产品最小单剂量的 1/1000。

(3) 可接受的微生物限度　企业制定清洁验证的微生物限度时可以考虑产品、剂型、清洁方法的特点以及环境级别等因素。如果没有其他特殊考虑因素，建议根据生产区域的洁净级别选用 2010 年版 GMP 附录 1 中的表面微生物限度（见表 6-1）。

表 6-1　表面微生物限度标准

洁净度级别	表面微生物 接触碟(ϕ55mm)/(cfu/碟)	洁净度级别	表面微生物 接触碟(ϕ55mm)/(cfu/碟)
A	<1	C	25
B	5	D	50

6. 测试和结果的评估

清洁验证中应采用验证过的分析方法对残留物或污染物进行测试，可接受限度应根据所涉及的产品的特性而定。

应使用专属性的分析方法如色谱法对残留物进行测试。如果使用非专属性的测试方法如总有机碳法、电导率法或紫外吸收法，则应证明结果与专属方法的测试结果等效，或者采用最差条件对结果进行评估。例如，使用总有机碳法测量淋洗液中活性成分残留含量时，无法区分测试到的碳是来自前一产品的活性成分、辅料还是清洁剂。这种情况下，最差条件意味着测试出的总有机碳全部认为来自前一产品的活性成分。

计算单位面积上污染物的残留量时，设备的总面积应为后一产品生产所涉及的所有设备面积之和。因为受到设备表面的类型和特性（材料、粗糙程度）、取样（包括取样方法和取样材料）和分析方法等的影响，残留物的测量值通常低于真实值。因此应通过真实值与测量值之间的比例关系计算出真实值，从而将计算结果修正到更接近真实值的水平，即对结果进行补偿。这个比例关系被称作回收因子（recovery factor，RF）。

回收因子为污染物（活性成分或清洁剂）残留量的实际值与残留量的测量值之间的比值。

$$RF = \frac{残留量的实际值}{残留量的测量值}$$

回收因子应通过分析方法验证而得到，在方法验证时应针对不同的取样方法以及不同的表面材质分别测试回收因子。如果测得的回收因子＞2，通常应考虑选择其他更合适的取样和分析方法。残留量（mg/m²）应按照下列公式进行修正计算：

$$X = \frac{RP \times RF}{AP}$$

式中，X 为残留量（修正值）；AP 为取样面积；RP 为样品中检出的残留量（测量值）；RF 为回收因子。

7. 分组概念

同一个清洁程序可能会应用在不同的产品、工艺和设备上。在清洁验证时不必针对每个独立的因素分别进行测试，而可以选择一个"最差的条件"，例如，最难清洁的产品或最难清洁的设备。通过只对"最差条件"进行测试，进而推断清洁方法对于其他条件同样有效。这样的操作方式称为"分组"。分组时可以考虑以下因素。

① 剂型。

② 活性成分的含量，例如配方相同但活性成分含量不同的产品。

③ 生产设备，如将相同或相似的设备进行分组。

④ 清洁方法，如对使用相同清洁方法的几个相似产品进行分组。

最差条件的选择包括：

① 待清除物质的溶解性，如最难清除的活性成分。

② 待清除物质的毒性。

③ 设备尺寸和结构，如最大的接触面积或最难清洁的表面。

8. 清洁验证文件

(1) 清洁验证方案　应经过质量部门正式批准。清洁验证方案中应规定清洁程序验证的细节，其中应包括：

① 验证的目的。

② 执行和批准验证的人员职责。

③ 对所使用的设备的描述。

④ 生产结束至开始清洁的时间间隔（待清洁放置时间）。

⑤ 每个产品、每个生产系统或每个设备所使用的清洁规程。

⑥ 需连续执行的清洁循环的数量。

⑦ 常规监测的要求。

⑧ 取样规程，包括选择特定取样方法所依据的原则。

⑨ 明确规定取样位置。

⑩ 计算结果时所用的回收因子。

⑪ 分析方法，包括检测限度和定量限度。

⑫ 可接受标准，包括设定标准的原则。

⑬ 根据分组原则，验证可以涵盖的其他产品、工艺或设备。

⑭ 再验证的时间。

(2) 清洁验证报告　验证之后应起草最终的清洁验证报告，其中应包括清洁程序是否通过验证的明确结论。应在报告中确定对于验证过的清洁程序的使用限制。报告应经过质量部门的批准。

9. 再验证

已验证过的清洁程序通过变更管理进行控制。当下列情况发生时，需进行清洁程序的再验证。

① 当清洁程序发生变更并可能影响清洁效果时，如清洁剂的配方发生变化或引入新的清洁剂或清洁程序参数发生改变时。

② 当设备发生变更并可能影响到清洁效果时。

③ 当分组或最差条件发生变化并可能影响到验证结论时，如引入新产品或新设备而形

成了新的"最差条件"时。

④ 当日常监测中发现异常结果时。

每个清洁程序应定期进行再验证,验证的频率由企业根据实际情况制定。对日常清洁程序监测结果的回顾可以作为周期性再验证。与在位清洁系统相比,手工清洁方法应采取更高频率的再评估。

六、确认与验证过程中的偏差处理

确认和验证方案的执行过程中出现的异常情况或偏差(如未按照方案执行或出现超标结果)应进行记录。根据异常或偏差的情况,可能需要采取进一步的调查、纠正措施。针对发生的异常或偏差,应至少记录发生位置、时间、发现的人员、可能的原因、调查结果以及纠正措施等。所有的异常或偏差都应在确认和验证报告中进行汇总,并对确认和验证的结果进行评估。

第三节 确认与验证的文件管理

确认和验证的文件是厂房、设施、设备等的重要的 GMP 文件,应根据相关的标准操作规程建立并保存,文件应能反映出厂房、设施、设备、工艺、分析方法、清洁程序的确认或验证状态。应确保在它们生命周期以及退役后的一段时间之内确认和验证文件被妥善地保存。

确认和验证的活动应按照书面的确认和验证方案执行。方案中详细规定如何执行确认和验证活动;方案应被审核及批准;方案中应规定关键的步骤以及可接受标准。应根据方案起草确认和验证报告,其中包括对于结果的总结、对于偏差或异常情况的评估以及对于确认和验证的最终结论。

一、确认的文件(确认方案和报告)

确认方案一般应由用户部门负责起草,并经过质量部门的批准。确认活动应在方案批准之后执行。

1. 确认方案中通常应至少包括以下内容。

① 确认的原因、目的、范围等。

② 对于待确认的厂房、设施、设备等的描述(其中包括对关键参数或功能的说明)。

③ 人员职责。

④ 时间计划。

⑤ 风险评估(确定关键参数或功能以及相应的降低风险的措施)。

⑥ 测试内容和可接受标准。

⑦ 附件清单。

2. 应建立书面的确认报告

确认报告应以确认方案为基础。确认报告中应对所获得的结果进行总结、对所发现的偏差进行评价,并得出必要的结论。报告中应包括纠正缺陷所需的变更的建议。任何对确认方案的变更都应进行记录并有合理解释。通常,确认报告应至少包括以下内容。

① 对测试结果的总结。

② 对结果的评估。

③ 验证中出现的偏差情况。

④ 风险分析中确定的降低风险措施的执行情况。

⑤ 确认的最终结论。
⑥ 附件清单。

二、验证的文件（验证方案和报告）

验证应按照书面并且经过批准的流程执行，验证文件应有独立的文件编号，并且应至少经过质量部门的审核和批准。以下仅列出了通用的验证文件应涉及的项目，针对具体类型的验证文件可作具体要求。

1. 验证方案

验证方案是一个授权的计划，其中描述了所有验证过程中必需的测试项目以及可接受的标准。此文件一般由以下部分组成。

① 验证的原因和类型。
② 对于待验证的工艺、规程、方法或系统的简要描述。
③ 风险分析的结果，其中应描述关键工艺参数。
④ 所需采用的分析方法。
⑤ 所需使用的设备类型。
⑥ 需取的样品。
⑦ 需测试或监测的产品特性，以及测试的条件和测试规程。
⑧ 可接受标准。
⑨ 时间安排。
⑩ 人员职责。
⑪ 验证开始执行的前提条件。
⑫ 验证方案的附件清单（例如图纸、取样计划等）。

2. 验证报告

验证报告至少应包括如下内容。

① 对于验证前提的执行情况的确认。
② 验证方案中规定的中间过程控制及最终测试中获得的结果，包括出现的任何失败的测试或不合格的批次。
③ 对所有获得的相关结果的回顾、评估以及与可接受标准的对比。
④ 对于验证方案的偏差或验证活动中出现的偏差的评估，以及未完成的改正或预防性措施的清单。
⑤ 验证报告的附件清单及额外的参考文件（如实验室报告、报表等）。
⑥ 对于整个验证的正式批准或拒绝。

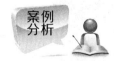

【案例分析一】　　　　　　　　设备清洁验证方案示例

旋转式压片机清洁验证方案

1. 适用范围

本验证方案适用于三车间 ZPY-124 型旋转式压片机的清洁验证。

2. 职责

生产技术部：负责清洁验证方案的起草及验证的实施。

质量部 QC：负责按计划完成清洁验证中的相关检验任务，确保检验结果的正确可靠。

QA 验证管理员：负责验证工作的管理，协助清洁验证方案的起草，组织协调验证工作，并总结验证结果，起草验证报告。

质量部经理：负责清洁验证方案及报告的审核。

质量总监：负责清洁验证方案及报告的批准。

3. 概述

(1) 三车间现采用旋转式压片机进行氯霉素的压片，是生产单一品种的专用性设备，为了防止不同批号的氯霉素糖衣片之间由于压片机的清洁达不到要求而致污染，通过对 ZPY-124 型旋转式压片机的实验，对《旋转式压片机清洁 SOP》进行验证。

(2) 严格按《旋转式压片机清洁 SOP》对压片机进行清洁，清洁后的评估项目包括物理外观检查、微生物限度检查。如果清洁后各评估项目均达到预先设定标准，则说明按该清洁程序对设备的清洁效果具有良好的重现性。

4. 验证目的

(1) 通过物理外观检查（目检）来考查按《旋转式压片机清洁 SOP》清洁压片机的外观清洁效果，以表明本清洁方法能够满足生产该产品的工艺要求。

(2) 通过检测消毒后旋转式压片机取样部位的菌落数来证明其消毒效果。

5. 执行的清洁程序

《旋转式压片机清洁 SOP》。

6. 关键部位的确定

(1) 压片机清洁后其清洁部位有加料斗、加料器、前罩及前罩座、模圈、上冲头、下冲头、中模及滤尘袋等。

(2) 根据该设备的结构特点，确定该设备的中模及转台平面是关键部位，即以该部位为取样部位。

7. 物理外观检查

取样：清洁结束后，在关键部位用清洁白绸布进行擦拭取样。

检验方法：目视检查法。

可接受标准：目视检查加料斗、加料器、前罩及前罩座、模圈、上冲头、下冲头等应无残留药粉、无污迹，其中压片机转台平面使用清洁白绸布擦拭后绸布应无可见污迹。

8. 微生物验证

取样：清洁结束后，用灭菌棉签蘸取少量无菌生理盐水，在转台及中模表面按 $25cm^2$/棉签进行擦拭取样，取样面积为 $100\ cm^2$，取样后将棉签放入 100 ml 无菌生理盐水中，振摇 1min 静置 10min 后作为供试液。

检验方法：菌落计数法。

可接受标准：$\leqslant 100\ cfu/10cm^2$。

9. 验证的实施

(1) 每批氯霉素糖衣片压片结束后，收集旋转式压片机的清洁验证数据并作为评估单位，连续取 3 批作试验；清洁方法见《旋转式压片机清洁 SOP》，取样及检验方法见上述。

(2) 记录验证数据见表6-2。

表6-2　旋转式压片机清洁验证结果

批号	取样部位	物理外观检查	检测时间
		可接受标准：目视检查加料斗、加料器、前罩及前罩座、模圈、上冲头、下冲头等应无残留药粉、无污迹，其中压片机转台平面使用清洁白绸布擦拭后绸布应无污迹	
		检测结果	
	中模、转台表面		
	中模、转台表面		
	中模、转台表面		
检测人		复核人	
结论			
批号	取样方法	微生物限度检查	检测时间
		可接受标准：≤100 cfu/10cm^2	
		检测结果	
	棉签取样法		
	棉签取样法		
	棉签取样法		
检测人		复核人	
结论			
负责人：			年　　月　　日

(3) 分析数据，综合整个验证过程，得出验证结论。

10．相关执行文件

《旋转式压片机清洁SOP》。

【案例分析二】 2023年4月某省某药企飞行检查中有关"确认与验证管理"的检查结果

1．主要问题

(1) 企业未对明胶空心胶囊铬含量的检验方法进行方法学确认。

(2) 沸腾干燥机清洁验证中，未考察该设备附属的捕尘袋的清洁且未进行清洁效果考察。

(3) 纯化水系统消毒方式为在循环管理中通入臭氧，但纯化水系统验证中未对消毒时臭氧浓度和消毒后的臭氧残留进行确认。

(4) 制剂车间空调净化系统再确认中无布点图，CT-C-Ⅱ热风循环烘箱清洁验证方案中取样点示意图未标注取样点。

(5) 未制订年度验证总计划。

2．处理措施

(1) 责成当地食药监局做好监督整改工作，并加强日常监管。

(2) 责成该药企限期整改。

思 考 题

1. 如何正确理解验证与确认的概念?
2. 验证是如何进行分类的?
3. 清洁验证的内容有哪些?
4. 工艺验证有哪些方法?
5. 如何进行设备确认?

第七章 文件管理

知识导图

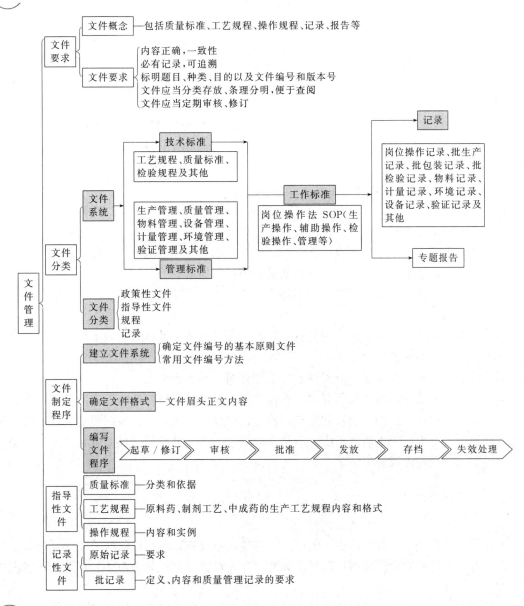

教学目标

1. 了解文件的种类和制定程序。
2. 熟悉文件的书写格式和要求,能够按要求起草文件。

思政素质目标

培养求真务实精神，增强行业认识，形成职业认同。

第一节　文件的要求

文件管理是质量管理系统的基本组成部分，涉及 GMP 的各个方面，与生产、质量、储存和运输等相关的所有活动都应在文件系统中明确规定。所有活动的计划和执行都必须通过文件和记录证明。良好的文件和记录是质量管理系统的基本要素，应精心设计、制定、审核和发放文件。文件应按照操作规程管理，内容应清晰、易懂，并有助于追溯每批产品的历史情况。GMP 中所指的文件包括质量标准、工艺规程、操作规程、记录、报告等。

与 1998 年版 GMP 相比较，中国 2010 年版 GMP 增加了质量标准、批包装记录的具体要求，同时对文件管理的基本要求、工艺规程和批生产记录的内容作了更为详尽的描述。

GMP（2010 年版）对文件制定作了总的原则要求：

第一百五十条　文件是质量保证系统的基本要素。企业必须有内容正确的书面质量标准、生产处方和工艺规程、操作规程以及记录等文件。

第一百五十一条　企业应当建立文件管理的操作规程，系统地设计、制定、审核、批准和发放文件。与本规范有关的文件应当经质量管理部门的审核。

第一百五十二条　文件的内容应当与药品生产许可、药品注册等相关要求一致，并有助于追溯每批产品的历史情况。

第一百五十五条　文件应当标明题目、种类、目的以及文件编号和版本号。文字应当确切、清晰、易懂，不能模棱两可。

第一百五十六条　文件应当分类存放、条理分明，便于查阅。

第一百五十七条　原版文件复制时，不得产生任何差错；复制的文件应当清晰可辨。

第一百五十八条　文件应当定期审核、修订；文件修订后，应当按照规定管理，防止旧版文件的误用。分发、使用的文件应当为批准的现行文本，已撤销的或旧版文件除留档备查外，不得在工作现场出现。

第二节　文件的分类

为确保质量管理系统的有效性，能够全面体现质量管理系统组织结构的文件系统是十分重要的。为了方便有效地管理药厂数量庞大的文件，可以将文件分为图 7-1 所列四个层次进行管理。

质量管理系统中要建立哪些文件呢？企业要根据自己质量管理系统的范围而定。不同企业之间文件名称可能有所差别，但只要有相应内容的文件即可。具体负责部门，企业可根据各自公司的组织结构而定。需注意，一些与 GMP 不直接相关的领域，如临床研究、开发、IT 领域、市场和销售，与质量相关的活动也必须有相应的文件和记录。

在药品生产过程中，一般来说，根据文件管理的四个层次可以把 GMP 所要求的文件分为四类。

1. 政策性文件

它是公司最高管理层负责批准的文件，此类文件不需要频繁修订。公司政策综述主要定义了政策框架、基本原则和目标。不涉及具体的系统、工艺或要求。如，质量手册、工厂主文件、工作职责说明书、质量目标等。

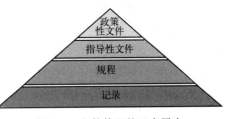

图 7-1 文件管理的四个层次

2. 指导性文件

指导性文件定义了通用性工艺和总体要求或职责，是基于政策内容，由相关管理人员负责编写的。根据政策变更、注册要求、法规更新或新的客户要求，随时进行修订或定期回顾更新。如，生产处方、设备的维护和校准、确认和验证、变更管理、偏差管理、质量标准、监测等。

3. 规程

是基于指导文件的内容，由相关的操作部门负责编写，根据实际情况随时进行修订或定期回顾更新。具有详细的操作要求和规程，包括通用性工艺的详细说明及工厂或某职能的内部标准操作。如，操作程序。

4. 记录

是基于规程内容进行编订的，可根据实际情况随时进行修订或定期回顾更新。是所有与 GMP 相关活动的记录文件，以及提供这些活动的历史和相关情况。如，批生产记录等。

根据公司的规模、组织架构和活动范围，以上四类文件可以有交叉和合并，如指导文件和规程可以合并为一类。有一些企业根据自身的情况使用标准管理规程和标准操作规程两类的文件结构也是可以的。

根据建立的四级文件结构确定每一级别中具体需要编写和执行的文件。

第三节 文件制定程序

GMP（2010 年版）对文件制定程序作了明确要求：

第一百五十三条 文件的起草、修订、审核、批准、替换或撤销、复制、保管和销毁等应当按照操作规程管理，并有相应的文件分发、撤销、复制、销毁记录。

第一百五十四条 文件的起草、修订、审核、批准均应当由适当的人员签名并注明日期。

作为一个管理规范的 GMP，当然要求制药企业必须具备与生产药物相匹配，至少能达到全面保证药品质量所要求的硬件配置。但是，另一方面，就药品的质量保证而言，高质量的药品是在一系列人与物的有机活动中规范地制造出来的，其中影响最大的莫过于联系人和硬件的管理软件。药品生产企业在 GMP 实施过程中，硬件是基础，软件是保证，人员是关键。软件管理的基点是建立一个合理、规范、完整的文件系统，使管理的各个环节都有章可循。因此，文件编制应注重真实性、可靠性、科学性，使一个行动只有一个标准，标准程序化、规范化，做到查有据、行有迹、追有踪。此外，文件的制定也要有一个起草、审核、批准、生效、失效废除和存档等的程序，并严格执行。

一、建立文件系统

文件是指一切涉及药品生产、管理的书面文件标准和标准实施过程中的记录。它涉及GMP的所有方面，要使文件系统化、条理化、规范化的总原则是：文件与文件之间应注意衔接，尽量减少交叉重复，避免互相矛盾。标准与记录的关系体现为：记录的依据是标准；标准执行的结果是记录；记录必须与标准保持一致；每份操作均应有记录。

1. 确定文件编号的基本原则

（1）系统性　统一分类、编号。

（2）准确性　文件与编号相对应，某文件终止使用时，此文件编号即告作废，并不得再次起用。

（3）可追溯性　根据文件系统规定，可随时查找某一文件或查询某文件的变更历史。

（4）稳定性　文件编号系统一旦确定，不得随意变动，应保持系统的稳定性，以防止文件管理的混乱。

2. 常用文件编号方法

采用编码、流水号、版本号相结合的方式，其中编码由文件性质、部门代号、文件类别组成，应注意便于识别文件的文本、类别。如，"文件性质"可用SOP、SMP、STP、SRP或O、M、T、R表示；"部门代号""文件类别"可用英文缩写字母或拼音缩写字母，也可用阿拉伯数字表示；版本号应统一；记录的编号可另设系统，也可在相应的文件后加注。

【例7-1】　质量标准　　　　STP-QC-001-01

设备管理制度　　SMP-EM-001-00

设备清洁规程　　SOP-EC-001-01

3. 列出文件目录

在编写文件前，根据GMP要求和企业内部实际生产管理情况，统一确定文件编号方法，分部门或类别列出文件目录。文件的编号、标题应体现文件的性质。

① 岗位操作法或标准操作程序应按生产岗位和操作单元制定；工艺规程应按产品品种制定，根据《中华人民共和国药品管理法》第四十四条规定，药品应当按照国家药品标准和经药品监督管理部门核准的生产工艺进行生产。

② 设备操作、清洗、维护规程应按每台设备制定。

③ 质量标准、检验操作规程应分成品、中间体、原料、辅料、包装材料、工艺用水等几大类，按品种或项目逐一制定。

【例7-2】　操作规程目录：

清洗和更换工作鞋、工作服的标准操作规程；

清洗剂、消毒剂的使用规程；

洁净区人员的出入规程；

有关药品的返工规程；

中间产品和物料的交接规程；

成品入库、贮存及发放规程；

物料退库操作规程；

原料、辅料和包装材料的发放规程；

用户意见处理规程；

培养基的配制规程。

【例 7-3】 表格目录：

成品放行通知单；

退货（收回）记录；

不合格品台账；

包装材料销毁单；

原辅料销毁记录；

物料接收和取样记录；

成品出入库台账。

二、确定文件格式

文件的格式应在文件管理规程中明确规定。

1. 文件眉头示例

标题						编号	
						版本号	
制定人		审核人		批准人		生效日期	
日期		日期		日期		修订日期	
起草部门				颁发部门			
分发部门				页码			

2. 正文内容

正文内容根据不同的文件类别有各自的具体内容，在本章后续的第四节、第五节中加以详细说明。

三、编写文件程序

在编写文件内容时，应该做到：写我要做的，做我所写的，记我所做的；文件标题、类型、目的、范围、责任应有清楚的陈述；条理清晰，层次分明；文件用语确切、语句通顺、容易理解；文件内容准确，具有可操作性；文件如需记录，栏目要全、有足够空间；文件的格式、所用纸张的质量与大小力求统一，便于印刷、复制和填写。

同设施、设备和程序的管理一样，文件管理也有相应的生命周期过程，见图 7-2。通过整个文件生命周期过程的分阶段控制，确保文件管理符合相应的法规和程序要求。

1. 文件起草

文件起草是建立新文件、对已有文件进行更新或定期回顾的过程。药品生产企业应成立一个专门的文件起草领导机构，在这个机构的统一领导和协调下，由文件主要使用部门挑选具有相当学历和资历、对所负责的工作有深刻研究的人员起草，以保证文件内容的准确性、可操作性。

2. 审核

起草工作完成后，由文件起草或颁发部门组织进行会稿。根据会稿所提出的意见和建议，文件起草人进行修订。修改后的文件由文件起草部门负责人审阅再交 QA 负责人或 GMP 主管部门负责人审核。文件审核包括以下两个方面。

（1）格式审核　对照已规定的文件标准格式检查相应的内容，如，文件编号、版本号、字体、字号等。

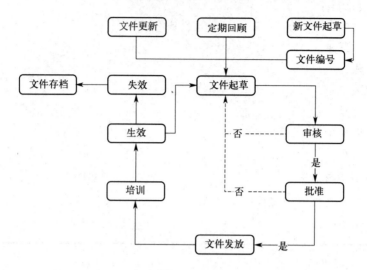

图 7-2 文件管理生命周期示意图

(2) 内容审核 从法规、技术和管理的角度，确认文件内容。应注意文件内容的可行性，语言是否简练、易懂、确切，应注意与其他文件的衔接、有无相悖的含义。

3. 批准

文件在使用前必须经过批准，批准人应当是相应部门或领域的负责人。一般来说，部门内部文件由部门负责人批准，跨部门文件由企业负责人或其授权委托人批准。

4. 文件发放、培训和生效

(1) 文件发放 文件经批准后、在文件执行之日前应发放到各工作现场。可根据需要发放文件的纸质版本或授权进入计算机化的文件管理系统查阅文件，如发放纸质文件，则发放的文件应有原印章，同时收回旧文件，不能同时有两个版本的文件在工作现场出现；如需向公司外部使用者提供文件，应有明确规定；文件发放应有相应的记录。

(2) 培训 为保证文件内容的执行，必须明确文件的培训要求。在文件生效日期前组织相关人员进行培训、考核，并有相应的记录。

(3) 生效 生效日期当天文件生效，正式按文件规定内容执行。因在文件生效之前均需要经过适当培训，所以通常情况下文件批准后至生效前需要有一定的时间间隔，如批准日期后 4 周。即设定"批准日期"规定时间段后的日期为文件生效日期，这可由文件管理人员根据批准日期设定。根据具体情况也可以另行规定，如批准日期即为文件生效日期。

5. 失效

文件失效后，要及时撤销，防止错误使用失效版本的文件。

6. 文件存档

按规定对文件进行保存和归档。

7. 定期回顾

根据规定时限，对文件进行定期回顾，检查文件内容是否是最新的，是否适用。

对于以上不同生命周期过程的具体描述，在确保文件处于受控状态的前提下，企业可根据自身的实际情况制定相应的管理程序要求。

8. 文件记录的保存

文件记录的保存可以是纸质原件或电子表格或准确的副本，如影印件、缩影胶片、单片缩影胶片或原件的其他精确复制品。关于文件记录的保存期限，对于与批相关的文件和与批不相关的文件有不同的要求。

（1）批相关的文件　国内关于批相关文件保存期限的要求，只在 2010 年版 GMP 中有以下描述，"与本规范有关的每项活动均应有记录，所有记录至少应保存至药品有效期后一年，确认和验证、稳定性考察的记录和报告等重要文件应长期保存，以保证产品生产、质量控制和质量保证等活动可以追溯"。

（2）批不相关的文件　对于批不相关的文件，相关法规对保存期限没有具体的规定。各公司需要依据产品、工艺的特点等因素，制定相应的保存年限，保证产品生产、质量控制和质量保证等活动可以追溯。有一些文件，如政策、指导文件、SOP 和基准批记录等，应有变更历史记录，记录应长期保存。

第四节　指导性文件

指导性文件是由国家、地方及企业所颁布和制定的技术规范、准则、规定、办法、标准和程序等书面文件，包括产品工艺规程、质量标准（原料、辅料、包装材料、半成品、中间体、成品等）、操作规程等。

一、质量标准

GMP（2010 年版）关于质量标准的规定如下。

第一百六十四条　物料和成品应当有经批准的现行质量标准；必要时，中间产品或待包装产品也应当有质量标准。

第一百六十五条　物料的质量标准一般应当包括：

（一）物料的基本信息：

1. 企业统一指定的物料名称和内部使用的物料代码；
2. 质量标准的依据；
3. 经批准的供应商；
4. 印刷包装材料的实样或样稿。

（二）取样、检验方法或相关操作规程编号。

（三）定性和定量的限度要求。

（四）贮存条件和注意事项。

（五）有效期或复验期。

第一百六十六条　外购或外销的中间产品和待包装产品应当有质量标准；如果中间产品的检验结果用于成品的质量评价，则应当制定与成品质量标准相对应的中间产品质量标准。

第一百六十七条　成品的质量标准应当包括：

（一）产品名称以及产品代码；

（二）对应的产品处方编号（如有）；

（三）产品规格和包装形式；

（四）取样、检验方法或相关操作规程编号；

（五）定性和定量的限度要求；

（六）贮存条件和注意事项；

（七）有效期。

物料的质量标准比较多，根据 GMP 的规定，物料的质量标准必须符合药品标准、包装材料标准、生物制品规程或有关的其他标准。企业执行的物料标准有国际标准、国家标准、地方标准、企业标准等，但国家标准是最基本的标准，企业在制定物料标准时无论运用何种标准，都必须以国家标准为基本标准。这在第二章第一节中已有详细介绍。

质量标准详细阐述了生产过程中所用物料或所得产品必须符合的技术要求。质量标准是质量评价的基础，是保证产品质量、安全性、有效性和一致性的重要因素。

根据 2010 年版 GMP 的要求，质量标准通常包括以下几类。

① 物料质量标准：包括原辅料、与药品直接接触的包装材料、印刷包装材料的质量标准。

② 中间产品和待包装产品的质量标准。

③ 成品的质量标准。

这些质量标准的制定依据主要如下。

① 国家药品标准（包括：药典和药品标准）。

② 中国国家标准（GB）。

③ 中国行业标准（例如，药包材行业标准，YBB）。

④ 产品的官方注册文件。

⑤ 根据药品成品的销售地点，需考虑其他各国药典（如《欧洲药典》《美国药典》《日本药局方》《英国药典》等）或国际标准。进口药品包装材料应同时符合进口药品包装材料标准。

质量标准需根据药典、国家标准或注册文件的变化，进行相应的修订。当药典或有关文件更新时，应检查每个物料相对应的专论、方法等，以确定是否需要更新质量标准。

在药典要求变更后，应进行相应物料的影响分析。

二、工艺规程

工艺规程是指为生产特定数量的成品而制定的一个或一套文件，包括生产处方、生产操作要求和包装操作要求，规定原辅料和包装材料的数量、工艺参数和条件、加工说明（包括中间控制）、注意事项等内容。

GMP（2010 年版）关于工艺规程的规定如下：

第一百六十八条 每种药品的每个生产批量均应当有经企业批准的工艺规程，不同药品规格的每种包装形式均应当有各自的包装操作要求。工艺规程的制定应当以注册批准的工艺为依据。

第一百六十九条 工艺规程不得任意更改。如需更改，应当按照相关的操作规程修订、审核、批准。

第一百七十条 制剂的工艺规程的内容至少应当包括：

（一）生产处方：

1. 产品名称和产品代码；

2. 产品剂型、规格和批量；

3. 所用原辅料清单（包括生产过程中使用，但不在成品中出现的物料），阐明每一物料的指定名称、代码和用量；如原辅料的用量需要折算时，还应当说明计算方法。

（二）生产操作要求：

1. 对生产场所和所用设备的说明（如操作间的位置和编号、洁净度级别、必要的温湿度要求、设备型号和编号等）；

2. 关键设备的准备（如清洗、组装、校准、灭菌等）所采用的方法或相应操作规程编号；

3. 详细的生产步骤和工艺参数说明（如物料的核对、预处理、加入物料的顺序、混合时间、温度等）；

4. 所有中间控制方法及标准；

5. 预期的最终产量限度，必要时，还应当说明中间产品的产量限度，以及物料平衡的计算方法和限度；

6. 待包装产品的贮存要求，包括容器、标签及特殊贮存条件；

7. 需要说明的注意事项。

（三）包装操作要求：

1. 以最终包装容器中产品的数量、重量或体积表示的包装形式；

2. 所需全部包装材料的完整清单，包括包装材料的名称、数量、规格、类型以及与质量标准有关的每一包装材料的代码；

3. 印刷包装材料的实样或复制品，并标明产品批号、有效期打印位置；

4. 需要说明的注意事项，包括对生产区和设备进行的检查，在包装操作开始前，确认包装生产线的清场已经完成等；

5. 包装操作步骤的说明，包括重要的辅助性操作和所用设备的注意事项、包装材料使用前的核对；

6. 中间控制的详细操作，包括取样方法及标准；

7. 待包装产品、印刷包装材料的物料平衡计算方法和限度。

工艺规程是产品设计、质量标准和生产、技术、质量管理的汇总，是企业组织和指导生产的主要依据和技术管理工作的基础，是产品的"蓝图"或"模子"，它是药品设计和生产方法设计的结果。制定生产工艺规程的目的，是为药品生产各部门提供必须共同遵守的技术准则，以保证生产的药品批与批之间尽可能地与原设计相吻合，保证每一药品在有效期内保持规定的质量。如果没有一个完整、科学的生产工艺规程，生产和质量管理就无法正常进行。工艺规程应进行定期回顾，通过变更管理控制其改变。

1. 生产工艺规程的内容和格式

根据 2010 年版 GMP 及企业通常的文件规定的要求，工艺规程的内容和格式应包括以下几个部分。

（1）概述　封面和首页：封面上应明确本工艺是某一产品的生产工艺规程。首页内容相当于说明或企业通知各下属部门执行本规程的文件，包括批准人签章及批准日期等。

目录：工艺规程内容可划分为若干单元，目录中注明标题及所在页码。

（2）正文　正文是生产工艺规程的核心部分，内容应包括：品名（包括化学名、国际非专利药品名及商品名，产品代码）；剂型、规格、处方、批量；产品特性概述，包括产品的物理特性描述，如外观、颜色、形状、单位重量等；详细的生产步骤说明，如物料的核对、预处理、加入物料的顺序、混合时间、温度等；所用原辅料清单，包括生产过程中可能消失、不在成品中出现的物料；阐明每一物料的指定名称、唯一的代码和用量；如原辅料的用量需要折算时，还应说明计算方法；中间产品、成品、工艺用水、包装材料的质量标准和技术参数；贮存的注意事项；理论收得率、计算收得率和实际收得率的计算方法；物料平衡计算方法和限度；对生产场所和所用设备的说明，如操作间的位置和编号、洁净度级别、必要的温湿度要求、设备型号、设备台数和编号等；包装操作要求；人员定岗设置要求；批准生产的日期和文件编号。实际上，原料药生产工艺规程、制剂生产工艺规程以及中成药生产工艺规程的内容和格式由于自身的特点有所不同。

（3）补充部分　附录：一方面是对正文内容的补充，另一方面是用以帮助理解正文中的有关内容。

附加说明：说明生产工艺规程起草的单位和部门，负责解释的单位和部门。

附页：供修改时登记批准日期、文号、内容等使用。

2. 原料药生产工艺规程的内容和格式

① 产品概述。

② 原辅料、包装材料规格、质量标准。

③ 化学反应过程（包括副反应）及生产流程图（工艺及设备流程）。

④ 生产工艺过程和质量控制检查（包括中间体检查），中间体和成品质量标准。

⑤ 技术安全与防火（包括劳动保护、环境卫生）。

⑥ 综合利用（包括副产品回收处理）与"三废"治理（包括"三废"排放标准）。

⑦ 操作工时与生产周期。

⑧ 劳动组织与岗位定员。

⑨ 设备一览表及主要设备生产能力（包括设备规格型号）。

⑩ 原材料、动力消耗定额和技术经济指标。

⑪ 物料平衡（包括原料利用率的计算）。

⑫ 附录或附页。

3. 制剂生产工艺规程的内容和格式

① 生产工艺流程和质量控制检查（包括中间体或半成品的检查方法和控制）。

② 操作过程及工艺条件。

③ 处方及依据。

④ 设备一览表及主要设备生产能力。

⑤ 技术安全、工艺卫生及劳动保护。

⑥ 技术经济指标的计算。

⑦ 包装要求、标签、说明书与贮存方法。

⑧ 成品、半成品、原辅料、包装材料的质量标准、消耗定额及技术指标。

⑨ 附录或附页。

4. 中成药生产工艺规程的内容和格式

① 产品概述。

② 处方和依据。

③ 工艺流程图。

④ 原药材的整理炮制。

⑤ 制剂操作过程及工艺条件、工艺卫生要求。

⑥ 原辅料规格（等级）、质量标准和检查方法。

⑦ 成品、半成品的质量标准和检查方法。
⑧ 包装材料和包装规格、质量标准。
⑨ 说明书、产品包装文字说明和标志。
⑩ 设备一览表及主要设备生产能力。
⑪ 劳动组织、岗位定员、工时定额与产品生产周期。
⑫ 技术安全及劳动保护。
⑬ 原辅料、包装材料及动力消耗定额。
⑭ 综合利用和环境保护。
⑮ 附录或附页。

【例 7-4】 工艺规程举例

标题：头孢呋辛钠的生产工艺规程		
起草人：	日期：	编号：
部门审核：	日期：	批准人：
QA 审核：	日期：	执行日期：
印数： NO： 共 页 第1页		发放至：

目 录

1. 产品名称及概述
2. 原辅材料、包装材料及质量标准
3. 化学反应过程及生产流程图
4. 工艺过程
5. 质量控制检查、成品质量标准
6. 技术安全与防火
7. 综合利用与"三废处理"
8. 操作工时与生产周期
9. 劳动组织与岗位定员
10. 设备一览表及主要设备生产能力
11. 原材料、动力消耗定额和技术经济指标
12. 物料平衡
13. 包装要求、贮存条件
具体内容略过。

三、操作规程

2010 年版 GMP 中定义，"标准操作规程是经批准用来指导药品生产活动的通用性文件，如设备操作、维护与清洁、验证、环境控制、取样和检验等"。标准操作规程是企业活动和决策的基础，是确保每个人正确、及时地执行质量相关的活动和流程。

标准操作规程根据企业的规定应该有相应的模板和编写要求，一般情况下应包括以下内容。

（1）每页
① 文件题目/文件编号/版本号。
② 第几页/共几页。

（2）封面页　根据 2010 年版 GMP 要求一般包括的内容如下。
① 公司名称。
② 文件类型——标准操作规程。
③ 文件题目/文件编号/版本号。
④ 第几页/共几页。
⑤ 适用范围。
⑥ 生效日期。
⑦ 回顾日期。
⑧ 参考文件或替代文件编号。
⑨ 作者、审核人和批准人签名/日期。
⑩ 文件发放。

（3）正文
① 目的。描述文件的目标。
② 定义/缩略语。解释文件中的定义和缩略语，便于文件的理解。
③ 职责。描述程序中执行者和参与者的责任，如果任务可授权需要明确指出；描述文件改版、检查和批准的职责。
④ 设备及材料。描述规程执行的过程中需要使用的设备或材料。
⑤ 步骤（尽量使用表格、清单和流程图，清晰描述）。描述需要完成的任务和达成的目标；使用物料和设备的质量标准；可接受标准，时间要求；使用的文件、表格和模板；偏差处理。
⑥ 附件。包括数据信息、工作流程，如表格、清单等。
⑦ 培训要求。描述所需部门以及需培训的岗位。
⑧ 变更历史。包括文件编号；版本号；变更描述；生效日期。

【例 7-5】　标准操作程序举例

标题：纯化水制备标准操作程序					
起草人：		日期：		编号：	
部门审核：		日期：		批准人：	
QA 审核：		日期：		执行日期：	
印数：	NO：	共　页	第 1 页	发放至：	

1　目的
保证工艺用水质量符合工艺要求。
2　范围
适用于水站制纯化水过程。
3　责任人
水站当班人员。
4　程序内容
具体内容略。

第五节　记录性文件

一、原始记录要求

记录是反映实际生产活动实施结果的书面文件，药品生产的所有环节，从生产到检验到销售都要有记录可查证追溯。记录必须真实、完整，才可以体现生产过程中的实际情况。各企业在符合相关法律法规要求的前提下，可根据自身的实际情况做出相应的规定。

记录在使用和填写时的一般要求总结如下。

① 使用的记录格式为经过批准的格式。所记录的信息应及时、真实、清晰、正确、完整。

② 不可使用不规范的缩写去记录文字或单位（如物理或化学单位），填写记录时应注意数字单位及有效数字与要求一致。

③ 在记录中工整地书写文字或数据，正常情况下应使用蓝色或黑色，应使用字迹不能擦掉或消退的笔（尽量使用签字笔）。

④ 内容与上项相同时应重复抄写，不得用"…"或"同上"等表示。

⑤ GMP文件记录不允许使用废纸。

⑥ 只有由本人获得的数据，才可填入记录中。

⑦ 记录应按表格内容填写齐全。

⑧ 如果操作不需执行，相应的空格用斜线划掉，并签名和日期，必要时写上不需填写的原因。

⑨ 所有文件和记录必须有总页数和页码，如果页数不够可以加附加页。

⑩ 与产品放行相关的数据从原始数据记录转移到报告单或数据处理系统时，如果数据转移人没有进行测量或测试或运行的操作，或转移的时间超过一天，则需要经过第二人的复核签名。

⑪ 结果页需和该记录文件一起保存，如果单独保存必须指明地点和保存期限。

⑫ 理论上，原始数据的更改是不应发生或不可能发生的。

⑬ 原始数据只能在例外的情况下被更正，例如输入错误或书写错误。

⑭ 如果输入的更正是必要的，更正后原来的信息应仍可读，更正人应签名和日期。

⑮ 应记录更正原因，如打印错误、数字调换，或抄写错误。

⑯ 禁止覆盖，删除或涂抹任何已填写的数据信息，更改信息数据应用单线划掉需要更改的内容，在其上、下或旁边写上正确的内容，并签名、注明日期和更正原因。

二、批记录

根据 2010 年版 GMP 的规定，批记录（batch record，BR）是记述每批药品生产、质量检验和放行审核的所有文件和记录，可追溯所有与成品质量有关的历史和信息。每批药品都应有批记录，包括：批生产记录、批包装记录、批检验记录、药品放行审核记录、其他与本批产品有关的记录文件。

通过批记录可以追溯所有与产品生产、包装和检验相关的历史和信息，特别是当产品在销售过程中出现质量问题时。

（一）有关批和批号的定义

批是指经一个或若干加工过程生产的、具有预期均一质量和特性的一定数量的原辅料、包装材料或成品。为完成某些生产操作步骤，可能有必要将一批产品分成若干亚批，最终合并成为一个均一的批。在连续生产情况下，批必须与生产中具有预期均一特性的确定数量的产品相对应，批量可以是固定数量或固定时间段内生产的产品量。

例如：口服或外用的固体、半固体制剂在成型或分装前使用同一台混合设备一次混合所生产的均质产品为一批；口服或外用的液体制剂以灌装（封）前经最后混合的药液所生产的均质产品为一批；容量注射剂以同一配液罐最终一次配制的药液所生产的均质产品为一批；粉针剂以一批无菌原料药在同一连续生产周期内生产的均质产品为一批；冻干产品以同一批配制的药液使用同一台冻干设备在同一生产周期内生产的均质产品为一批；眼用制剂、软膏剂、乳剂和混悬剂以同一配制罐最终一次配制所生产的均质产品为一批。

批号为用于识别一个特定批的具有唯一性的数字和（或）字母的组合。

（二）批生产记录和批包装记录

药品的生产过程一般来说可分为制造与包装两个阶段，与制造相比，包装操作过程较单纯。然而从保证质量的角度看，包装却是最易于产生混药的事故的过程，所以对包装操作也要实行严格的管理，这就是为什么大部分GMP均要求制药企业同时有批生产记录与批包装记录的原因。批生产记录与批包装记录是一组证明且记录生产与包装作业满意完成了每一步骤的文件。其主要内容一般如下。

1. 每页

包括：物料号；产品名称；规格；生产批号；文件编号（包括版本号）；页号/总页数；批准签名。

2. 封面页

包括：物料号；产品名称；批量；文件编号（包括版本号）；生效日期；参考文件；批信息［生产批号、生产日期（仅限包装阶段）、有效期（仅限包装阶段）、生产订单号、批量（仅限非固定批量包装阶段）］；编制人和复核人的签名等。

3. 内容

根据企业的实际情况，在满足相应法规要求的前提下，内容可有所不同，一般如下。

（1）批记录总结　批记录总结由生产和质量相关负责人员对整批进行最后的评估。如果批记录有偏差，需附偏差报告。需要时，要报告相关的验证信息。

（2）批记录内容列表　包含批记录所包括的内容的清单及生产结束后生产和QA相关人员的初步审查的结果。

（3）安全警告　安全警告中列出了所有物料的物料安全数据表编号，以保证所有相关人员都已受到培训，可确保使用这些物料时可采取适当的处理方法避免事故发生。同时陈述所有必要的人身保护措施，以及任何与所有步骤相关的重要注意事项。

（4）物料清单　包括参考注册文件的单剂量处方；验证批量的处方，包括物料号、物料名称、数量和单位（参考验证文件和操作规程）。

（5）清场及设备清洁度确认　清场及设备清洁度确认单中应列出生产房间号或者区域位置；所有将要使用的设备名称和系统号；按照上批的清场记录检查区域状态；以及检查设备清洁度。

（6）安装和功能测试　内容包含安装指南、机器功能测试和结果。

(7) 物料的接收　有对照物料接收清单，并有双人复核。

(8) 操作步骤　含操作指南和记录，包括起始时间、完成时间、操作人签名、复核人签名。

凡重要步骤，必须由第二个人检查或者得到相关负责人的批准，并在批记录中进行清晰的描述，例如物料的接收、称量、计算和一些危险的操作。还应有产率和物料平衡计算。

(9) 中间过程控制（IPC）　应有取样计划，需描述取样频率、地点、数量、方法和工具；检验规程和记录，包括测试仪器类型、标准、结果和签名；相关负责人评估测试结果。

(10) 转移文件　转移文件应当放到批记录指定的页号或者说明应当附到哪页上，例如印刷包装材料的实样、物料标签、设备清洁标签、机器打印信息、称量表等。

(11) 附录　其他批相关的文件，例如偏差报告。

GMP（2010年版）第八章的第一百七十一条到第一百八十三条对"批生产记录、批包装记录、操作规程和记录"作了具体要求。

(三) 质量管理记录

1. 批检验记录

所有原料、辅料、包装材料、半成品（或中间体）和成品都必须经过检验，证明它们符合规定的标准才可以使用。当质量管理部门收到一批供试物样时，就必须进行检验，并会组成一组文件构成批检验记录。这个记录包括下述内容：请验单、取样记录、检验记录、检验报告单、物料处理（合格或不合格）等。

2. 质量审计记录

按照GMP要求，质量管理部门还必须负责企业的质量审计工作。不论哪一种类型的质量审计，都应有专门组织，并写出正式的审计报告，对报告所提及的质量缺陷均应有相应的纠正措施。

3. 稳定性试验记录

每种药物均应有稳定性试验支持的有效期，因而必须制订并执行稳定性试验计划。不仅是新产品应当有稳定性试验计划，就是老产品，只要处方或其他影响药物稳定性的因素发生改变，就应当重新进行试验。

4. 申诉、退货处理报告

申诉的处理是质量管理部门的职责之一，申诉的全部资料均应予以合理保存并定期小结，由此发生的事情均须书面记载，以便查询。

【例 7-6】 取样记录

日期	品名	规格	批号	数量	取样人	备注

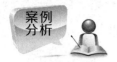

【案例分析一】 记录性文件示例（某药业公司有关生产岗位记录示例）

×××药业有限公司
批生产指令单

填表日期： 年 月 日

产品名称				规格		
批号				包装规格		
批生产量				生产日期		年 月 日
起草人		审核人			批准人	
原辅料						
名称	进厂编号	检验单号	生产厂家	含量	理论用量	批准用量
				%	kg	kg
				%	kg	kg
				%	kg	kg
				%	kg	kg
内包装材料						
名称	进厂编号	检验单号	生产厂家		理论用量	批准用量
备注						

×××药业有限公司
开工前现场检查表

检查日期： 年 月 日

原生产产品名称		批号	
待生产产品名称		批号	
检查项目	检查情况（打"√"）		
	合格	不合格	
门窗清洁、明亮	□	□	
天花板清洁、无剥落物	□	□	
墙面清洁、无剥落物	□	□	
地面清洁、无剥落物	□	□	
台面清洁	□	□	
物料外包装清洁	□	□	
清洁状态标志	□	□	
清场合格证	□	□	
设备清洁、光亮	□	□	
操作工人着装符合要求	□	□	
按净化程序进行净化	□	□	
无上次生产遗留物	□	□	
检查结果	经检查符合生产要求，同意开工。	□	
	不符合生产要求，请按"检查项目"要求重新整理。	□	
备注			

生产管理员： QA检查员：

×××药业有限公司
×××产品配料岗位生产记录

生产日期：				产品名称：			
生产批号：				产品规格：			

备料	1. 复查清场是否合格，房间挂有"清场合格证"，设备挂有"完好清洁"标识，检查衡器是否按置零键置零；检查衡器是否在校验合格期内。 2. 复查原辅料外观质量，有否异常。 3. 按生产指令备料，复核。						
	备料人：		年 月 日		复核人：		年 月 日

称量	物料名称	规格/批号	标准量	投料量	操作人	复核人

计算人：		复核人：	
车间审核：			年 月 日
QA审核：			年 月 日
备注：			

×××药业有限公司
原料药一般生产区岗位清场记录

	品名	批号	岗位	清场日期	有效期
				年 月 日	至 年 月 日

基本要求	1. 地面无积粉、无污斑、无积液 2. 工器具、盛具清洁整齐，摆放在指定位置 3. 物料存放在指定位置 4. 设备外表面见本色，无油污、无残迹、无异物；设备内表面每3批进行清洗 5. 将与下批生产无关的文件清理出生产现场 6. 生产垃圾及生产废物收集到指定位置				

清场项目	项目	合格(√)	不合格(×)	清场人	复核人
	地面清洁干净，设备外表面擦拭干净				
	物料存放在指定位置				
	与下批生产无关的文件清理出生产现场				
	生产垃圾及生产废物收集到指定位置				
	工器具、洁具擦拭或清洗干净，摆放在指定位置				
	设备内表面每3批进行清洗				
	更换状态标志				
备注					

生产管理员： QA检查：

【案例分析二】 2023年4月某药企飞行检查中有关"文件管理"的检查结果

1. 主要问题

（1）企业的《电子文件与电子数据管理规程》未及时更新。

（2）中心化验室负责人对空白实验记录管理措施不足，现场留有未加盖受控章的空白实验记录，加盖受控章的实验记录未及时登记。

（3）《2023年度供应商目录》加盖企业质量部公章，但无文件编号，未纳入文件系统管理。

（4）硫酸庆大霉素碳酸铋胶囊（批号20220404）检验原始记录中性状项下直接描述检查结果而未描述粉末的具体颜色，溶出度检查中6粒空胶囊壳一阶导数吸光度值未体现原始数据即直接记录计算成每粒空胶囊的数值，溶出度一阶导数吸光度值未附原始数据，经检查组核对手工记录有4处数据错误，复合不到位。

（5）部分设备设施清洁SOP消毒方法制定不详细，缺少可操作性。

（6）原始数据记录错误更改方式不正确。

2. 处理措施

（1）责成当地食药监局做好监督整改工作，并加强日常监管。

（2）责成该药企限期整改。

思 考 题

1. 如何对药品生产企业的文件进行编码？
2. 文件编制的程序是什么？
3. 文件管理规程有哪些主要步骤？
4. 什么是SOP？如何编写SOP？

第八章 生产管理

知识导图

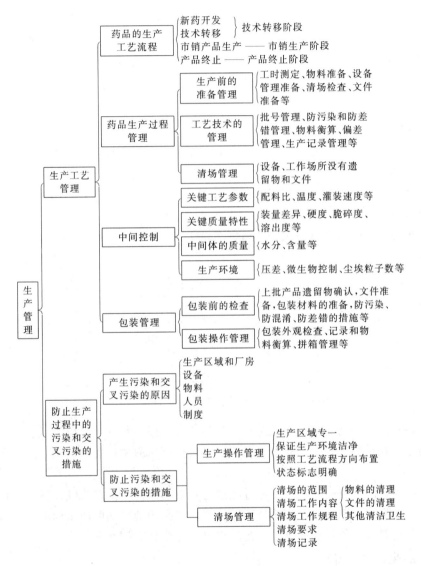

教学目标

1. 了解生产工艺流程。
2. 掌握生产过程的质量控制。
3. 掌握预防污染和交叉污染的措施。

> **思政素质目标**
>
> 弘扬工匠精神，培养吃苦耐劳精神。

第一节　生产工艺管理

药品是生产出来的，而不是检验出来的，生产合格的药品是药品生产企业最基本的任务，生产管理也就成了在药品生产过程中执行 GMP 最重要的环节。药品的生产制造过程同其他商品一样，都是以工序生产为基本单元，生产过程中某一工序或影响这些工序的因素出现变化，如环境、设施、设备、物料、控制、程序等，必然要引起药品质量及其生产过程的波动。因此，不仅药品成品要符合质量标准，而且药品的生产工作质量也要符合要求。

一、药品的生产工艺流程

药品的生产工艺过程对药品的最终质量起到至关重要的作用，应该在整个药品生命周期的过程中对药品生产工艺过程进行有效的控制和管理。药品的生产工艺过程是在药品研发过程中建立起来的，并通过技术转移实现在药品生产厂家进行生产，在药品生产过程中通过对产品工艺过程进行有效的监控，以保证工艺过程的稳定性。

工艺管理应遵循风险管理方法和生命周期模式，图 8-1 为生产工艺过程管理生命周期模式示例。

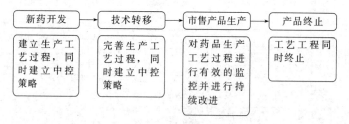

图 8-1　生产工艺过程管理生命周期模式示例

技术转移阶段是将药品生产工艺过程从药品开发阶段转移到生产阶段或者从工厂内向工厂外进行转移，在转移过程中所获得的经验是以后生产过程中建立中间控制策略和持续改进的基础。

市售产品生产阶段对药品生产工艺过程进行有效的监控并推动持续改进。有效的中间控制策略应能够保证按照既定生产工艺过程所生产的产品达到预期的质量标准，同时应不断地确定和评估改进机会，使得药品生产工艺过程保持持续稳定的状态。

二、药品生产过程管理

药品生产过程中发生问题和事故的主要因素有两个：一是没有标准的书面操作规程或指令，有的企业有这些文件和指令但不完善，或者有这些文件和指令，但不执行或严格执行；二是口头传达信息导致的信息传递失真。那么在生产操作过程中如何克服上述的问题呢？2010 年版 GMP 规定，"所有药品的生产和包装均应当按照批准的工艺规程和操作规程进行操作并有相关记录，以确保药品达到规定的质量标准，并符合药品生产许可和注册批准的要求"。

生产操作中的主要规程和指令有生产工艺规程、岗位操作法和标准操作程序（SOP），具体的内容在第七章文件中已作详细介绍，它们在生产中起着非常重要的作用。

生产过程中，应该注意如下几点。

① 生产开始前应当进行检查，确保设备和工作场所没有上批遗留的产品、文件，或与本批产品生产无关的物料，设备处于已清洁及待用状态。检查结果应当有记录。生产操作前，还应当核对物料或中间产品的名称、代码、批号和标识，确保生产所用物料或中间产品正确且符合要求。

② 每批产品应当检查产量和物料平衡，确保物料平衡符合设定的限度。如有差异，必须查明原因，确认无潜在质量风险后，方可按照正常产品处理。

③ 不得在同一生产操作间同时进行不同品种和规格药品的生产操作，除非没有发生混淆或交叉污染的可能。

④ 在生产的每一阶段，应当保护产品和物料免受微生物和其他污染。

⑤ 在干燥物料或产品，尤其是高活性、高毒性或高致敏性物料或产品的生产过程中，应当采取特殊措施，防止粉尘的产生和扩散。

⑥ 生产期间使用的所有物料、中间产品或待包装产品的容器及主要设备、必要的操作室应当贴签标识或以其他方式标明生产中的产品或物料名称、规格和批号，如有必要，还应当标明生产工序。

⑦ 应当检查产品从一个区域输送至另一个区域的管道和其他设备连接，确保连接正确无误。

⑧ 应当尽可能避免出现任何偏离工艺规程或操作规程的偏差。一旦出现偏差，应当按照偏差处理操作规程执行。

⑨ 生产厂房应当仅限于经批准的人员出入。

⑩ 每次生产结束后应当进行清场，确保设备和工作场所没有遗留与本次生产有关的物料、产品和文件。下次生产开始前，应当对前次清场情况进行确认。

三、中间控制

中间控制（in-process controls，IPC）也称过程控制，指为确保产品符合有关标准，生产中对工艺过程加以监控，以便在必要时进行调节而做的各项检查。可将对环境或设备控制视作中间控制的一部分。中间控制主要包含两方面的内容：一方面对关键工艺过程参数和关键质量特性进行监测，以确保工艺过程的稳定；另一方面，根据监控结果对工艺过程进行可控调节来保证工艺过程的稳定。

关键工艺参数（critical process parameters，CPP）是指影响关键质量特性的生产工艺过程步骤。关键工艺步骤可以有一个或几个关键过程参数。

关键质量特性（critical quality attributes，CQA）是指物质（药品或活性成分）具备的直接或间接影响物质安全、鉴别、强度、纯度的物理、化学、微生物方面的特性。

1. 中间控制内容

药品生产企业应建立生产工艺过程监控体系以确保生产过程一直处于受控状态。有效的监控体系应能够保证持续的工艺能力和控制来满足产品质量，同时通过数据的获取与收集确定持续改进的机会。应使用质量风险管理方法建立中间控制策略、监测控制的方法和频率。在新产品开发过程中和产品技术转移和工艺放大过程中所获得的对工艺过程和产品知识可以作为建立生产中间控制策略的基础。

中间控制是在生产过程全部完成前实施的检查和监控，是生产过程中通过检测、记录生产参数来实现的质量控制。中间控制可以包括如下内容。

① 确定影响工艺性能和产品质量的可变因素，并通过持续改进来减少或控制这些可变因素以提高工艺过程的稳健性。包括生产过程中的关键工艺参数（CPP），如温度；产品的关键质量特性（CQA），如重量、硬度、脆碎度；操作人员的测量值，如时间；对环境的测量数据，如压差、尘埃粒子数；及中间产品全面的检测。

② 能够及时地对生产工艺过程进行反馈，并根据需要采取适宜的纠正措施和预防措施，保证连续的生产过程处于受控状态。

③ 包含所确定的工艺参数与产品质量特性的测量与分析工具，例如数据管理和统计工具。

若测量的结果表明需要对工艺过程进行调整来保证该工艺过程和产品符合预先规定的范围和标准，那么这个调整的过程应该在中间过程方案中事先确定好。必要时应启动变更管理、偏差调查、超标管理、纠正和预防措施，确保工艺过程始终处于受控状态。

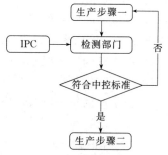

图 8-2 中间控制示意图

工艺过程控制通过中间控制实现，如图 8-2。

在一个关键工艺步骤终点或单元操作结束时，检测部门对中间体关键质量特性进行测量，根据监控结果判断是否符合预定可接受标准，如果符合要求则按照工艺流程进入到下步工序，如果不符合要求则需继续进行此工艺步骤或对生产工艺进行调节，直到监控结果符合预定可接受标准。

2. 中间控制示例

表 8-1 为片剂中间控制示例，企业可根据自身工艺过程需要确定中控项目和标准。

四、包装管理

制药企业应制定包装操作规程，包装操作规程应当规定降低污染和交叉污染、混淆或差错风险的措施。包装开始前应当进行检查，确保工作场所、包装生产线、印刷机及其他设备已处于清洁或待用状态，无上批遗留的产品、文件或与本批产品包装无关的物料，检查结果应当有记录。包装操作前，还应当检查所领用的包装材料正确无误，核对待包装产品和所用包装材料的名称、规格、数量、质量状态，且与工艺规程相符。每一包装操作场所或包装生产线应当有标识标明包装中的产品名称、规格、批号和批量的生产状态。有数条包装线同时进行包装时，应当采取隔离或其他有效防止污染、交叉污染或混淆的措施。待用分装容器在分装前应当保持清洁，避免容器中有玻璃碎屑、金属颗粒等污染物。产品分装、封口后应当及时贴签。未能及时贴签时，应当按照相关的操作规程操作，避免发生混淆或贴错标签等差错。包装期间，产品的中间控制检查应当至少包括下述内容。

① 包装外观。

② 包装是否完整。

③ 产品和包装材料是否正确。

④ 打印信息是否正确。

⑤ 在线监控装置的功能是否正常。

表 8-1 片剂中间控制示例

工艺过程	关键工艺参数控制(CPP)	关键质量特性(CQA)	工艺过程	关键工艺参数控制(CPP)	关键质量特性(CQA)
干法制粒	加料速度	外观 粒度分布 松比容/密比容 休止角(流动性)	压片	速度	外观 硬度 厚度 脆碎度 崩解时限或溶出度 含量 含量均匀度
	辊轮压力				
	辊轮速度			主压力	
	滚轮间距				
	粉碎机速度				
	筛网尺寸				
湿法制粒	溶液泵液速度	外观 含量均匀度(如果适用)	包衣	进气温度	外观 崩解时限或溶出度
	造粒溶液量			排气温度	
	搅拌速度			喷液泵速度	
	剪切速度			进气流量	
	造粒时间			喷枪速度	
沸腾床干燥	进气温度	外观 水分 粒度分布		锅速	
	排气温度			喷枪-片面距离	
	进气风门		铝塑包装	冲切速度	外观 渗漏
	排气风门			加热板温度	
	干燥时间			密封站温度	
混合	混合机速度	含量均匀度 粒度分布 比容		冷却水温度	
	转数/混合时间				

药品从包装生产线取走后不应当再返还,以防止产品混淆或污染。因包装过程产生异常情况而需要重新包装产品的,必须经专门检查、调查并由指定人员批准。重新包装应当有详细记录。在物料平衡检查中,发现待包装产品、印刷包装材料以及成品数量有显著差异时,应当进行调查,未得出结论前,成品不得放行。包装结束时,已打印批号的剩余包装材料应当由专人负责全部计数销毁,并有记录。如将未打印批号的印刷包装材料退库,应当按照相应的操作规程执行。

第二节 防止生产过程中的污染和交叉污染的措施

一、产生污染和交叉污染的原因

产生污染的原因是多方面的,主要如下。

1. 生产区域和厂房

生产区域狭小、拥挤,同一区域有不同规格、品种、批号的药品同时在生产;生产中的物料流向不合理,生产线交叉;生产、贮运、仓储无保护措施;非生产人员进入等有意无意造成污染。

2. 设备

生产中使用的设备、容器无状态标志,清场不彻底等。

3. 物料

原辅料、包装材料、半成品、中间体等物料无明显标志,放置混乱,散装或放在易破损的包装中,印刷性包装材料管理不善等。

4. 人员

生产人员未经培训上岗,工作责任心不强,操作不遵守有关程序等原因。

5. 制度

管理制度不健全,或执行不力,无复核、统计、监督,发现问题未及时查找原因等,特别是配料、包装等过程。

二、防止污染和交叉污染的措施

1. 生产操作管理

药品生产过程中,污染和交叉污染的危险还来自生产操作本身,因此针对生产操作应采取以下措施,还应当定期检查防止污染和交叉污染的措施,并评估其适用性和有效性。

① 生产区域要专一,在同一生产区域内包括相应的辅助生产区域,只能生产同一批号、同一规格的相同产品,不同品种的药品应在分隔的区域内生产。

② 设置必要的气锁间和排风;空气洁净度级别不同的区域应当有压差控制。

③ 应当降低未经处理或未经充分处理的空气再次进入生产区导致污染的风险。

④ 生产区和辅助区进行生产操作的人员要严格控制。在易产生交叉污染的生产区内,操作人员应当穿戴该区域专用的防护服。

⑤ 采用经过验证或已知有效的清洁和去污染操作规程进行设备清洁;必要时,应当对与物料直接接触的设备表面的残留物进行检测。

⑥ 生产流程应尽可能按照工艺流程方向布置,防止原辅料、中间体和半成品在进入下道工序时路径出现交叉和迂回而造成污染。应采用密闭系统生产。

⑦ 生产和清洁过程中应当避免使用易碎、易脱屑、易发霉的器具;使用筛网时,应当有防止因筛网断裂而造成污染的措施。

⑧ 状态标志要明确。每一生产操作间、每一台生产设备、每一盛物容器均应有能够明确指明正在加工的产品或物料、批号及数量等的状态标志。

2. 清场管理

清场是对每批产品的每一个生产阶段完成以后的清理和小结工作,是药品生产和质量管理的一项重要工作内容。为了防止药品生产中不同批号、品种、规格之间的污染和交叉污染,各生产工序在生产结束、更换品种及规格或换批号前,应彻底清理及检查作业场所。清场的根本目就是防止过程中的污染和混淆,是"5S管理"(整理、整顿、清洁、清扫、修养)在污染控制方面的具体体现,其主要内容包括清除非生产用物品、将待用物品正确放置和标识、清洁物品、日常清洁等内容。

(1) 清场的定义 清场是指在药品生产过程中,每一个生产阶段完成之后,由生产人员按规定的程序和方法对生产过程中所涉及的设施、设备、仪器、物料等作一清理,以便下一阶段的生产。

(2) 清场的范围 清场的范围应包括生产操作的所有区域和空间,包括生产区、辅助生产区,以及涉及的一切设施、设备、仪器和物料等。在药品的生产过程中,就本身生产现场的清场工作来说一般不容易被忽视,但是和本场生产有关的辅助生产工作的清理,往往被忽视或者不彻底。

(3) 清场工作的内容 一般来说,清场工作涉及以下三个方面的内容。

① 物料的清理。生产中所用到的物料,包括原料、辅料、半成品、中间体、包装材料、

成品、剩余的物料等的清理、退库、储存和销毁等工作。

② 文件的清理。生产中所用到的各种规程、制度、指令、记录，包括各种状态标注物等的清除、交还、交接和归档等工作。

③ 其他清洁卫生。对生产区域和辅助性生产区域的清洁、整理和消毒灭菌等工作。

（4）清场工作规程　清场工作不是随意的，必须按企业生产和质量管理部门根据企业的生产实际情况制定的清场工作规程进行。规程的主要内容包括：清场的目的、要求、时间、方法、检查、记录以及实施人、核对人和负责人签名等。这个规程应经过企业负责人批准，并形成正式文件下达，供生产操作和检查人员共同遵守。

（5）清场要求

① 生产前应确认设备内、生产线、生产区无上次生产遗留物，无与生产无关的杂品。称量以后暂不使用的物料，应存放在储存间备用。

② 设备、工具、容器应清洁、无异物、无前次产品的遗留物。

③ 不同物料或者同一种物料的不同处理状态应有标识和有效隔离，如已经灭菌的产品和待灭菌产品的区分，清洁工具与待清洁工具的区分等。

④ 设备、管道、容器、工具应按规定清洗、灭菌或干燥。

⑤ 直接接触药品的机器、设备及管道工具、容器应每天或每批清洗或清理。同一设备连续加工同一非无菌产品时，其清洗周期可按设备清洗的有关规定。

⑥ 包装工序调换品种时，多余的标签及包装材料应全部按规定处理。

（6）清场记录　每批药品的每一生产阶段完成后必须由生产操作人员清场，并填写清场记录。清场记录内容包括：操作间编号、清场前产品的品名、规格、批号、生产工序、清场日期、检查项目及检查情况，清场负责人、复核人的签名。

清场结束由质量监督人员复查合格，给予签字确认。清场记录或清场合格证应纳入下批产品的生产记录。

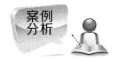

【案例分析一】　　　　　　　　清场记录和清场合格证示例

清场记录表

编号：

清场前	产品名称		规格		批号	
	地点				数量	
	生产时间		年　月　日　时　分至		年　月　日　时　分	
清场要求	1. 各工序在更换产品、规格、批号时，进行全面清场。 2. 将本批的中间产品、废弃物、剩余物料等清离现场，无遗留物。物料、工器具、设备、工作状态标志醒目，并符合清场后的状态。 3. 按清场 SOP 清洁生产设备、管道，做到设备内外无油污、干净、无物料残物,设备见本色。 4. 按清场 SOP 清洁工具、容器，做到清洁、无异物、无物料残留物。 5. 按清场 SOP 清洁地面、墙壁、门窗、天棚、地漏等，做到无积水、无积尘、无药液、无粉渣。 6. 按清洁 SOP 清洗清洁工具，做到干净、无遗留物，并按规定进行放置。 7. 生产现场及有关设施干净整洁,物放有序。					

续表

<table>
<tr><td rowspan="8">清场情况</td><td>清场项目</td><td>操作要点</td><td colspan="5">清场结果</td></tr>
<tr><td>物料</td><td>结料、剩余物料退料</td><td colspan="5"></td></tr>
<tr><td>中间产品</td><td>清点、送规定地点放置、挂状态标记</td><td colspan="5"></td></tr>
<tr><td>废弃物</td><td>清离现场、置规定地点</td><td colspan="5"></td></tr>
<tr><td>工具器具</td><td>冲洗、湿抹干净、置规定地点</td><td colspan="5"></td></tr>
<tr><td>容器管道</td><td>冲洗、湿抹干净、置规定地点</td><td colspan="5"></td></tr>
<tr><td>生产设备</td><td>湿抹或冲洗,见本色,标志符合状态要求</td><td colspan="5"></td></tr>
<tr><td>工作场地</td><td>清洗湿抹或湿拖干净,标志符合状态要求</td><td colspan="5"></td></tr>
<tr><td></td><td>清洁工具</td><td>清洗干净,置规定处存放</td><td colspan="5"></td></tr>
<tr><td rowspan="6">尾料处理</td><td rowspan="2">尾料名称</td><td colspan="2">数量</td><td colspan="3">去 向</td><td rowspan="2">交料人</td><td rowspan="2">接料人</td></tr>
<tr><td>剩余量</td><td>报废量</td><td>中间站</td><td>退库</td><td>销毁</td></tr>
<tr><td></td><td></td><td></td><td></td><td></td><td></td><td></td><td></td></tr>
<tr><td></td><td></td><td></td><td></td><td></td><td></td><td></td><td></td></tr>
<tr><td></td><td></td><td></td><td></td><td></td><td></td><td></td><td></td></tr>
<tr><td></td><td></td><td></td><td></td><td></td><td></td><td></td><td></td></tr>
<tr><td colspan="2">清场人</td><td colspan="4"></td><td colspan="2">车间主任</td><td></td></tr>
<tr><td colspan="9">QA检查结果

检查人:　　　　　　　　　　　　　　　　　　　　　　　年　月　日</td></tr>
<tr><td colspan="9">备注</td></tr>
</table>

<table>
<tr><td colspan="4">清场合格证(正本)　　　表格编码:</td></tr>
<tr><td>清场工序</td><td colspan="3"></td></tr>
<tr><td>清场前生产产品</td><td></td><td>产品批号</td><td></td></tr>
<tr><td>计划调换产品</td><td></td><td>产品批号</td><td></td></tr>
<tr><td>清场者</td><td></td><td>清场日期</td><td>年　月　日</td></tr>
<tr><td>QA员</td><td></td><td>检查日期</td><td>年　月　日</td></tr>
<tr><td colspan="4">有效期至:　　　　　　　年　　　月　　　日</td></tr>
</table>

清场合格证（副本）		表格编码：	
清场工序			
清场前生产产品		产品批号	
计划调换产品		产品批号	
清场者		清场日期	年　月　日
QA 员		检查日期	年　月　日
有效期至：	年　月　日		

【案例分析二】 2023 年 1 月某省食品药品监督管理局公布了 2022 年 12 月份药品生产企业日常监督检查结果

1. 关于涉及"生产管理"的具体缺陷

（1）麸炒枳实工艺规程（TS-21-529）干燥使用敞开式热风箱、热风循环烘箱两种设备，但工艺参数一样，与实际生产不符。

（2）前提取车间节能浓缩罐（设备编号：02069）真空表为 0.04mPa，温度计显示为 0，内有药液正在浓缩，现场批生产记录中温度为 70℃。

（3）包装工序牡丹皮生产状态标识填写的批量与批包装指令上批量不一致。

（4）生产前物料存放区的牡丹皮无物料状态标识。

（5）标签、合格证打印现场未发现"标签、合格证打印指令单"。

（6）生产设备未清场彻底。2022 年 12 月 5 日已清洁的蒸煮锅内仍有积水；原料药生产车间 D 级区内已清洁，但软管有积水。

（7）生产车间地面卫生差。

（8）一般区与洁净区的物料缓冲间的进出不受控。

（9）生产车间洁净区无温湿度监控设备及记录，更衣间无手消毒设施。

（10）进入车间的外来人员未登记。

2. 处理措施

（1）责成当地食药监局做好监督整改工作，并加强日常监管。

（2）约谈相关企业，并责成药企限期整改。

思　考　题

1. 什么是生产工艺规程？其包含哪些内容？
2. 防止混淆的措施有哪些？
3. 如何进行清场？
4. 如何进行药品生产过程的质量控制？

第九章　质量控制与质量保证

知识导图

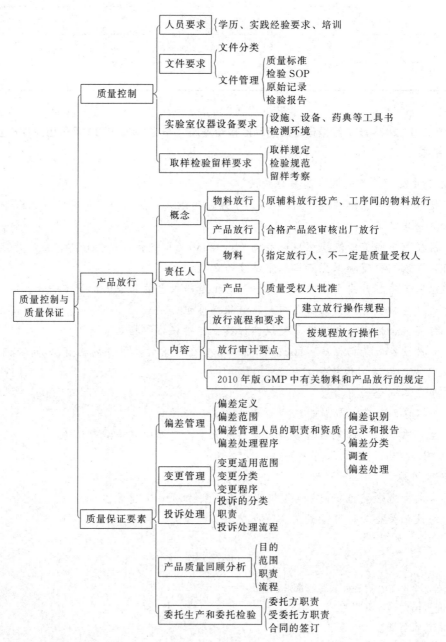

教学目标

1. 掌握药品生产中各环节的质量控制方法。
2. 掌握产品放行审计管理。
3. 掌握各种质量保证要素的内涵及处理方法。

思政素质目标

培养创新精神,激发家国情怀和民族自豪感。

第一节 质量控制与产品放行管理

质量控制(quality control,QC)是质量管理的一部分,强调的是质量要求。具体是指按照规定的方法和规程对原辅料、包装材料、中间品和成品进行取样、检验和复核,以保证这些物料和产品的成分、含量、纯度和其他性状符合已经确定的质量标准。也就是说,质量控制包括相应的组织机构、文件系统以及取样、检验等,确保物料或产品在放行前完成必要的检验,确认其质量符合要求。

质量保证(quality assurance,QA)也是质量管理的一部分,强调的是为达到质量要求应提供的保证。质量保证是一个广义的概念,它涵盖影响产品质量的所有因素,是为确保药品符合其预定用途,并达到规定的质量要求,所采取的所有措施的总和。

一、质量控制

质量控制都需要关注取样代表性、数据真实性、可靠性、文件记录可追溯性的要求;需要从人员、设备/仪器、方法、样品、试剂/标准品/实验用品、测试环境等方面确保不影响样品本身的特性,尽可能确定方法和设备带来的误差,控制人为产生的偶然误差,保证记录的真实、客观和全面。

1. 人员要求

质量控制负责人应当受过适当教育,并经专业技术培训,具有基础理论知识和实际操作技能;具有足够的管理实验室的资质和经验,可以管理同一企业的一个或多个实验室。质量控制实验室的检验人员应当具有相关专业中专或高中以上学历,并经过与所从事的检验操作相关的实践培训且通过考核。培训的内容如下。

(1)新化验员的培训 分配到实验室的新员工(包括转岗人员)应接受岗前培训,考核合格后方可进行独立操作。岗前培训的内容至少涵盖以下内容:部门统一的 GMP 管理培训;指定岗位的岗位职责;指定岗位应知应会的标准操作规程、质量标准和分析方法的学习等。

(2)在岗化验员的再培训 应定期组织化验员进行 GMP、其他法规要求,以及专业技术知识、标准操作规程等的培训;应组织化验员对新发布的标准操作规程进行学习;质量控制部负责人可以根据工作需要安排化验员参加权威机构或仪器供应商组织的专业知识培训;如有必要,质量控制部负责人或其授权的人员可定期组织进行化验员知识及技能的考核。

质量控制实验室所有人员的职责应当有书面规定。

2. 文件要求

(1) 文件分类　质量控制实验室的文件应符合 GMP 第八章"文件管理"的原则。大体可分为以下几类文件。

① 质量标准及分析方法。
② 取样操作规程和记录。
③ 实验室样品的管理规程。
④ 检验记录、原始数据、超标结果的处理。
⑤ 检验报告或证书。
⑥ 环境监测操作规程和记录。
⑦ 生产用水的监测操作规程和记录。
⑧ 检验方法验证方案及报告。
⑨ 实验室分析仪器的使用、校准和维护的操作规程及记录。
⑩ 实验室分析仪器的确认方案及报告。
⑪ 实验室试剂的管理规程及配制、使用记录等。
⑫ 标准品的管理规程及标定、使用记录等。
⑬ 菌毒种的管理规程及记录。
⑭ 实验室剧毒物品的管理规程及记录。

(2) 文件要求　质量控制部实验室的所有文件应受控管理，包括起草、修订、发放、存档、销毁等。具体要求规定如下。

① 质量标准和分析方法应和注册或申报中的一致，或高于注册或申报标准，可以增加注册或申报标准以外的附加检验项目。

② 应该有关于原辅料、包装材料、生产中间过程、中间体及成品的取样规程，包括经授权的取样人、取样方法、所用器具、取样量、取样后剩余部分及样品的处置和标示，以及为避免因取样过程产生的各种风险的预防措施等。应做好取样记录，内容至少包括样品名称、批号、取样日期、取样量、取样人等。

③ 应该有样品的管理规程，包括样品的接收、传递、储存和销毁过程。

④ 检验记录是检验人员对其检验工作的实时记录，检验的内容必须与质量标准和分析方法一致，检验记录应涵盖检验过程的所有信息。所有检验记录应该受控管理。

⑤ 全部的原始数据和计算必须受控管理，不得随意转抄，更不能擅自将受控记录更换或销毁。检验记录必须由第二人复核，负责对原始记录的准确性、完整性和与规定标准的符合性进行复核。如因意外情况将某页原始记录污染或损坏，需要更换和转抄原始数据时，必须经主管人员认可后到记录管理员处领取新的空白记录进行更换，新的记录编号要与原来的加以区分。所有转抄数据必须有另外一人进行复核，转抄人及复核人应在转抄记录上签名、签日期。原记录须保存在该转抄记录的后面，作为本批记录的一部分，不得丢弃或销毁。

⑥ 如果以纸质记录为存档文件，原始数据如色谱图、光谱图等应打印出来，签字并附在批检验记录中。由仪器打印的数据（如水分滴定结果、温湿度记录等），化验员应在最终结果后签字确认。易褪色的打印数据，如热敏打印数据，应及时复印，并将原件和复印件一并保存。

⑦ 如使用电子数据处理系统、照相技术或其他可靠方式记录数据资料，应有所用系

的详细规程；记录的准确性应经过核对。如果使用电子数据处理系统，应建立系统受权管理，任何更改情况均应有记录便于追踪；应使用密码或其他方式限制数据系统的登录；关键数据输入后，应由他人复核。用电子方法保存的批记录，应采用磁带、缩微胶卷、纸质副本或其他方法进行备份，以确保记录的安全，且数据资料在保存期内应便于查阅。

⑧ 与批记录相对应的所有控制记录必须至少保存至产品有效期后一年，确认和验证、稳定性考察的相关记录和报告等重要文件不得销毁。

⑨ 实验室偏差和超标结果应如实记录，并进行相应的调查。

⑩ 检验报告或证书。根据需要对每一批所检验产品出具检验报告单。检验报告单应当提供所检验产品的名称、批号，必要时包括其规格和报告日期。有有效期的产品，可以在标签或分析报告单上提供失效期。有复验期的产品，可以在标签或分析报告单上提供复验期。检验报告单应当列明按药典或客户要求所做的各项测试，包括可接受的限度和得到的结果。检验报告单应当由指定的质量部门人员签名、签日期。如有要求，检验报告还应注明原制造商的名称、地址和电话。

如果由重新包装者或重新加工者、代理人、中间人或由其代表出具新的报告单，这些报告单上应当注明做分析的实验室的名称、地址和电话。还应当附注原制造商的名称和地址，以及原制造商的报告单的复印件。

⑪ 有洁净厂房和实验室的工厂应该有环境监控的规程，包括取样方式、取样频率、取样点、警戒限、行动限及异常结果的调查及处理等内容。环境监控记录至少包括取样点、取样日期、取样方式、取样人、监测结果等内容，并应定期做趋势分析。

⑫ 工厂的生产用水应在制定规程的基础上定期监测，包括生产用水的种类、取样点、取样方法、取样频率、检验项目、接收标准及异常结果的调查及处理等内容。生产用水的检验记录至少包括取样日期、取样点、检验日期、检验项目等内容，每次检验都应有检验报告单。应定期对其关键项目进行趋势分析。

⑬ 分析方法验证方案和报告应该包括验证目的、适用范围、职责、验证项目及标准、方法描述、验证结论等。

⑭ 应该有实验室仪器的使用、校准及维护的规程及记录。使用规程应包括仪器的开关机、具体操作步骤、使用注意事项等；校准规程应包括校准周期、校准内容、校准项目及标准方法，还应规定校准失败后应采取的措施等；仪器的维护规程应包括维护项目、维护周期等内容，仪器的使用、校准及维护都应如实记录。

⑮ 实验室仪器的验证包括设计确认（DQ）、安装确认（IQ）、运行确认（OQ）、性能确认（PQ）等内容。所有验证文件应长期保存。

⑯ 实验室应有试剂的管理规程，包括试剂的领用、登记、储存、使用等规定。实验室配制的试剂应有配制记录。

⑰ 实验室应有标准品的管理规程，包括法定标准品和工作标准品的管理。对使用前有预处理要求的标准品（如干燥处理），应按照标签或证书的要求进行。非官方来源的标准品应当通过合理的工作获得最高的纯度，应当全面测定确保其鉴别、效力、质量、纯度和效价。标准品的管理应涵盖标准品的使用、内部标准品的标定、标准品的保存等内容。工作标准品应该用法定标准品进行标定，并做好记录。所有相关标准品都应建立使用记录。

⑱ 实验室如果使用菌毒种，应该有相应的规程规定菌毒种的领用、登记、储存、使用及销毁等，并应有详细的记录。

⑲ 实验室用到的易制毒品或剧毒物品如砷化物、可溶性钡盐等应有相应的管理规程，必须严格按照易制毒品或剧毒物品的管理规定执行，并建立试剂配制记录、使用记录和销毁记录等。

3. 实验室要求

质量控制实验室的人员、设施、设备应当与产品性质和生产规模相适应。质量控制实验室应当配备药典、标准图谱等必要的工具书；标准品或对照品等相关的标准物质；以及详细的文件，包括质量标准，取样操作规程和记录，检验操作规程和记录（包括检验记录或实验室工作记事簿），检验报告或证书，必要的环境监测操作规程、记录和报告，必要的检验方法验证报告和记录，仪器校准和设备使用、清洁、维护的操作规程及记录等。

4. 取样要求

为确定药品或物料的质量是否符合预先制定的质量标准，需要根据制定的取样方案对药品或物料进行取样，取样方案中应明确取样的方法、所用的取样器具、确定取样点、取样频率以及样品的数量和每个样品的重量，盛装样品用的容器等。取样是整个质量控制过程中非常重要的一个环节，对于从一批产品中取出的样品，虽然数量很小，但是对该批整批产品的质量来说却是具有代表性的。因此有必要非常仔细地制订取样计划、执行取样程序。取样应当至少符合以下要求。

① 质量管理部门的人员有权进入生产区和仓储区进行取样及调查。取样人员应该具备良好的视力和对颜色分辨、识别的能力；能够根据观察到的现象做出可靠的质量判断和评估，例如检查待取样物料的包装状况；有传染性疾病和在身体暴露部分有伤口的人员不应该被安排进行取样操作；取样人员还要对物料安全知识、职业卫生要求有一定的了解。

取样人员应该接受相应的培训使其熟悉取样方案和取样流程，他们必须掌握取样技术和取样工具的使用，必须意识到在取样过程中样品被污染的风险并采取相应的安全防范措施，同时应该在专业技术和个人领域得到持续的培训。

② 应当按照经批准的操作规程取样，操作规程应当详细规定，包括：经授权的取样人；取样方法；所用器具；样品量；分样的方法；存放样品容器的类型和状态；取样后剩余部分及样品的处置和标识；取样注意事项，包括为降低取样过程产生的各种风险所采取的预防措施，尤其是无菌或有害物料的取样以及防止取样过程中污染和交叉污染的注意事项；贮存条件；取样器具的清洁方法和贮存要求。

③ 应该根据待取的样品性状选择合适的取样器具。取样器具表面应该光滑，易于清洁和灭菌。取样器具使用完后应该立即清洁，必须在清洁、干燥的状态下保存，再次使用前应进行消毒，用于微生物检验样品或无菌产品取样时必须先灭菌。破损的取样器具必须有明确标识并立即停止使用。一般用来取原辅料的取样器具有浸取式吸管、分层取样器、吸管、塑料勺、标签和密封条等，生产单位应该尽可能从有资质的供应商处购买此类取样器具。

④ 取样方法应当科学、合理，以保证样品的代表性。取样过程应该被记录在取样报告或取样记录中。取样记录上应该包含取样计划中的所有内容，如样品名称、批号、取样日期、取样量及样品来源（即样品取自哪个包装）、取样工具以及取样人等信息应该清楚地记录在取样记录中，必要时还应在取样记录上注明取样时的温度、湿度及样品暴露时间等信息。

⑤ 留样应当能够代表被取样批次的产品或物料，也可抽取其他样品来监控生产过程中最重要的环节，如生产的开始或结束。

⑥ 样品的容器应当贴有标签，注明样品名称、批号、取样日期、取自哪一包装容器、取样人等信息。

⑦ 所取样品应当按照规定的贮存要求保存。

5. 检验要求

每批药品的检验记录应当包括中间产品、待包装产品和成品的质量检验记录，可追溯该批药品所有相关的质量检验情况。物料和不同生产阶段产品的检验应当至少符合以下要求。

（1）企业应当确保药品按照注册批准的方法进行全项检验。

（2）符合下列情形之一的，应当对检验方法进行验证。

① 采用新的检验方法。

② 检验方法需变更的。

③ 采用《中华人民共和国药典》及其他法定标准未收载的检验方法。

④ 法规规定的其他需要验证的检验方法。

（3）对不需要进行验证的检验方法，企业应当对检验方法进行确认，以确保检验数据准确、可靠。

（4）检验应当有书面操作规程，规定所用方法、仪器和设备，检验操作规程的内容应当与经确认或验证的检验方法一致。

（5）检验应当有可追溯的记录并应当复核，确保结果与记录一致。所有计算均应当严格核对。

6. 检验记录内容

① 产品或物料的名称、剂型、规格、批号或供货批号，必要时注明供应商和生产商（如不同）的名称或来源。

② 依据的质量标准和检验操作规程。

③ 检验所用的仪器或设备的型号和编号。

④ 检验所用的试液和培养基的配制批号、对照品或标准品的来源和批号。

⑤ 检验所用动物的相关信息。

⑥ 检验过程，包括对照品溶液的配制、各项具体的检验操作、必要的环境温湿度。

⑦ 检验结果，包括观察情况、计算和图谱或曲线图，以及依据的检验报告编号。

⑧ 检验日期。

⑨ 检验人员的签名和日期。

⑩ 检验、计算复核人员的签名和日期。

所有中间控制（包括生产人员所进行的中间控制），均应当按照经质量管理部门批准的方法进行，检验应当有记录。

7. 留样规定

企业按规定保存的、用于药品质量追溯或调查的物料、产品样品为留样。留样应当按照操作规程进行管理，留样应当能够代表被取样批次的物料或产品。

（1）成品的留样

① 每批药品均应当有留样。如果一批药品分成数次进行包装，则每次包装至少应当保留一件最小市售包装的成品。

② 留样的包装形式应当与药品市售包装形式相同，原料药的留样如无法采用市售包装形式的，可采用模拟包装；用于药品生产的活性成分、辅料和包装材料均需要留样。

③ 每批药品的留样数量一般至少应当能够确保按照注册批准的质量标准完成两次全检（无菌检查和热原检查等除外）。

④ 如果不影响留样的包装完整性，保存期间内至少应当每年对留样进行一次目检观察，如有异常，应当进行彻底调查并采取相应的处理措施。

⑤ 留样观察应当有记录。

⑥ 留样应当按照注册批准的贮存条件至少保存至药品有效期后一年。

⑦ 如企业终止药品生产或关闭的，应当将留样转交受权单位保存，并告知当地药品监督管理部门，以便在必要时可随时取得留样。

（2）物料的留样

① 制剂生产用每批原辅料和与药品直接接触的包装材料均应当有留样。与药品直接接触的包装材料（如输液瓶），如成品已有留样，可不必单独留样。

② 物料的留样量应当至少满足鉴别的需要。

③ 除稳定性较差的原辅料外，用于制剂生产的原辅料（不包括生产过程中使用的溶剂、气体或制药用水）和与药品直接接触的包装材料的留样应当至少保存至产品放行后两年。如果物料的有效期较短，则留样时间可相应缩短。

④ 物料的留样应当按照规定的条件贮存，必要时还应当适当包装密封。

8. 试剂、检定菌、标准品、对照品、培养基规定

试药或试剂是实验室对物料或产品进行质量控制的重要组成部分。正是考虑到试剂在质量控制程序中的重要性，要求在试剂准备、配制和文件记录方面应视同标准品或对照品进行管理。欧盟 GMP 实施指南明确要求，不管试剂将用于定量分析还是定性分析，都应该确保试剂质量并按批准的方法配制试液。化学试剂用于质量控制的各个分析阶段，根据使用领域不同，可以选择不同级别的试剂。

标准品是通过特殊合成工艺单独合成或者是用正常流程生产的通过额外的提纯工艺得到的物质。标准品在用作标准品和对照品之前须经检定确认其质量和最高可能达到的纯度。国家药品标准品、对照品是指国家药品标准中用于鉴别、检查、含量测定、杂质和有关物质检查等的标准物质。

企业可以选择相应的物质，对照国家标准品进行标定，标定后的物质可以在企业内部用作标准品，视为企业自制的工作标准品。

具体要求如下：

① 试剂和培养基应当从可靠的供应商处采购，必要时应当对供应商进行评估。

② 应当有接收试剂、试液、培养基的记录，必要时，应当在试剂、试液、培养基的容器上标注接收日期。

③ 应当按照相关规定或使用说明配制、贮存和使用试剂、试液和培养基。特殊情况下，在接收或使用前，还应当对试剂进行鉴别或其他检验。

④ 试液和已配制的培养基应当标注配制批号、配制日期和配制人员姓名，并有配制（包括灭菌）记录。不稳定的试剂、试液和培养基应当标注有效期及特殊贮存条件。标准液、滴定液还应当标注最后一次标化的日期和校正因子，并有标化记录。

⑤ 配制的培养基应当进行适用性检查，并有相关记录。应当有培养基使用记录。

⑥ 应当有检验所需的各种检定菌，并建立检定菌保存、传代、使用、销毁的操作规程和相应记录。

⑦ 检定菌应当有适当的标识，内容至少包括菌种名称、编号、代次、传代日期、传代操作人。

⑧ 检定菌应当按照规定的条件贮存，贮存的方式和时间不应当对检定菌的生长特性有不利影响。

⑨ 标准品或对照品的管理应当至少符合以下要求。

a. 标准品或对照品应当按照规定贮存和使用。

b. 标准品或对照品应当有适当的标识，内容至少包括名称、批号、制备日期（如有）、有效期（如有）、首次开启日期、含量或效价、贮存条件。

c. 企业如需自制工作标准品或对照品，应当建立工作标准品或对照品的质量标准以及制备、鉴别、检验、批准和贮存的操作规程，每批工作标准品或对照品应当用法定标准品或对照品进行标化，并确定有效期。还应当通过定期标化证明工作标准品或对照品的效价或含量在有效期内保持稳定。标化的过程和结果应当有相应的记录。

9. 持续稳定性考察试验

持续稳定性考察的目的是在有效期内监控已上市药品的质量，以发现药品与生产相关的稳定性问题（如杂质含量或溶出度特性的变化），并确定药品能够在标示的贮存条件下，符合质量标准的各项要求。

持续稳定性考察主要针对市售包装药品，但也需兼顾待包装产品。例如，当待包装产品在完成包装前，或从生产厂运输到包装厂，还需要长期贮存时，应当在相应的环境条件下，评估其对包装后产品稳定性的影响。此外，还应当考虑对贮存时间较长的中间产品进行考察。

制定考察方案。考察方案内容包括如下方面。

① 每种规格、每个生产批量药品的考察批次数。

② 相关的物理、化学、微生物和生物学检验方法，可考虑采用稳定性考察专属的检验方法。

③ 检验方法依据。

④ 合格标准。

⑤ 容器密封系统的描述。

⑥ 试验间隔时间（测试时间点）。

⑦ 贮存条件，应当采用与药品标示贮存条件相对应的《中华人民共和国药典》规定的长期稳定性试验标准条件。

⑧ 检验项目，如检验项目少于成品质量标准所包含的项目，应当说明理由。

考察批次数和检验频次应当能够获得足够的数据，以供趋势分析。通常情况下，每种规格、每种内包装形式的药品，至少每年应当考察一个批次，除非当年没有生产。某些情况下，持续稳定性考察中应当额外增加批次数，如重大变更或生产和包装有重大偏差的药品应当列入稳定性考察。此外，重新加工、返工或回收的批次，也应当考虑列入考察，除非已经过验证和稳定性考察。

关键人员，尤其是质量受权人，应当了解持续稳定性考察的结果，对不符合质量标准的结果或重要的异常趋势应当进行调查。对任何已确认的不符合质量标准的结果或重大不良趋势，企业都应当考虑是否可能对已上市药品造成影响，必要时应当实施召回，调查结果以及采取的措施应当报告当地药品监督管理部门。当持续稳定性考察不在待包装产品和成品的生产企业进行时，则相关各方之间应当有书面协议，且均应当保存持续稳定性考察的结果以供药品监督管理部门审查。根据所获得的全部数据资料，包括考察的阶段性结论，撰写总结报告，定期审核总结报告并保存。

二、产品放行

放行是指质量管理部门的质量受权人（物料可由指定人员）对一批物料或产品进行质量评价，作出批准使用或准予投放市场或其他决定的判断的操作。

企业应当建立符合药品质量管理要求的质量目标，将药品注册的有关安全、有效和质量可控的所有要求，系统地贯彻到药品生产、控制及产品放行、贮存、发运的全过程中，确保所生产的药品符合预定用途和注册要求。2010 年版 GMP 规定，"应当分别建立物料和产品批准放行的操作规程，明确批准放行的标准、职责，并有相应的记录"。

物料放行人员可以是指定人员，中间控制的放行也可以是指定人员而不一定要求是质量受权人，只有成品放行才必须是质量受权人批准。这就意味着生产、实验室或质量保证人员可以放行物料或中间产品。比如某些工厂的中间控制由实验室承担，放行与否的决定取决于测试数据的结论，可以由实验室负责人或 QA 决定是否放行。进厂物料也是这样，没有必要一定需要质量受权人的批准。这样的指定人员的要求是需要体现在内部程序中的，但这不意味着如何进行放行前工作的减少，放行的基本原则要求还是同成品放行的原则一致。指定人员的放行职责也同质量受权人在成品放行中一样，包括需要具备一定的放行要求知识和培训，独立作出放行决定（包括合格或不合格情况下）等基本的原则要求。

1. 放行流程步骤和要求

药品生产企业中物料和产品之间的关系见图 9-1。

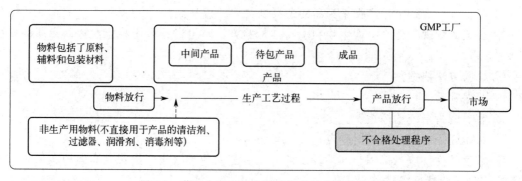

图 9-1 药品生产企业中物料和产品之间的关系

一般而言，产品放行的基本工作流程和要求至少包括以下方面。

（1）建立产品放行流程操作规程

① 按照 GMP 规范或企业内部工作流程要求设计流程。

② 确定管理的物料或产品的范围，涉及生产场地的范围，是否包括委托生产厂家等。

③ 明确人员职责，制定质量受权人的资格和职责、质量保证部门的职责、质量控制部门的职责、生产部门的职责、物料部门的职责、其他涉及部门的职责（可能包括法规注册工程等）。

④ 按照 GMP 规范要求和工厂内部工作流程，确定各个实施步骤的要求。包括产品的质量控制要求和记录；产品的生产控制要求和记录；对这些记录的复核批准；质量受权人（简

称 QP）或指定人员如何批准放行；放行之后如何处置物料和产品；如果遇到不符合的状况如何处置等内容。

（2）实际操作

① 物料进入接收流程，进行质量检验控制：包括采样、按质量标准进行测试、结果比较、结论等步骤。产品进入生产加工流程，进行工艺流程控制和中间过程的质量检验控制，工艺控制包括对于生产设备、物料、操作参数、质量控制参数、收率等方面的控制。

② 物料完成检验，产品完成生产流程，同时也完成成品检验流程。

③ 放行前的文件和记录审核，也就是通常所说的批记录审核。包括：批生产记录（包括包装过程），批检验记录，涉及的变更、偏差、稳定性、历史趋势等数据。审核过程中需要对照质量标准、工艺规程、批记录模板、变更文件、偏差记录（可能涉及原因查找，涉及物料或产品范围，整改措施落实等方面，也可能涉及重新加工或返工批放行或使用的情况）。可能涉及验证批产品或有疑问的产品批的稳定性数据，可能来自年度质量回顾数据系统，针对需要进行趋势变化控制的物料或产品等的历史数据。

④ 按照 GMP 规范要求进行审核批准。

⑤ 贮存管理。通知系统（从质量部门如何传达相关部门：物料、销售、生产等）、状态变化流程（标签、台账记录、系统内变化等）、储存要求（环境、区域位置、面积、防护等）。

⑥ 放行发运，是一次性发运还是多次发运。

⑦ 相关放行文件记录保存（哪些需要存放、存放地点、负责保管人、时限等要求），一般由 QA 指定人员负责保存，时限为有效期后一年。

放行中文件审核/批准流程是产品质量实现的关键一环，需要有指定人员根据审核结果对物料或产品作出结论性意见，是合格放行还是不合格拒收或其他决定。

产品或物料批准放行（包括合格放行、拒收、退货等）后，状态需要立刻进行改变。公司内部程序需要规定多长时间内完成状态变化，比如如果是人工操作系统的话，收到书面通知后，1h 内完成，同时在状态改变完成前，该批不进行其他操作。如果是计算机化操作系统的话，状态改变是在系统放行命令发出后，系统自动变化。无论是人工操作或计算机操作，都必须保证做到产品和物料的实际状态可以在任何时间和任何受权人员在贮存现场书面或电子化台账系统内进行检查核对，现场和台账系统的状态信息和其他相关信息必须相符。

2. 放行审计要点

① 放行流程中需要关注的质量标准。质量标准是质量评价的基础，需要参考 GMP 法规要求、注册要求、生产工艺要求、药典要求、实验技术要求等方面来建立。在更新过程中需要特别关注工艺变化、药典内容更新等对标准有法规符合性影响的变化。

② 放行流程中涉及的质量控制要求。质量控制是质量评价的重要依据，为包括工艺运行信息、物料变化、产品质量特性波动趋势和相关调查提供数据支持。理解不同阶段质量控制的关注点和原则的不同，中间控制需要和工艺步骤结合，平衡快速和准确之间的关系。成品检查强调可靠准确。

③ 对放行流程而言，首先关注批准人员的确定和培训，特别是委托生产和物料，一个涉及委托和被委托方协议，以及对 GMP 规范的符合性；另一个需要体现工厂在处理非成品放行时结合规范要求和内部流程的灵活性，强调了质量受权人不是批准所有放行的。其次是需要按照质量控制和生产控制的文件或记录要求的要点，建立放行审核的检查列表来规范文

件审核操作，避免重复和遗漏。最后，需要关注放行后产品或物料状态变化和库位变化的及时和准确，保证贮存现场和台账信息的一致性，监控贮存条件和发运条件符合保证有效期的储藏条件。

3. 中国 2010 年版 GMP 中有关物料和产品放行的规定

第二百二十九条　物料的放行应当至少符合以下要求：

（一）物料的质量评价内容应当至少包括生产商的检验报告、物料包装完整性和密封性的检查情况和检验结果；

（二）物料的质量评价应当有明确的结论，如批准放行、不合格或其他决定；

（三）物料应当由指定人员签名批准放行。

第二百三十条　产品的放行应当至少符合以下要求：

（一）在批准放行前，应当对每批药品进行质量评价，保证药品及其生产应当符合注册和本规范要求，并确认以下各项内容：

1. 主要生产工艺和检验方法经过验证；
2. 已完成所有必需的检查、检验，并综合考虑实际生产条件和生产记录；
3. 所有必需的生产和质量控制均已完成并经相关主管人员签名；
4. 变更已按照相关规程处理完毕，需要经药品监督管理部门批准的变更已得到批准；
5. 对变更或偏差已完成所有必要的取样、检查、检验和审核；
6. 所有与该批产品有关的偏差均已有明确的解释或说明，或者已经过彻底调查和适当处理；如偏差还涉及其他批次产品，应当一并处理。

（二）药品的质量评价应当有明确的结论，如批准放行、不合格或其他决定。

（三）每批药品均应当由质量受权人签名批准放行。

（四）疫苗类制品、血液制品、用于血源筛查的体外诊断试剂以及国家药品监督管理局规定的其他生物制品放行前还应当取得批签发合格证明。

第二节　质量保证要素

一、偏差管理

（一）偏差定义

偏差是指偏离已批准的程序（指导文件）或标准的任何情况。这里的"标准"指的是制药企业为实现药品质量而建立的各种技术标准，包括物料的分析检验标准。这里的"程序"（指导文件，instruction）是指广义"生产"（manufacturing）活动的程序文件，偏离非"生产"（production）类的程序（例如仓储程序和试验室程序）也完全可能导致对产品质量的不良影响，如任何偏离生产工艺、物料平衡限度、质量标准、检验方法、操作规程等的情况。

"偏差"定义的核心是"偏离"，没有区分偏离程度的大小，所有偏离程序或标准的情况都属于偏差的范畴。如果企业在程序中对生产过程中可能出现的不同正常情况及其预先确定的操作方法进行了描述，则此种情况的出现就应视为正常操作的一部分。

有效的偏差管理是建立在有效的、足以控制生产过程和药品质量的程序（指导文件）或标准的基础之上的。在企业的程序（指导文件）和标准不足以控制产品质量的情况下，即使制药企业已经建立了一个很完整的偏差程序,也不能认为该偏差系统能有效地保证产品质量。假设某企业根据供应商的确认程序要求,批准一个新供应商必须要由采购部、生产部、研发部(或技术部)和质量管理部门共同签字同意,但是没有定义任何技术标准,没有定义哪些质量风险必须得到控制作为供应商确认的基本要求(例如杂质的控制标准),只要所有的签字收集齐全,就符合程序要求。这属于典型的有程序、无标准,无法对产品质量进行有效控制,这种情况下,即使该企业在批准新供应商时完全没有发生偏差(所有签字都齐全),也可能导致药品质量已经失控,这时其偏差系统缺乏一个有效的基础。

(二)偏差范围

制药企业应精心设计其偏差系统,清晰定义该系统的适用范围。有些企业实施的是环境健康安全质量(EHSQ)综合管理体系,其偏差系统不仅适用于与药品质量相关的偏差,而且覆盖了环境健康安全相关的所有偏差;有些企业的偏差管理程序仅覆盖狭义"生产"(production)活动相关的偏差,对于其他"生产"(manufacturing)活动的偏差,没有相关的偏差管理程序文件和配套的记录表格,这时该企业的偏差系统的范围是不完整的。偏差系统的适用范围应全面覆盖GMP所要求的范围。

偏差系统应能控制偏差对产品质量的影响,在根本原因被识别和纠正(correction)活动被确定之前,相关产品不得放行。企业应建立合理的生产工艺、质量标准、检验方法和操作规程,作为实现产品质量的基本条件和偏差系统的基础。此外,企业还应建立偏差程序、标准(例如偏差分类标准等)和相应的记录表格,充分培训并运行该系统。各部门负责人应确保所有人员严格、正确执行预定的生产工艺、质量标准、检验方法和操作规程,及时报告、记录、调查、处理偏差,生成和保存相应的记录和报告。企业应进行偏差趋势分析,推动公司产品质量和质量管理体系的持续改进,防止偏差的产生。预防偏差的产生比在偏差发生后处理偏差更为重要。

(三)偏差管理人员的职责和资质

所有生产质量相关人员均应接受偏差管理程序的培训和必要的考核,具备识别偏差的能力,偏差管理程序应规定相关人员的职责,包括如下内容。

(1)操作人员职责　识别偏差,如实记录偏差,并立即向部门主管或技术人员报告偏差。

(2)部门主管或技术人员　应当有能力判断偏差的性质,确定即时(紧急)处置措施以防止偏差的影响继续扩大;必要时负责立即报告质量管理部门和更高层的管理人员。

(3)跨职能(跨学科)团队　应具备本职能或学科领域的丰富的专业知识,有能力展开偏差根本原因的调查,评估偏差的影响,并提出合理的纠正(correction)以及纠正预防措施(CAPA)。

(4)质量管理部门　应具备足够的知识和权威,有能力判断偏差的性质,从而进行偏差的分类,负责批准纠正(correction)以及纠正预防措施(CAPA);负责审核批准偏差调查报告;负责跟踪纠正和纠正预防措施的执行,并结束偏差或启动CAPA程序;负责保存偏差调查、处理的文件和记录。

(四)偏差处理程序

1. 偏差识别

偏差的识别是偏差处理活动的起点。清晰明确的生产工艺、物料平衡限度、质量标准、检验方法、操作规程等是偏差识别的基础,一线操作员工关于偏差识别的培训、经验和能力是非常关键的。

偏差也可能没有在操作过程中被发现，而是在记录复核或审核过程中被识别出来。在进行偏差调查、定义纠正行动和纠正预防措施、偏差趋势分析的过程中，应包括对员工是否具备适当偏差识别能力的评估。必要时采取适当的改进措施，例如培训、职责或职务的调整等。

2. 偏差的记录和报告

任何企业，无论设备多先进，管理多严格，在生产过程中都不可避免地存在发生偏差的可能性。GMP 要求必须记录发生的任何偏差以及相应的现场处理过程。一般在批生产记录和其他相关的记录上都留有一定的空白，用于记录异常情况和处理过程，必要时可增加额外的记录和报告。

任何偏离预定的生产工艺、物料平衡限度、质量标准、检验方法、操作规程等的情况都应当以文件形式记录并有清楚的解释或说明。对产品质量有潜在影响的偏差应当进行调查，调查及结论均应记录在案。同时还应立即报告主管人员及质量管理部门，报告时应给出准确、完整的信息，以便进行偏差的正确分类和组织进行调查与处理。

3. 偏差的分类

任何偏差都应评估其对产品质量的潜在影响。企业可以考虑下列因素，并根据自身品种、工艺特点和质量体系情况建立适当的偏差分类标准。对于具有多个生产基地的集团企业而言，还应考虑集团质量管理的标准化和统一性。

① 偏差的性质。
② 偏差的范围大小。
③ 对产品质量潜在影响的程度。
④ 是否影响患者健康。
⑤ 是否影响注册文件。

制药企业可以根据对产品质量潜在影响的程度进行分类，例如：重大偏差，次要偏差；关键偏差，中等偏差，微小偏差；关键偏差，重要偏差，小偏差；Ⅰ类偏差，Ⅱ类偏差，Ⅲ类偏差等。除此之外，企业还可以建立其他的辅助分类系统和相应的编码规则，以帮助进行偏差趋势的统计分析。偏差制定的编号规则示例见表 9-1。

表 9-1　偏差制定的编号规则示例

偏差分类	分类号	示例
产品污染和交叉污染	01	例如产品中引入了外来杂质
人员偏差	02	例如调换岗位时未经培训考核即上岗
设备/仪器故障	03	例如生产中设备故障停机；例如仪表超出校准有效期
物料偏差	04	例如使用原辅料、包装材料时发现异常情况
生产工艺偏差	05	例如工艺参数超出预定范围
生产环境偏差	06	例如洁净区压差超出范围
物料标识偏差	07	例如漏贴标签或贴错标签或标签实用数与领用数发生差额
试验室偏差	08	例如标准溶液超出有效期

续表

偏差分类	分类号	示例
计算机化系统偏差	09	例如基础数据设置错误
质量状态管理偏差	10	例如错误的放行动作
追溯性偏差	11	例如生产过程中物料追溯有所缺失
变更控制偏差	12	例如更换直接接触产品的垫片材质未走变更程序
未遵循与质量相关文件规定	13	例如违背了某个管理程序
记录填写偏差	14	例如记录涂改,修改前的数据不可辨读
以上没有提及的其他偏差	15	

无论采取何种分类标准,已定义的分类原则应严格执行,应防止人为地降低偏差等级的现象。质量管理部门应负责决定具体偏差的分类判定,相关部门(包括偏差发生的部门,跨职能调查团队成员等)可以根据其专业知识对具体偏差的分类提出建议。这一原则同样应体现在记录格式的设计上,例如可以在批生产记录上和其他相关的质量记录上留有适当的空间,便于质量管理部门对所有偏差进行分类判定。

偏差分类仅仅是偏差管理过程中的一个要素,偏差管理的有效性应根据整个系统的组织和运行情况进行综合评价。

4. 调查

偏差的调查可以在质量部门的监督下由特定的部门完成。部分情况下,需要有一个跨职能(跨学科)团队(cross-functional team,CFT)对偏差进行调查处理,以发现根本原因并评估该偏差的影响。偏差调查常常需要多个领域的专业知识,并且超越单个职能部门(特别是偏差发生部门)的局限,跨职能团队的意义在于召集所有必要的专业领域的人员参与调查,并且保证各个方面的问题都能得以讨论和解决。该团队的成员通常包括下列人员:生产的相关负责人,质量控制的相关负责人,注册的相关负责人,质量保证的相关负责人。

如有必要,也可引入其他领域的专业人员,例如设备工程的相关负责人和研发或技术的相关负责人等。但是,团队的成员不一定非得是相应部门的负责人,尤其是操作部门,可以建议其他有能力胜任的员工加入团队中。上市许可或注册负责人的参与往往是必要的,因为偏差及其进一步的处理会影响到药品上市许可文件的符合性以及具体批次产品的可销售性。

在特殊情况下,偏差调查可能需要寻求公司外部资源的帮助,例如需要进行非常特殊的检验或研究,或者需要寻求专业机构的咨询意见。跨职能(跨学科)团队需要评估自身的知识、能力、试验或检验设备和人力资源是否充分,必要时寻求公司管理层的支持。

许多情况下可能需要进行额外的文献查询或实验研究以评估偏差的影响,例如需要研究扩大工艺参数范围对成品质量的影响。对重大偏差的评估还应考虑是否需要对产品进行额外的检验以及对产品有效期的影响,必要时,应对涉及重大偏差的产品进行稳定性考察。

5. 偏差处理

(1) 紧急处置 偏差有时涉及安全问题或者其他紧急的情况,必要时,偏差发生部门的主管和技术人员应当具备能力,根据公司的安全程序或其他适用的程序,负责进行偏差的即时(紧急)处置,例如紧急避险,以防止偏差继续扩大或恶化。

在发生偏差时,为了避免、减少可能的损失,如果可能的话,生产人员应及时对产品做好标记,尽可能地将发生偏差前、偏差中、偏差处理完恢复正常后的产品分开,单独作为若干小批。根据批的定义,同一批产品应当具备质量的均一性。发生偏差前后的产品显然有可能存在质量差异。分批后,质量评价人员在评价时,可以针对发生偏差的小批作出专门的决定。以免一旦需要报废,因无法区分偏差前、后的产品而不得不将整个批号全部作报废处理。

(2) 决定是否需要停产　成品或中间体的放行不一定需要预先完成偏差调查中确定的所有整改措施或方案(例如当整改方案与需要持续进行的培训、维护保养、工艺研究相关时),但是,质量受权人在进行放行产品决策时,应获得相关偏差调查和处理的全面信息;对产品质量没有影响的偏差,应有清晰合理的解释;对于不能排除对产品质量是否有潜在影响的偏差,应审核根本原因调查的结论、潜在影响的评估结论和跨职能(跨学科)团队确定的整改措施。

(3) 纠正预防措施(CAPA)　偏差系统与纠正预防措施系统(CAPA 系统)有很紧密的联系。在这个过程中,纠正(correction)行动(或称矫正措施,remedial action)要首先加以明确,纠正将对问题本身进行控制。在接下来的过程中,要明确预防措施,预防措施将防止偏差重复发生。

基于对偏差性质和根本原因的判断,可能需要立即采取措施。这些措施应明确相关的负责人和执行时限。常见的偏差处理措施示例见表 9-2。

表 9-2　常见的偏差处理措施

处理关键偏差需立即开展的措施(必要时)	责任人	完成时限
批否决	质量受权人	
生产工艺否决	生产负责人	
设备、设施或房间的否决	该问题的专业部门负责人	
联系监管当局	注册负责人	
联系相关客户(例如原料药企业联系制剂药客户)	销售负责人	
其他措施	质量保证负责人	

纠正预防措施可能导致启动变更程序。例如,相同的偏差总是重复发生,但每次都被判定为对产品质量没有影响,这是因为原来设定工艺参数时过于苛刻,这时在基于合理数据的基础上可能需要为工艺参数重新设定合理的控制范围。

(4) 时限规定

① 偏差报告时限。中国 2010 年版 GMP 第二百五十条明确要求:"任何偏离预定的生产工艺、物料平衡限度、质量标准、检验方法、操作规程等的情况均应有记录,并立即报告主管人员及质量管理部门。"

针对从偏差发生部门到质量管理部门的信息传递作出规定,明确质量部门的联系人及充分的备用联系人,并制定一个具体的偏差报告时限,例如:1 天之内。

② 偏差调查和处理时限。国际上通行的实践是要求及时完成对偏差的调查和处理。要求及时完成对偏差的调查和处理,不仅是因为需要考虑事件的紧急程度和对患者健康的影响,也是因为在一般情况下,拖延的时间越长,偏差发生的"第一现场"就越容易消失,调查就可能越困难;同时跨职能(跨学科)团队也将面对其他任务,从而难以保证调查所需的资源始终不受影响。制药企业应在程序中规定关闭偏差的时限,建议不超过 30 天,特殊情况除外。

③ 记录表格传递时限。在偏差调查处理过程中,如果存在相关记录表格在各个部门之

间传递的情况,应规定偏差记录和报告移交质量管理部门的时限。质量管理部门应对偏差调查(包括记录的传递)进行编号登记,或采用其他有效的方式,以防止在传递过程中出现记录遗失和失去跟踪的情况。

(5)记录保存　企业应明确规定偏差调查、处理的文件和记录保存的职责、方式和保存期限。质量管理部门负责保存所有与 GMP 和质量管理体系相关的偏差调查、处理的文件和记录。偏差调查、处理的文件和记录的保存方式应保证与相关产品的可追溯性,易于查找并能在内外部审计中迅速提供。与批生产、批包装过程有关的偏差记录和调查报告应纳入批记录,其他与批生产、批包装过程无直接关系的偏差调查记录和报告,也应以合理的方式编号保存。

对于偏差记录和报告,特别是需要展开正式调查的偏差,例如关键偏差(critical deviation)和重大偏差(major deviation),按照预先定义的规则编号保存是一种良好的实践,这可以防止造假,并便于进行统计和趋势分析。

偏差调查、处理文件(包括管理程序、记录表格和趋势分析报告)的保存时限应遵循企业文件管理的规定,一般应不短于相关产品的生命周期。具体偏差的调查、处理记录的保存时限应至少与相关批记录保存时限相当。当一个偏差与多个批次(甚至多个产品)相关时,其保存时限应综合各批次、各产品的生产日期和有效期取最长的情况。

典型的偏差处理流程示例见图 9-2。

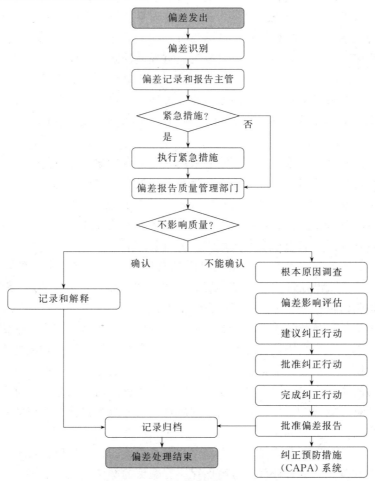

图 9-2　典型的偏差处理流程示例

二、变更管理

药品生产在很多方面是依赖稳定、一致和持续的可控的状态以确保产品的质量、安全性和有效性的。例如，企业建立标准的操作规程和对人员进行有效的培训是为了确保所有操作是以可控的方式进行的；对生产过程进行验证是为了证明工艺是可控的，并且能持续稳定地生产出符合预定质量标准的产品；对所用的设备进行确认是为了确保它能始终如一地正常运行。一旦所建立起来的规程、设备和工艺发生了变化，无疑会引发人们对产品质量的担心。但是如果能够预先对变更可能带来的影响进行充分的评估，尽量降低风险，实施有效的变更管理，这些顾虑是可以消除的。

世界各国药政机构和重要的国际组织已经意识到变更是不可避免的，而变更管理是保持高质量产品的关键，因而国际上主要的 GMP 法规或指南均对变更管理给予高度关注并作了相应的规定。

各种 GMP 法规和指南对变更管理规定的详略程度、侧重点有所不同。美国联邦法规 Part 211- cGMP 关于变更控制的规定为：为确保药品的特性、规格、质量和纯度，应建立书面的生产和工艺控制规程。这些书面的规程，包括任何变更，应由合适的部门起草、审核和批准，并由质量控制部门审核和批准。澳大利亚和欧盟 GMP 关于变更控制的规定为：变更控制是由适当学科的合格代表对可能影响厂房、系统、设备或工艺的验证状态的变更提议或实际的变更进行审核的一个正式系统。其目的是使系统维持在验证状态而确定需要采取的行动并对其进行记录。对于起始物料、产品组分、工艺设备、工艺环境（或地点）、生产或检验方法的变化或任何其他影响产品质量或工艺重现性的变化，应有书面规程描述所应采取的行动。所有可能影响产品质量或工艺重现性的变更应提出正式的申请，并记录和认可；厂房、系统和设备的变更对产品的可能的影响应经过评估，包括风险分析。应确定是否需要再确认和再验证以及再确认和再验证的程度。中国的变更规定是适用于药品，其具体规定如下：

第二百四十条 企业应当建立变更控制系统，对所有影响产品质量的变更进行评估和管理。需要经药品监督管理部门批准的变更应当在得到批准后方可实施。

第二百四十一条 应当建立操作规程，规定原辅料、包装材料、质量标准、检验方法、操作规程、厂房、设施、设备、仪器、生产工艺和计算机软件变更的申请、评估、审核、批准和实施。质量管理部门应当指定专人负责变更控制。

第二百四十二条 变更都应当评估其对产品质量的潜在影响。企业可以根据变更的性质、范围、对产品质量潜在影响的程度将变更分类（如主要、次要变更）。判断变更所需的验证、额外的检验以及稳定性考察应当有科学依据。

第二百四十三条 与产品质量有关的变更由申请部门提出后，应当经评估、制订实施计划并明确实施职责，最终由质量管理部门审核批准。变更实施应当有相应的完整记录。

第二百四十四条 改变原辅料、与药品直接接触的包装材料、生产工艺、主要生产设备以及其他影响药品质量的主要因素时，还应当对变更实施后最初至少三个批次的药品质量进行评估。如果变更可能影响药品的有效期，则质量评估还应当包括对变更实施后生产的药品进行稳定性考察。

第二百四十五条 变更实施时，应当确保与变更相关的文件均已修订。

第二百四十六条 质量管理部门应当保存所有变更的文件和记录。

1. 变更适用范围

任何可能影响产品质量或重现性的变更都必须得到有效控制，变更的类型包括如下所列几种。

① 原辅料的变更。
② 标签和包装材料的变更。
③ 处方的变更。
④ 生产工艺的变更。
⑤ 生产环境（或场所）的变更。
⑥ 质量标准的变更。
⑦ 检验方法的变更。
⑧ 有效期、复检日期、贮存条件或稳定性方案的变更。
⑨ 验证的计算机系统的变更厂房、设备的变更。
⑩ 公用系统的变更。
⑪ 产品品种的增加或取消。
⑫ 清洁和消毒方法的变更。
⑬ 其他。

2. 变更分类

根据变更的性质、范围和对产品质量潜在的影响程度以及变更是否会影响注册、变更时限等，可以有不同的分类方法，公司可根据自身实际情况选择适当的分类方法。变更分类一般包括如下方面。

(1) 主要变更　对产品关键质量特性可能有潜在的重大影响，并需要主要的开发工作，如稳定性试验、对比试验和再验证等，以确定变更的合理性。

(2) 次要变更　对产品的关键质量特性不大可能产生影响，亦不会使生产工艺发生漂移，因而无需主要的开发工作便可批准执行的变更。

(3) 涉及注册的变更　超出目前注册文件的描述，需要报告或报送药品监督部门批准的变更。

(4) 不涉及注册的内部变更　注册文件中无描述或在注册文件描述的范围内，无需报送药品监督部门批准的变更。

(5) 永久变更　批准后将长期执行的变更。

(6) 临时变更　因某种原因而作出的临时性的改变，但随后将恢复到现有状态。

3. 变更程序

(1) 变更申请　变更发起人应起草一份变更申请，变更申请至少包括如下内容：变更描述；变更理由；受影响的文件和产品；受影响的生产厂、承包商、客户等；支持变更的追加文件；行动计划；变更申请人和批准人的签名。

变更申请应首先提交变更系统管理员进行编号、登记和审核，合格后交相关部门和人员间进行传阅和评估。

(2) 变更评估　变更应由相关领域的专家和有经验的专业人员组成专家团队进行评估，例如由生产、质量控制、工程、物料管理、药政法规和医学部门的人员等组成专家团队评估变更可能带来的影响，并确定应采取的行动，包括是否需要进行开发性的研究工作以确保变更在技术上的合理性。

此外，应制定预期可接受的评估标准。可接受的标准应根据产品质量标准、结合相关的验证、稳定性、溶出对比等通用指南而制定，并应在研究方案中描述并经过质量和相关部门的批准。

评估的结果应由相关部门和质量负责人批准。

（3）变更批准　批准变更至少要提供如下信息。

① 开发性工作所产生的所有支持数据。

② 需要的其他文件和信息。

③ 变更批准后应采取的行动（例如：修改相关文件、完成培训）。

④ 行动计划和责任分工。

变更必须得到相关部门和质量部门的批准。变更如果影响到其他生产厂、承包商、客户等，则应通知外部并获得其认可。

（4）变更执行　只有得到书面批准后，方可执行变更。应建立起追踪体系以保证变更按计划实施。

（5）变更效果的评价　变更执行后应进行效果评价，以确认变更是否已达到预期的目的。

（6）变更关闭　当变更执行完毕，相关文件已被更新，重要的行动已经完成，后续的评价已进行，并得出变更的有效性结论后，变更方可关闭。

典型的变更处理流程示例见图9-3。

三、投诉处理

理论上，产品质量可以通过生产过程的有效控制和放行前的产品质量检验来保证，但实际上并不能做到100%地保证产品质量。一方面，由于生产过程中通常包含一些不确定因素，这些因素无法通过大量的验证、生产过程的中间检查和最终的检查来排除；另一方面，由于产品在放行和销售前，只会抽取有限的一定数量的样品进行质量检验，因此，企业在实际管理过程中会不可避免地收到来自市场的关于产品质量缺陷的投诉。

新版中国GMP对于产品投诉有明确规定，要求企业建立产品投诉的操作程序，明确投诉管理的相关人员、调查和记录等的要求。因为很多生产厂家的产品除了在国内销售，还会出口，因此除了2010年版GMP的要求外，国际法规的要求也应当关注。

建立和运行一个有效的投诉管理系统，不仅是针对制药行业的强制性要求，也是每一个追求客户满意、追求长期商业成功的企业的自然选择。制药企业应建立投诉程序、标准（例如投诉分类标准等）和相应的记录表格。应充分培训并运行该系统，及时有效地接收、调查和处理投诉。调查导致质量缺陷的原因，并采取措施，防止再次发生类似的质量缺陷。生成和保存相应的记录和报告。通过进行投诉趋势分析，推动公司产品质量和质量管理体系的持续改进。

1. 投诉的分类

客户提出的对任何已经放行的产品有关安全性、有效性和质量（包括稳定性，产品性能、均一性）、服务或产品性能等方面不满的、书面的、电子的或口头的信息都视为投诉。根据投诉事件的性质可分为医学投诉、质量投诉和假药投诉。

医学投诉一般情况下由药物安全相关人员负责处理，假药投诉一般涉及法律、知识产权等相关部门。本节中所讲的投诉管理主要是针对质量投诉。

2. 职责

公司应当统一规定投诉处理中相关部门的职责，包括投诉的接收、投诉的调查和整改、纠正措施和预防措施的批准和对客户的答复等。

第九章 质量控制与质量保证

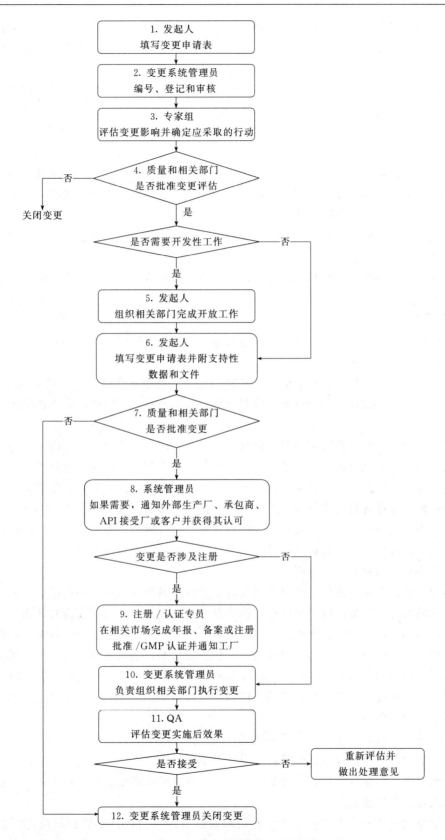

图 9-3 典型的变更处理流程

(1) 投诉信息接收职责　投诉可能通过客户认为方便的任何渠道传来，例如客户可能通过电话、E-mail、传真、会议、访问等，将投诉发给销售部门、质量管理部门，或可能直接发给企业最高管理者，也可能通过其他渠道进行传递。

任何接到客户投诉的部门或人员，不论其通过何种渠道、何种形式，应立即将投诉信息传递给投诉管理部门和销售部门。

(2) 客户投诉管理职责　由质量管理部门组织对客户投诉的调查处理，批准纠正措施和预防措施方案、报告，对客户进行答复，必要时向政府部门汇报。

(3) 执行投诉调查和处理职责　一般由销售、物流、生产、仓库、采购、QC、研发、工程等部门共同执行客户投诉的调查，参与客户投诉相关纠正措施和预防措施的制定和答复的准备，执行纠正措施和预防措施。

(4) 决定对客户的答复职责　由质量管理部门负责质量方面的批准，销售部门负责业务方面的批准。

(5) 答复客户的职责　由销售部门负责跟客户直接沟通，必要时可由质量管理部门进行协助。

3. 投诉流程

(1) 投诉信息的接收　这包括投诉信息从客户到企业的联络人，再到企业内部投诉管理部门的过程。

当客户以来访、来信、传真、电话或其他形式投诉到企业联系人处（通常为销售部门）时，对于口头形式的投诉，如有可能，应要求客户用书面形式予以确认，以避免沟通中的误解和信息丢失。

当客户投诉到达投诉管理部门时，由收到投诉的部门（通常为销售部门）填写客户投诉记录，或者在客户直接投诉到投诉管理部门而未到销售部门的情况下，由负责处理客户投诉的人员填写客户投诉记录。或者销售人员不在工厂（如出差）的情况下，他或她将投诉的信息通过传真件、邮件等转交给投诉管理部门后，投诉管理部门根据信息填写客户投诉记录。或者企业其他部门的所有员工在接到或了解到任何产品投诉后，在规定时间内将投诉转到投诉管理部门，投诉管理部门对投诉进行登记编号。企业应制定合理的投诉编号规则，以便于对投诉进行识别、沟通和统计分析。

投诉记录是记录从投诉信息的接收到投诉关闭整个过程的信息，一般包括以下内容：投诉人或公司的名称、地址、电话等信息；接收投诉的人或部门及收到投诉的日期；投诉的内容和性质，包括投诉的原始信函或文件、产品名称、批号、数量、投诉的分类等；投诉调查采取的行动，包括执行人和日期；投诉调查的结果和日期；因投诉发起的纠正措施和预防措施；对投诉人或公司的答复，包括答复内容和时间；对投诉发起的纠正措施和预防措施的跟踪；投诉产品的处理，相关批号产品的处理；任何投诉人对投诉的补充及投诉答复的反馈；关闭投诉的时间及理由。

企业在接收到投诉信息后，应尽快向客户提供初步反馈，内容包括：确认收到投诉信息；调查正在进行中，预计多长时间内给予进一步的反馈。

无论调查进行得是否顺利，始终要给客户一个清晰的状态更新是非常重要的，这可以避免客户的误解或丧失耐心。

(2) 信息的收集和分类　投诉接收部门和投诉管理部门应判断收到的投诉信息是否完整、是否清晰，是否足以据此展开有效的调查。现实中确实存在这种情况，有时客户的投诉语焉不详，信息非常零碎，甚至无法知道发生问题的具体批次或具体发生了什么问题，这时需要与客户直接联系沟通，获得基本的相关信息以便展开调查。假如需要索取更多的投诉相关信息，应尽量在初次反馈时向客户提出要求，尽可能索取有用的信息，例如照片、图谱或其他检验数据。由质量管理部门根据投诉的分类标准对具体投诉进行分类，投诉处理过程中如果需要对投诉的类型（例如医学投诉、质量投诉和假药投诉）进行重新判定，也应获得质量管理部门的批准。

（3）投诉调查和影响的评估　虽然并不总是适用，投诉调查的第一步常常是核实投诉信息，特别是针对贴签或检验问题。核实投诉信息的常见方法包括检验留样，查看相关的生产、贴签、仓储记录等；也可能包括要求客户寄回样品公司进行分析检测，或者派出专业技术人员到现场拜访客户等，核实投诉事实的真实性。企业应根据投诉的具体情况决定是否需要核实投诉信息，或者采取何种手段核实投诉信息。

现实中客户的投诉并非总是合理的，或者总是有充分的事实依据，有时纯粹是出于误解。例如客户引用了错误的质量标准，或者没有正确理解和执行某个检验项目的分析方法，因此得出检验不合格的结论，这时需要的是向客户解释正确的质量标准或分析方法，而不是针对该产品的生产过程进行调查。有时客户买到的是假冒产品，这时需要进行鉴别和说明，并根据情况决定是否报告当地药品监督管理部门，或者报案。假如可能确定投诉所依据的事实不成立，则适当地答复客户后即可关闭该投诉，并将记录存档。

需要说明的是，"核实投诉事实"并非总是需要，或者总是能够很容易地完成，或者总是能得到客户的配合。有时质量问题的发生是在出厂之后的运输途中，在厂内的调查往往无助于核实投诉事实的真实性。有时客户根本不配合，拒绝提供相关的信息。有时投诉事实非常明显，无需进行额外的核实。假如不能或者不需要证实投诉所依据的事实不成立，则应立即进行根本原因调查和影响评估。

确认已收到适当的投诉信息后，投诉管理部门将客户投诉记录及有关信息转发给相关部门，启动投诉调查。每个被要求进行调查的部门应收集必要文件展开调查，如运货单、销售记录（仓库）；检验记录和分析报告单（QC）、批生产记录（生产）等。每个相关部门将进行各自的调查，从引起投诉的各种可能因素入手，查找引起投诉的根本原因，评估潜在的质量影响，并形成书面报告，反馈到投诉管理部门。对于与质量相关的投诉，质量部门应组织和领导相关调查，以便发现产品潜在的质量缺陷。针对投诉的调查范围应该覆盖该投诉的根本原因或可能的根本原因可能影响的所有批次。必要时可进行额外的检验或实验研究，以确认其影响范围和程度。

投诉管理部门应当检查受到投诉的批次，或者受到影响的其他批次产品是否还有库存，如有，将要求物料管理部门立即将其隔离存放，等待进一步的调查或处理。

对于一些客户的质疑，如果不需要调查，即可以直接答复或解释的，可以不进行调查，但是要写明原因，并有决定不调查的决定人在投诉记录上签名。

（4）纠正措施和预防措施　在投诉调查部门的配合下，投诉管理部门对投诉进行评估，首先判定投诉是否合理。如果投诉判定为不合理的，则由投诉管理部门书写答复报告，答复客户；如果投诉判定为合理的，投诉处理的负责部门将与其他相关部门合作，决定产品是否需从投诉的客户处退回，及是否需要启动产品召回程序，从相关客户处召回相关产品。

其次判断投诉问题是否出在企业内部。如果不是，投诉管理部门将客户投诉的全部资料存档保存,以备再次发生时的重新评估,或由物流部门将投诉转达给贸易商或承运商(因为运输过程中的损坏);或者由物流部门将改进要求转达给海关商检部门(因为清关抽查检验活动造成的问题);或其他可能的第三方改进。如果是,产生问题的部门均应在客户投诉调查表上或另附相关文件,填写调查处理报告,说明出现问题的原因及纠正措施和预防措施,上交投诉管理部门,以便答复客户的投诉。

除了被投诉的批号外,如果引起投诉的起因在其他批号也存在这个因素,则对其他批号的产品也要进行同样的调查及采取相应的行动。

对于每一个合理投诉,都应当针对问题提出并记录合理的纠正措施和预防措施,在纠正措施和预防措施通过审核后,应当遵照纠正措施和预防措施进行相应的整改。投诉处理负责部门应当对纠正措施和预防措施进行跟踪直至完成。纠正措施和预防措施执行完成后,应当对其有效性进行评估,有效的纠正措施和预防措施才能关闭投诉,无效或有效性不高的纠正措施和预防措施,应当考虑重新制定纠正措施和预防措施。

无论是哪种情况,制药企业应充分利用投诉系统不断改进产品质量和质量管理体系。

(5) 答复客户 不论是合理或不合理的投诉,都应当将调查结果告知客户,通常书面的答复才是被认可的正式答复。质量管理部门负责从质量方面批准给客户的答复,销售部门负责从业务方面批准给客户的答复。答复客户后,客户可能会针对答复报告提出质疑或询问,企业内部可能需要针对客户的质疑进行再次或多次的调查,并提供第二次、第三次的补充答复,直到问题解决,客户接受调查结果。

企业应根据投诉的性质和相关法律法规,判断是否需要报告相关监管部门。例如药品不良事件应在适用的规定期限内及时报告。如企业出现生产失误、药品变质或其他重大质量问题,在考虑采取相应措施的同时,还应及时向当地药品监督管理部门报告。

(6) 投诉完成 通常需要得到客户对调查答复报告的满意答复后才能结束投诉,当然纠正措施和预防措施需要继续进行。但是对于一些不合理的投诉,或已经答复几次的合理投诉,客户不一定会再有反馈,这时企业可以人为地确定一个时间,例如最终答复客户后1个月内无反馈,则关闭投诉并将相关记录归档保存。

(7) 文件和样品的保存 所有与投诉相关的必要的信息应当归档,一个投诉档案应当至少包括以下资料:客户的书面投诉通知,投诉记录表,投诉调查报告及相应的附属资料,投诉的答复报告,客户对投诉最终答复报告的接受意见,投诉样品等。投诉记录至少保存至相关产品有效期后一年或关闭投诉后一年,取二者中较长的时间;有些企业要求投诉处理记录以适当的形式保存至产品生命周期+1年。

(8) 投诉的回顾和趋势分析 投诉应当定期进行回顾,以便及时发现需引起注意的问题,以及可能需要从市场召回药品的特殊问题或重复出现的问题。回顾活动应总结同类型的投诉的发生频率和严重性,并对多次发生的投诉进行原因分析,提出纠正措施和预防措施。对于可能存在的潜在产品质量问题,应采取相应的措施,防止同样的问题再次发生。回顾的内容应当包括但不限于对不同投诉比例、趋势及原因分析,针对投诉所进行的纠正措施和预防措施的完成情况及有效性等。必要时,投诉的回顾和趋势分析应当采用适当的统计学方法,其结果应当作为增进对产品和产品生产工艺的理解,确定产品潜在质量缺陷,考察工艺稳定性,改进工艺和进行风险评估的参考。

投诉回顾应作为产品质量回顾的一部分,结合产品质量回顾的其他内容共同进行,以便企业获得该品种质量情况的全面信息。

四、产品质量回顾分析

1976年美国FDA开始建议药品生产企业对自己生产药品的情况进行定期的总结,旨在通过这种方式促使药品生产企业对产品的各项质量标准进行回顾和评估。在此之后,通过收到来自工业界的各种反馈,FDA修正了提议,允许各企业建立自己的流程,按照GMP的要求每年对产品有关的各种记录进行回顾,进而评价药品的质量标准。

在1978年发布的cGMP中,FDA正式引入了产品质量回顾的要求[21 CFR211·180(e)],并于1979年正式开始执行。自颁布开始,FDA和工业界就按照21 CFR 211·180(e)的要求开展"产品年度回顾"或者"年度产品回顾"。

2001年8月,FDA采纳了ICH Q7A-API GMP指南,并将其作为工业界指南正式颁布。

2005年10月,欧盟GMP指南(欧洲众国通用的GMP指南)中也采用了Q7A作为Part Ⅱ中的指南要求。指南中的2.5和12.6中也规定了需要对原料开展产品质量回顾。

现在很多国家的GMP指南中已经包括了药品生产企业需要开展产品质量回顾的要求,并在世界各国范围内开始执行。

1. 目的

在药品生产企业通过每年定期对本企业生产的所有药品按品种进行分类后,药品生产企业开展产品质量汇总和回顾分析,其目的是确认其工艺和流程稳定可靠程度,以及原辅料、成品现行质量标准的适用性,及时发现出现的不良趋势,从而确定出对产品及工艺、控制过程进行改进的必要性和改进的方法。

2. 范围

通常,产品质量回顾的范围包括药品生产企业及附属机构生产的所有医药产品以及合同生产的所有医药产品。包括由本公司生产或为本公司生产的所有上市的(国内销售或出口的)原料药、药品以及医疗器械,涉及隔离和暂存、拒收的所有批次。同时药品生产企业也要结合以前的质量回顾结果,确认药品生产的各种趋势,并最终形成一份书面的报告。企业的质量回顾可以根据产品类型进行分类,如固体制剂、液体制剂、无菌制剂等。

原则上产品质量回顾应覆盖一年的时间,但不必与日历的一年相一致。但如果产品每年生产的批次少于3批,则质量回顾可以延期至有2~3批产品生产后再进行,除非法规部门对此有特殊要求。

通常企业的产品质量回顾应该在年度生产结束后3个月内全部完成,但企业应该在日常生产结束后即完成相关数据的采集、汇总,避免在年度生产结束后才统一进行数据的采集。

3. 职责

药品生产企业产品质量回顾职责分配如下。

① 质量保证部门负责公司产品质量回顾规程的起草、修订、审核、培训,组织企业对生产产品实施质量回顾,并对质量回顾的执行情况进行监督。

② 产品质量回顾负责人负责制订、建立产品质量回顾计划。

③ 各相关部门指定负责人协助提供本部门质量回顾相关信息或文件,包括生产、检验、变更、验证、上市申请等,并保证其数据的真实性,必要时需要对本部门提供的数据进行趋势分析。

④ 产品质量回顾负责人负责整理收集的信息,对数据(事件)进行趋势分析、异常数据(事件)分析,必要时组织相关部门进行进一步讨论,起草质量回顾报告。

⑤ 质量部门负责人组织包括生产、质量控制、质量保证、工程等各部门负责人对产品质量回顾总结报告进行审核，并确认结论的真实性和有效性，必要时需要协调制订行动计划，包括每个措施的责任人、计划完成日期等。

⑥ 质量保证部门将批准的产品质量回顾总结报告的复印件分发至各相关部门。

⑦ 各相关部门按产品质量回顾报告中制定的改进和预防性措施或其他再验证措施及完成时间，按时有效地完成。

⑧ 质量保证部门负责跟踪措施的执行情况，并将其执行情况汇总在下次产品质量回顾报告中。必要时，将整改措施的执行情况对相关部门负责人进行定期通报。在公司每年的内审中，应该对之前的产品质量回顾的完成情况进行检查。

4. 流程

① 制订产品回顾计划。
② 各部门数据汇总。
③ 趋势分析。
④ 形成总结报告。
⑤ 提出改进和预防性计划。
⑥ 各部门负责人审批。
⑦ 分发总结报告。
⑧ 改进和预防措施的追踪。

五、委托生产与委托检验

质量管理体系的管理职责范围应涵盖企业扩展的活动，包括外包活动、采购物料的管理、产品所有者的变更等。

在 GMP 中，外包活动一般是指委托生产（contract production）和委托检验（contract analysis）。包括：委托活动的原则、委托方和受托方的职责以及委托合同的主要内容等。

为确保委托生产产品的质量和委托检验的准确性和可靠性，委托方和受托方必须签订书面合同，明确规定各方责任、委托生产或委托检验的内容及相关的技术事项。委托生产或委托检验的所有活动，包括在技术或其他方面拟采取的任何变更，均应当符合药品生产许可和注册的有关要求。

1. 委托方职责

① 在实施委托之前，委托方应当对受托方进行评估，对受托方的条件、技术水平、质量管理等情况进行现场考核，确认其具有完成受托工作的能力，即是否具备确定的供货渠道、适合性和能力。比如：通过审计、物料评价、资格确认等进行确认。

② 委托方应当向受托方提供所有必要的资料，以使受托方能够按照药品注册和其他法定要求正确实施所委托的操作。

委托方应当使受托方充分了解与产品或操作相关的各种问题，包括产品或操作对受托方的环境、厂房、设备、人员及其他物料或产品可能造成的危害。

③ 委托方应当对受托方生产或检验的全过程进行监督。
④ 委托方应当确保物料和产品符合相应的质量标准。

2. 受托方职责

① 受托方必须具备足够的厂房、设备、知识和经验以及人员，满足委托方所委托的生产或检验工作的要求。

② 受托方应当确保所收到委托方提供的物料、中间产品和待包装产品适用于预定用途。

③ 受托方不得从事对委托方生产或检验的产品质量有不利影响的活动。

3. 合同的签订

① 委托方与受托方之间签订的合同应当详细规定各自的产品生产和控制职责，其中的技术性条款应当由具有制药技术、检验专业知识和熟悉 GMP 规范的主管人员商讨拟订。委托生产及检验的各项工作必须符合药品生产许可和药品注册的有关要求并经双方同意。

② 合同应当详细规定质量受权人批准放行每批药品的程序，确保每批产品都已按照药品注册的要求完成生产和检验。

③ 合同应当规定何方负责物料的采购、检验、放行、生产和质量控制（包括中间控制），还应当规定何方负责取样和检验。

在委托检验的情况下，合同应当规定受托方是否在委托方的厂房内取样。

④ 合同应当规定由受托方保存的生产、检验和发运记录及样品，委托方应当能够随时调阅或检查。出现投诉、怀疑产品有质量缺陷或召回时，委托方应当能够方便地查阅所有与评价产品质量相关的记录。

⑤ 合同应当明确规定委托方可以对受托方进行检查或现场质量审计。

⑥ 委托检验合同应当明确受托方有义务接受药品监督管理部门的检查。

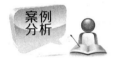

【案例分析一】 2023 年某药企有关"质量控制与质量保证"的飞行检查结果

1. 主要问题

（1）质量控制管理不规范

① 罗红霉素对照品（批号 130557-202204，数量 5 支）未在 2~8℃下保存；棕榈酸甲酯对照品原始记录上的批号与对照品领用台账记录上的批号不一致。

② 某含量测定项下 UV 法的标准曲线图谱上未显示样品批号、检验编号、检验人员签名、检验日期等相关信息。

③ 某药品批检验记录中无请验单，原始数据记录在登记本上，没有受控，无校核人员签名。

④ 某药品检验原始记录中含量测定的对照品无称量数值和纯度，有效数字修约不符合修约原则。检验原始数据修改无签字盖章。

⑤ 计算机化系统管理不规范。例如，未对计算机化系统数据备份进行检查；安捷伦 GC-6820 气相色谱仪计算机化系统验证内容不全，缺少系统时间锁定、权限管理、数据备份与恢复相关的内容；备份数据未进行异地存放，可能存在安全风险。

⑥ 数据可靠性管理不规范。例如，企业使用岛津 LC-10AVPPLU 高效液相色谱仪，无审计追溯功能，且未详细用纸质记录数据的输入、修改、系统使用和变更的操作内容。

（2）质量保证管理不规范

① 原料供应商审计不及时。

② 产品质量回顾性分析报告内容不全面。

③ 有一产品含量测定结果偏离标准较大,但未启动偏差调查。
④ 产品放行不符合规范要求。

2. 处理措施

对不符合规定的产品及相应生产经营企业、使用单位,相关药品监管部门要加强日常监管,督促企业改正并查明原因,制定落实整改措施,切实消除风险隐患。

【案例分析二】　　　　　　成品出厂放行质量审计记录示例

×××药业有限公司
成品出厂放行审核记录单

产品名称		产品批号		代码	
规格		数量		审核结果	
生产审核	1. 起始物料是否已放行,物料领用数量是否符合指令要求。 2. 生产配方、工艺是否与注册处方工艺相符。				是□ 否□
	投料量与配料单要求一致,投料次序正确,工艺参数正常。				是□ 否□
	1. 生产记录齐全、书写正确、数据完整,有操作人、复核人签名。 2. 生产符合工艺要求,生产状态、清场合格证等均符合要求。 3. 中间产品有检验报告或QA确认,结果符合内控标准。 4. 生产工艺及参数均符合注册规定。 5. 数据符合相应的限度要求,如中间过程控制限度、工艺控制限度等。				是□ 否□
	1. 所用说明书、标签、合格证均正确,打印批号、生产日期及有效期正确。 2. 包装记录齐全、书写正确、数据完整,有操作人、复核人签名。				是□ 否□
	1. 物料平衡计算公式正确。 2. 各工序物料平衡结果符合标准。				是□ 否□
	确认偏差、变更等情况是否如实填写。				是□ 否□
	确认各生产设备的状态,包括在验证周期内、已清洁等。				是□ 否□
	环境监测、操作记录等数据真实、完整、可追溯,并符合规定。				是□ 否□
	车间主任签名:　　　　　　　　　　年　月　日				
质量审核	所使用的原辅材料、包装材料均已放行并在有效期或复验期内。				是□ 否□
	批生产过程符合批指令要求,批文件完整并具可追溯性。				是□ 否□
	所有的数据真实、完整、可追溯,并均在规定限度内。				是□ 否□
	过程控制和工艺检测、环境检测符合要求。				是□ 否□
	偏差、变更、OOT或OOS均经过调查,并有明确的结论。				是□ 否□
	确认是否存在返工或重新加工,是否得到必要的批准。				是□ 否□
	确认中间产品是否按规定取样、检验,检验结果是否符合标准,并有留样。				是□ 否□
	监控项目齐全,结果符合规定,取样数量正确。				是□ 否□
	确认检验结果是否符合规定				是□ 否□

审核意见:□放行　　　□不放行
QA签名:　　　年　月　日　　　QA主管签名:　　　年　月　日
质量部经理意见:□放行　　　□不放行
　　　　　　　　　　　　　　　　　　　　签名:　　　年　月　日

×××药业有限公司
成品放行单

成品仓库：

兹有成品＿＿＿＿＿＿产品批号为＿＿＿＿＿数量为＿＿＿箱＿＿＿盒经批审核合格,准予放行。此致

质量保证部

签名：　　　　　日期：

思 考 题

1. 质量控制的职能和依据是什么？
2. 发现不合格品应如何控制？
3. 如何进行产品放行质量设计？
4. 如何进行偏差管理？
5. 如何做好药品质量投诉的调查工作？

第十章　产品发运与召回

知识导图

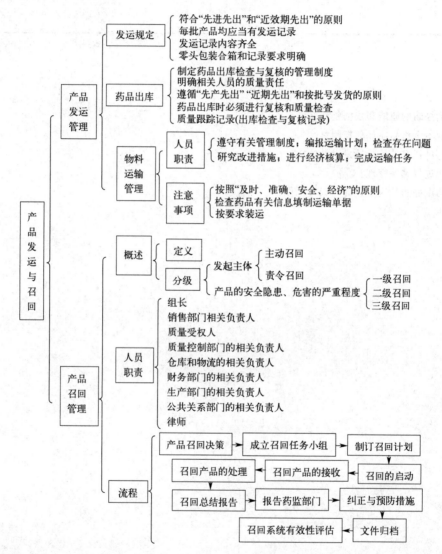

教学目标

1. 熟悉产品发运规定，能起草有关运输协议。
2. 能正确处理产品的召回行动。

思政素质目标

培养责任意识，勇于担当能力。

第一节　产品的发运管理

一、产品发运规定

2010年版GMP要求物料和产品的发放及发运应符合"先进先出"和"近效期先出"的原则。同时还应注意"先进先出"和"近效期先出"实际上是两个不同的原则，企业应在程序中定义清楚，如果二者冲突时，哪一个是优先的原则。

每批产品均应当有发运记录。根据发运记录，应当能够追查每批产品的销售情况，必要时应当能够及时全部追回，发运记录内容应当包括：产品名称、规格、批号、数量、收货单位和地址、联系方式、发货日期、运输方式等。药品发运的零头包装只限两个批号为一个合箱，合箱外应当标明全部批号，并建立合箱记录。发运记录应当至少保存至药品有效期后一年。

二、药品的出库管理

药品生产企业要制定药品出库检查与复核的管理制度，制定科学合理的药品出库复核程序，明确相关人员的质量责任。对药品出库的原则、药品出库的质量检查及校对的内容、出库复核记录及其管理等进行明确的规定。药品出库时，着重规范以下几个方面的内容。

① 药品出库应遵循"先产先出""近期先出"和按批号发货的原则，以保证药品在有效期内使用，保证出库药品有可追踪性。

② 药品出库时必须进行复核和质量检查。复核和检查时，应按发货凭证对实物进行质量检查和数量、项目的核对，做到出库药品质量合格且货单相符。麻醉药品、一类精神药品、医疗用毒性药品等特殊药品出库时应双人复核。

③ 出库检查与复核记录管理。药品生产企业在药品出库时，为保证能快速、准确地进行药品质量跟踪，必须做好药品质量跟踪记录，即出库检查与复核记录。所做记录应包括购货单位、品名、剂型、规格、批号、有效期、数量、销售日期、质量状况和复核人员等项目。出库检查与复核记录保存至药品有效期后一年，但不得少于三年。

④ 不能出库发货的情况。在药品出库的发货凭证与实物进行质量检查和数量、项目核对时，如果发现以下问题应停止发货，并报企业质量管理机构及时处理：药品包装内有异常情况；外包装出现破损、封口不牢、衬垫不实、封条严重损坏等现象；包装标识模糊不清或脱落；药品已超出有效期等。

三、物料的运输管理

药品出库运输是关系到药品质量的重要环节，是保证患者使用合格药品的关键。药品生产企业要严格把好药品出库运输质量关，加强药品出库的管理。物料和产品的运输应能满足质量保证需要，对储运条件有特殊要求的物料和产品，其运输条件应予确认。例如，药品通过运输公司第一次发往位于不同气候带的国家或地区时，应对运输过程进行适当的研究，通常称为运输研究（shipping study）、运输验证或运输条件确认。

制药企业应与运输公司通过合同（协议）形式明确相互责任，以及确保运输方理解并遵循所规定的运输要求。

（一）运输管理人员职责

运输管理人员基本职责是：认真贯彻国家在交通运输工作上的各项法律法规和方针政

策,遵守公安交通部门的管理制度,编报运输计划,检查经营管理中存在的问题,研究改进提高的措施,促进和提高管理水平,加强经济核算,圆满完成运输任务。

（二）药品运输注意事项

药品运输时,应针对运送药品的包装条件及道路状况,采取相应的措施,防止药品的破损和混淆。在药品运输时要注意以下几点。

① 发运药品应按照"及时、准确、安全、经济"的原则,根据商品流向、运输线路条件和运输工具状况、时间长短及运输费用高低,进行综合研究,在药品能安全到达的前提下,选择最快、最好、最省的运输方式,力争压缩待运期。

② 药品发运前必须检查药品的名称、规格、单位、数量是否与随货同行发票相符,有无液体与固体药品合并装箱的情况,包装是否牢固和有无破漏,衬垫是否妥实,包装大小重量等是否符合运输部门的规定。

③ 填制运输单据应做到字迹清楚,项目齐全,严禁在单据上乱签乱画。

④ 搬运、装卸药品时应严格按照包装图示标志要求操作,轻拿轻放,防止重摔。

⑤ 各种药品在运输途中必须防止日晒雨淋,以免药品受潮及受光、热的影响而变质。

对有特殊要求的药品和特殊管理的药品的运输,应按有关规定进行。

第二节 产品的召回管理

在过去,对许多中国制药企业乃至公众而言,产品召回,特别是药品召回,仍然与非常负面的感知情绪联系在一起。假如某个制药企业召回其药品,媒体、公众及其合作伙伴常常会怀疑该企业是不是有巨大的问题,刚刚露出冰山一角,是否行将倒闭。许多中国的制药企业不到万不得已坚决不会召回产品。在这种情况下,优先考虑患者利益和公众健康的原则流于空谈。一旦出现药品召回,常常是应监管当局的直接命令,而此时损害患者健康的药害事件早已发生甚至极大扩散。

在国际药品市场上,我们经常可以看到截然不同的事例。例如一些大的制药企业,在发现药品质量问题后,在尚无任何质量事故或药害事件发生时,在公众和监管当局尚未获得任何信息时,主动召回对患者健康存在风险的产品。对于一个质量管理体系健全的制药企业,一个成熟的药品市场,一个健全的法规监管环境,一个信息自由流通的成熟的患者群体和社会公众,药品召回系统应该是一个实际运行中的质量保证要素和一种司空见惯的实践。

中国 GMP 1998 年版并未引入召回的概念,只是在"第十一章 产品销售与收回"中提到了产品的收回。2007 年《药品召回管理办法》（局令第 29 号）的发布,使我国对缺陷药品的管理做到有章可循,2010 年版 GMP 对产品召回也有了明确的规定,标志着中国对制药行业药品召回行为的监管进入新的阶段。2022 年 10 月,国家药监局发布新修订的《药品召回管理办法》,自 2022 年 11 月 1 日起施行,优化了调查评估和召回实施程序,科学完善召回药品处理措施。

一、召回的定义和分级

根据 2010 年版 GMP 的要求,制药企业生产使用的物料和销售的成品都必须符合相应的质量标准。为了避免不符合标准的物料和产品造成的污染、混淆和误用,企业必须对不合格物料和产品制定严格的管理程序。不合格品主要是指因为不符合质量标准或存在缺陷，被质量部门评价为不合格，从而被拒收的物料、中间产品、待包装产品和成品。从市场召回和退回的产品，可能因为产品的质量原因，也可能因为和质量无关的其他商业原因，因此，召回和退回产品可能会被质量部门评价为不合格产品或合格产品。另外，市场上的产品被退回或召回，当无证据证明产品质量不受影响时，产品将被质量管理部门评价为不合格而产生不合格品。

可以认为，召回（recall）是药品生产企业按照规定的程序收回已上市销售的存在安全隐患的药品。也就是说，由于产品违背法规或注册信息，产品存在缺陷或该产品被报告有严重的不良反应等原因，需从市场或临床试验中收回一批或者几批产品。

根据召回活动发起主体的不同，药品召回分为主动召回和责令召回两类。

主动召回：药品生产企业通过信息的收集分析，调查评估，根据事件的严重程度，在没有官方强制的前提下主动对存在安全隐患的药品作出召回。

责令召回：药品监督管理部门通过调查评估，认为存在潜在安全隐患，企业应当召回药品而未主动召回的，责令企业召回药品。

根据产品的安全隐患、危害的严重程度，药品召回分为以下三级。

一级召回：使用该产品可能引起严重健康危害的。

二级召回：使用该产品可能引起暂时的或者可逆的健康危害的。

三级召回：使用该产品一般不会引起健康危害，但由于其他原因需要召回的。

各公司和企业可以根据实际情况及所生产的产品的具体特点，对不同级别的召回进行具体的有针对性的规定。

二、职责

企业应制定退回或召回产品的管理制度，明确退回或召回产品的管理流程和相关部门的职责。应当指定专人负责、组织、协调召回工作，并配备足够数量的人员。对于退回或召回的产品，库房管理人员在接收时要注意检查其品名、批号、数量、包装的完好性，运输的条件以及退货方信息等，并及时地将其隔离存放。

召回小组由组长和其他一些相关人员组成，如销售或市场负责人、生产管理负责人、财务管理负责人、专业人员（包括质量授权人、医学或药理专家、法律专家等）组成。召回过程中的相关负责人及职责分配，企业可根据自己的不同情况作相应的调整和安排。

1. 组长

召回组长一般由企业负责人或质量保证负责人担任。主要承担组织制定召回准备方案，组织定期起草给监管当局的报告，组织定期向召回决策小组报告召回情况，包括紧急情况下的随时报告，负责召回过程中与监管当局进行沟通。

2. 销售部门的相关负责人

参与制定召回准备方案；配合完成召回产品清单、客户联系方式等，负责召回过程中与客户进行沟通，负责与客户协商替代性供应方案或补偿方案。

3. 质量受权人

参与制定召回准备方案，负责准备召回产品清单（品名、批号、数量等），负责复核产品召回情况，如数量。

4. 质量控制部门的相关负责人

参与制定召回准备方案，必要时负责对召回的产品进行检验。

5. 仓库和物流的相关负责人

参与制定召回准备方案，配合完成召回产品清单，负责接收和隔离存放召回的产品。

6. 财务部门的相关负责人

参与制定召回准备方案，负责召回产品和补偿行动的财务处理。

7. 生产部门的相关负责人

参与制定召回准备方案，必要时负责替代性供应方案的生产。

8. 公共关系部门的相关负责人

参与制定召回准备方案，负责面对媒体、公众和内部员工的沟通工作。

9. 律师

参与制定召回准备方案，必要时应对法律诉讼。

三、召回流程

1. 产品召回决策

许多质量事件都可能导致召回决策活动，例如出现偏差、投诉、药物不良反应等。

企业应定义召回决策活动的组织机构、评估原则和分类标准。召回决策应该由企业高层管理者（包括质量管理负责人）在相关领域专家的支持下进行。召回决策应当基于对产品安全隐患的调查与评估。一般情况下，调查和评估应包括以下内容。

① 药品质量是否符合国家标准，药品生产过程是否符合 GMP 等规定，药品生产与批准的工艺是否一致。

② 产品储存、运输是否符合要求。

③ 产品主要使用人群的构成及比例。

④ 可能存在安全隐患的产品批次、数量及流通区域和范围。

⑤ 对客户的生产工艺是否有不利影响，是否遵守对客户的承诺。

⑥ 该产品引发危害的可能性，以及是否已经对人体健康造成了危害。

⑦ 对主要使用人群的危害影响。

⑧ 对特殊人群，尤其是高危人群的危害影响。

⑨ 危害的严重与紧急程度。

⑩ 危害导致的短期与长期的后果。

2. 成立召回任务小组

在决定召回产品后，公司应立即成立召回任务小组，准备具体的召回计划和执行召回行动。

3. 制订召回计划

召回小组成立后，应当立即制订召回计划并组织实施。召回计划应当确定各个步骤、相应的负责人和参与人、相应的职责及完成的时限。召回计划的制订一般需要从以下几方面着手。

（1）技术准备

① 列出召回涉及的产品及批号、数量、销售数量、库存数量等。

② 冻结与召回产品相关的物料和产品。

③ 列出需要通知召回的客户名单，该名单应当包含具体的联系方式，及产品具体销售的地址。

④ 准备通知客户的召回公告，应包括产品退回的详细地址和接收联系人。

⑤ 替代性供应方案的准备。
⑥ 初步确定产品的退回、收集、协调和最终销毁方式。

(2) 沟通准备　药品召回是一个公众事件,一旦召回通告正式发布,这一公众事件的走向就将是许多外界因素共同作用的结果。对于启动药品召回的制药企业而言,保护患者利益和公众健康是召回行动的主要和最终目的,同时,一个充分有效的沟通方案能够帮助企业保证召回行动的效率,消除药品监督管理部门、客户和公众可能的误解和不必要的忧虑。沟通方案应至少包括如下内容。

① 针对不同沟通对象的不同形式的报告、通告、通知文本(例如药品监督管理部门、客户、公司员工、合作伙伴、公众媒体等)。
② 可预见的外界问题的解答方案。
③ 针对不同沟通对象的不同沟通负责人及其联系方式。
④ 沟通方式和媒介的选择,如会议、电话、传真机、E-mail、电视公告和广播等公众媒体。
⑤ 召回任务小组和召回决策小组之间的沟通频次和方式。

(3) 财务准备
① 对客户的补偿方案。
② 相应的资金和其他财务准备。

(4) 法律准备
① 在某些情况下,企业需要对可能的法律诉讼做好充分的准备,包括律师的指派或委托,以及相关文本的准备。
② 各项准备工作应当及时准确地完成,以便尽早启动召回工作。

(5) 召回计划制订　召回计划应当包括以下内容:产品生产销售情况及拟召回的数量;执行召回的具体内容,包括实施的组织、范围和时限等;召回信息的公布途径与范围;召回的预期效果;产品召回后的处理措施;联系人的姓名及联系方式。

对上报的召回计划进行变更时,应当立即通知药品监督管理部门。

4. 召回的启动

通过预先确定的沟通方式,如电话、传真、邮件,或通过宣传媒介如电台、电视台、报纸等,在规定时限内通知客户包括产品经营企业、使用单位、使用者等,召回相关产品,同时向所在地药品监督管理部门报告。一级召回在24h内报告,二级召回在48h内报告,三级召回在72h内报告。

召回过程中企业应对公司仍有库存的相关产品立即封存,隔离存放,均应有清晰醒目的标志。召回过程中应当注意做好相关记录,包括通知客户的记录,客户反馈的记录,召回产品到货的记录,应召回和实际召回数量的平衡关系等。

5. 召回产品的接收

接收召回产品时,需要有相应的记录,记录应包括:客户的名称和地址,召回产品的品名、批号、数量、召回日期和召回原因等。

6. 召回产品的处理

召回任务小组负责对召回情况进行及时总结,对本次召回活动的进度、效果以及召回产品的质量是否受到影响进行评估,提出召回产品的具体处理方案并报请召回决策小组批准。在大多数情况下,药品召回处理决定需要同时报告药品监督管理部门进行备案或批准。根据批准的处理决定，尽快进行处理并进行详细记录。必须销毁的药品，要在药品监督管理部门的监督下销毁。

7. 召回总结报告

召回完成后，召回任务小组应提出完整的召回总结报告，包括售出产品及召回产品之间的差额，对召回活动、召回效果、召回产品的处理情况等做出评价，经召回决策小组批准后，向药品监督管理部门提交召回总结报告。并且召回总结报告将作为公司管理评审的一项主要内容。

8. 报告药品监督管理部门

召回小组在公司启动产品召回后，一级召回在1日内，二级召回在3日内，三级召回在7日内，应当将调查评估报告和召回计划提交药品监督管理部门备案。

9. 纠正预防措施

在大多数情况下，针对引发产品召回的质量事件所进行的根本原因调查，以及纠正预防措施的制定在很早的阶段就已经开始。甚至可以说，在召回决定做出之前就已经开始了，产品召回的决定只是该质量事件的一系列纠正行动和纠正预防措施中的一项。然而，召回活动本身可能也需要或导致特定的纠正预防措施，例如随着召回活动的开展，获得了新的数据和信息，导致对药品质量事件性质、范围、潜在后果的新的认识和判断，这时可能导致修改或重新定义原先确定的纠正预防措施；或者在召回事件中，企业发现了现有召回系统的缺陷或改进的空间，则也可能启动针对召回系统本身的纠正预防措施。

10. 文件归档

召回行动正式完成后，应当对所有相关的文件进行归档，并长期保存。

11. 召回系统有效性评估

为了使召回行动在必要时能够及时有效地启动，应当定期对召回系统进行评估，确保其有效性。评估可以通过模拟召回的方式进行演练，演练的过程和结果应进行记录。

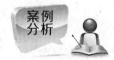

【案例分析】 药品召回实例（苍术事件）

召回原因：

苍术具有健运脾胃、祛风化湿、通痹止疼等功效，常与清热之品配伍，有利于除湿热；搭配羌活、独活等药品，治疗风湿性关节炎、类风湿关节炎所致的风湿痹痛、关节活动不利、四肢屈伸疼痛等不适；苍术也有明目之功，可以治疗夜盲、眼目昏暗、两目干涩症等，在临床上用途非常大。

为加强药品质量监督管理，保障公众使用药品安全有效，2023年10月16日，××省药监局对其行政区域内药品生产、经营企业和使用单位的药品质量进行了监督检查，并发布了质量通告，某中药科技有限公司生产的苍术含量不符合2020年版《中国药典》一部规定。

采取措施：

××省药监局要求相关企业采取暂停销售使用、召回等风险控制措施，切实履行召回责任，对涉事问题产品及时召回；对含量不合格原因开展调查，切实进行整改，并加强日常的质量监管。

思 考 题

1. 药品在运输过程中有哪些需要注意的问题?
2. 如何应对产品的召回?

第十一章 自 检

知识导图

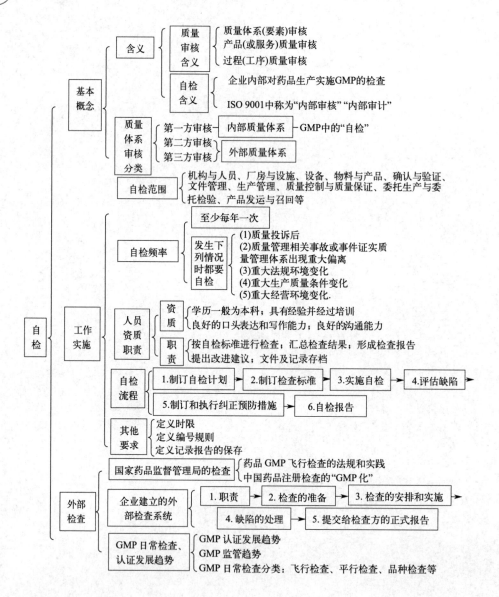

教学目标

1. 能组织实施企业内部的质量审核。
2. 能主持企业的外部质量审核。

第十一章 自检

思政素质目标

培养可持续发展理念。

在药品GMP检查中，针对企业的内部自检，国际上一般通行的做法是，监管当局的GMP检查员要求企业证明其已经建立一个有效的内部审计系统，包括自检程序、记录表格、内部审计计划和报告等，但一般并不查看企业内部审计报告的具体内容，以鼓励制药企业开展严格有效的内部审计活动。

中国2010年版GMP较1998年版在自检的原则、目的、范围、人员以及自检的相关记录方面，有了更为明确的规定。

第一节 自检的概念

自检，又称内部质量审核或内部质量审计，是质量审核（质量审计）的一项重要内容。

一、质量审核的含义

审核是为获得活动或有关结果符合标准的证据和对证据进行客观的评价，确定活动和有关结果符合预定标准的程度所进行的系统性的独立成文过程。ISO 9000：2015中对质量审核的定义是："确定质量活动和有关结果是否符合计划的安排，以及这些安排是否有效实施并适合于对预定目标进行的有系统的独立的检查。"质量审核的目的在于发现企业质量管理体系是否符合质量目标，发现其不合理或问题，为企业内所生产产品质量的影响提供有价值的信息，为质量改进提供依据。

质量审核的定义表明，质量审核的内容非常广泛，包括质量体系（要素）审核、产品（或服务）质量审核，也包括过程（工序）质量审核。质量体系审核是质量审核的重要审核内容之一，是对企业质量管理活动的综合评价，找出企业质量体系的优点和不足之处，并对质量体系提出质量改进建议。

二、质量体系审核的分类

从质量体系审核的目的和审核人员的立场和角度不同划分，质量体系审核分为第一方审核、第二方审核和第三方审核。

第一方审核即内部质量体系审核，在GMP中称为自检，是一个企业或组织对其自身质量体系所进行的有目的的检查。

第二方审核是需方对供方质量体系进行的审核，由需方派出或需方委托人员代表对供方质量体系进行审核，审核的标准是需方对供方质量保证能力的要求。

第三方审核是第三方认证机构对企业的质量体系进行的审核或认证，由质量体系认证机构或其他监督管理机构派出审核组和审核员，按照国际标准或国内标准及规范对企业的质量体系进行的审核或认证过程。

第二方审核和第三方审核又称为外部质量体系审核。

第二节 自检工作的实施

药品生产企业按照GMP要求实施自检是企业保证与GMP要求一致的重要措施。定期进行自检,也是药品全面质量管理的要求,是药品质量改进的前提。所以,药品生产企业应重视对企业实施 GMP 情况的定期检查,评估企业是否符合 GMP 规范要求,并提出必要的纠正和预防措施。

一、自检范围

2010 年版 GMP 第三百零七条明确规定了自检应涵盖的范围:自检应有计划,对机构与人员、厂房与设施、设备、物料与产品、确认与验证、文件管理、生产管理、质量控制与质量保证、委托生产与委托检验、产品发运与召回等项目定期进行检查,以确认其符合 GMP 规范的要求。

二、自检频率

企业应根据风险管理的原则,考虑实际情况,设定自检的频率。GMP 相关的部门和区域,至少每年进行一次自检。必要时,特别是出现下列情况时,可进行特定的自检。

① 质量投诉后。
② 质量管理相关事故或事件证实质量管理体系出现重大偏离。
③ 重大法规环境变化,例如法律、法规、规范标准及要求发生变更。
④ 重大生产质量条件变化,例如新项目、新车间投入使用。
⑤ 重大经营环境变化,例如企业所有权转移等。

三、自检人员的资质和职责

企业需要建立自检小组,自检小组应包括质量管理部门和其他相关部门人员。对于自检人员的确定,2010 年版 GMP 第三百零八条规定:应由企业指定人员独立、细致地进行自检,也可请外部人员或专家进行独立的质量审计。

1. 自检人员资质

自检人员是实际进行审核的执行者,为保证审核的客观性和有效性,必须要有足够的有资质的人员参加。自检人员必须具备相应的学历要求,经过专门的培训,并具备相应的质量管理经验和处理问题的能力。企业应根据相关的培训、教育、经验(特别是进行或接受内外部审计的经验)确认自检人员的资质,并维护一个现行的自检人员名单。对于自检人员的学历要求由企业自定,一般应具有相应专业的大学本科学历,具备良好的口头表达和写作能力,能够清楚明确地表达审核过程中发生的问题,进行相关的交流,表达自己的意见。自检人员应经过相应的定期培训和考核,培训和考核的内容为:审计、质量管理与质量体系方面的知识,审核过程中检查和提问方法,评价和报告的写法,在审核过程中主持审核会议,策划审核实施,对发现的质量体系问题进行分析指导的常识和技能等内容。

自检人员的经验也很重要,自检人员应具有相关的工作经验,熟悉 GMP 的实施过程和要求,熟悉企业的基本情况,熟悉药品生产的工序控制和质量管理的基本要求,最好具有相关质量管理和质量审核经验,以便于开展工作。自检人员中应选拔一名担任自检负责人,自检负责人全权负责所有阶段的质量审核工作,并有权领导和指导自检人员开展自检工作。特别应注意的是自检人员应与被检查部门无直接责任和利益关系,以保证检查的公正性和检查结论的可靠性。

当需要邀请特殊领域的专家(例如软件工程师、微生物专家、毒理学专家)参与审计时,企业应通过书面协议明确双方的权利义务,并对相关人员的资质进行书面确认。

2. 自检人员的职责

自检人员应严格执行质量审核程序,讨论并明确自检的目标,严格执行自检负责人分配的自检任务,与接受检查的企业各部门、各环节进行沟通合作,按时完成接受的自检任务;记录自检过程,汇总分析自检结果,写出自检报告,由自检负责人审核签字;当有特殊要求时,自检人员可提出质量改进建议,保存自检记录和报告。

四、自检流程

企业应以文件的形式对自检的流程进行规定,一般自检的流程可分为以下几个基本步骤。

1. 自检年度计划的制订

企业应在每年底或其他规定的时限内会同其他部门建立年度自检计划,规划第二年进行自检的次数、内容、方式和时间表。年度自检计划应经公司管理层批准,以获得资源的充分保证。年度自检计划应在公司内部进行充分的沟通,以协调相关部门的活动。可采用集中式自检和分散、滚动式的自检组织方式。

企业也可以选择在公司级自检之外,开展部门级别的自检活动,并建立相应的自检计划。如果企业开展部门级自检,则"自检员不负责审核自己部门的工作",这是实现审计人员的公正客观和独立性的必要条件。

对于拥有多生产基地的集团企业,除了工厂级别的自检系统之外,比较通行的做法是建立一个集团或分部级别的内部审计系统,由集团总部或分部的QA对不同工厂定期进行统一的内部审计。这时就会存在一个集团级的自检频次和计划,以及一个工厂级的自检频次和计划。

2. 检查明细的制定

企业在每次自检活动之前,可以根据实际情况制定检查明细,将被检查内容划成几个关键要素,然后对每个关键要素制作检查明细,为自检提供检查依据。检查明细的制定可以参考GMP检查细则或其他的法律法规,也可以依据本公司标准操作规程。

GMP对自检的要求是不断动态发展变化的,监管当局也通过各种形式(例如审计模板)发布其对审计的最新期望,企业应持续关注监管当局不断更新的审计要求,并根据企业具体情况实施自检。

3. 自检的实施

(1) 准备会议 明确自检人员及分工任务,确认自检方案,介绍自检范围以及需要关注的发生频率较高的缺陷等。

(2) 现场检查和文件检查 自检人员展开调查,收集检查证据,记录必要的信息来确认缺陷项目。

(3) 总结会议 总结会议邀请被检查部门人员参与,会议上需澄清所有在自检过程中发现的缺陷与实际情况,初步评估缺陷的等级,以及相应的纠正和预防措施。

4. 缺陷的评估

缺陷应按照预先制定的分类标准进行分类。一般分类原则如下。

(1) 严重缺陷 可能导致潜在健康风险的,可能导致官方执行强制措施的或严重违反上市或生产许可证书的缺陷。

(2) 重大缺陷 可能影响成品质量的单独的或系统的GMP质量相关的缺陷。

(3) 次要缺陷 不影响产品质量的独立的小缺陷。

缺陷的确定过程中应注意以下方面:①如果发现严重或重大缺陷,应列出所依据的内部和外部规定；②避免个人意见和假设；③发现问题应有真实证据；④区分个别问题和系统问题；⑤将发现的问题和相关联的缺陷合并组合，以确定自检中的系统问题；⑥所有的缺陷项目都应按照一定的规则编号，以便追溯和索引；⑦所有缺陷和建议（如果有的话）应另外编制缺陷列表，以便追踪相关的纠正预防措施。

5. 纠正和预防措施的制定和执行

根据缺陷的严重程度制定相应的纠正和预防措施，指定责任人、计划完成时限等。建立一个有效的追踪程序，追踪纠正和预防措施的执行情况。

6. 自检报告

2010年版GMP第三百零九条规定，自检应有记录。自检完成后应有自检报告，内容至少包括自检过程中观察到的所有情况、评价的结论以及提出纠正和预防措施的建议。此外，纠正和预防措施的执行也应有相应的记录。

企业自检报告应能准确而清楚地描述所有的观察项目以及缺陷，这是企业在将来理解缺陷背景、追踪整改完成情况和回顾的基础。如果仅仅写违背GMP哪一条款是不可取的，因为在将来的检查中，检查员无法得知原先列举偏差项目究竟对应的是什么情况。只要有可能，自检报告应在偏差事实后面注明偏差所违背的标准或法规的具体条款。

自检报告需要分发到相关的检查部门和企业管理层手中，从而保证工艺、产品质量和质量系统的维护。

五、其他要求

① 定义时限。例如从完成自检到完成自检报告草稿的时限（建议：2周），自检报告定稿的时限（建议：4周），收到自检报告到答复自检报告的时限，收到纠正和预防措施（即CAPA）计划到第一次跟踪CAPA完成情况的时限，完成审计最终报告或结论的时限等。

② 定义自检编号规则，便于追溯和档案管理。

③ 定义自检活动的记录和报告的保存期限。

第三节 外部检查

企业需要建立接受外部检查的程序，保证外部检查的顺利进行。外部检查包括官方检查、客户审计，以及其他非强制性的认证（如ISO 9001）等。官方检查包括许可检查、常规检查、有因检查、其他检查等的日常监督检查，以及工厂改造或扩建而进行的验收检查等。

一、国家药品监督管理局的检查历程

近年来，中国药品监管检查活动有两个特别引人注目的发展。

1. 药品GMP飞行检查的法规和实践

2006年4月24日，国家食品药品监督管理局发布了《关于印发药品GMP飞行检查暂行规定的通知》（国食药监安〔2006〕165号），从此药品GMP飞行检查成为中国药品监管的一种正式方法和重要手段。药品GMP飞行检查是药品GMP认证跟踪检查的一种形式，是药品监督管理部门根据监管需要随时对药品生产企业所实施的现场检查。

2006年以来，国家药品监督管理局结合各项专项整治行动，通过药品GMP飞行检查，纠正了中国药品行业部分企业的不规范行为，消除了药品市场上的一系列质量风险。

从国际上看，美国食品和药品管理局（FDA）及其他一些主要国家、地区的药品监管机构同样将必要时进行药品 GMP 飞行检查作为一种有效的监管手段。

2. 中国药品注册核查的"GMP 化"

我国 2007 年以来年发布的药品注册新法规及其配套管理规定，对药品注册核查的方法和标准进行了较大修改。

《药品注册现场核查管理规定》（食药监注〔2008〕255 号，2008 年 5 月 23 日发布施行）附件 1《药品注册研制现场核查要点及判定原则》规定：

"样品试制现场是否具有与试制该样品相适应的场所、设备，并能满足样品生产的要求，临床试验用样品和申报生产样品的生产条件是否符合《药品生产质量管理规范》的要求。申报生产所需样品的试制是否在本企业生产车间内进行。"

主要变化体现在：一是强化了对资料真实性核查及生产现场检查的要求，防止资料造假；在新药批准上市前，药监部门将对企业生产车间、生产过程等进行全面检查，确保能够按照核定处方、工艺、标准生产出合格的药品，不符合要求的，注册部门不予核发批准文号；二是注册核查抽取的样品从"静态"方式变为现场抽取的"动态"方式，以确保样品的真实性和代表性。对新开办的生产企业或新增车间进行生产批准前合规性检查和注册核查。

《药品注册管理办法》（国家市场监督管理总局令第 27 号，2020 年 7 月 1 日施行）规定：

第三十九条 药品批准上市后，持有人应当按照国家药品监督管理局核准的生产工艺和质量标准生产药品，并按照药品生产质量管理规范要求进行细化和实施。

第四十七条 对于创新药、改良型新药以及生物制品等，应当进行药品注册生产现场核查和上市前药品生产质量管理规范检查。

对于仿制药等，根据是否已获得相应生产范围药品生产许可证且已有同剂型品种上市等情况，基于风险进行药品注册生产现场核查、上市前药品生产质量管理规范检查。

第四十八条 需要上市前药品生产质量管理规范检查的，由药品核查中心协调相关省、自治区、直辖市药品监督管理部门与药品注册生产现场核查同步实施。上市前药品生产质量管理规范检查的管理要求，按照药品生产监督管理办法的有关规定执行。

可见，药品注册核查的方式已经"GMP 化"。药品注册核查的"GMP 化"无疑对制药企业加大了审计和自检的要求，同时强化了制药企业 GMP 的动态符合性要求。

二、企业建立的外部检查系统

企业应建立外部检查系统，并明确定义相关的职责和活动，外部检查主要包括以下几方面的要求。

（1）职责 外部检查之前需明确各级人员的职责，包括管理层职责、质量管理部门职责、相关业务部门职责、行政后勤部门职责、迎检小组组长职责、迎检小组成员职责、迎检支持小组组长职责、迎检支持小组成员职责等。

（2）检查的准备 员工在检查中的行为培训、检查路线、提前自检。如果可能，可在检查前与检查员联系，预先安排检查日程表，检查员的交通及食宿安排等。

（3）检查的安排和实施 包括预先指定好工厂相关陪同人员；安排检查中回答检查员各类提问的人员；追踪和保管在整个检查环节中提供给检查官员的文件；确保对检查项目作出及时回应。

（4）缺陷的处理 制定有效的纠正和预防措施；监测纠正和预防措施的执行；报告已经完成的纠正和预防措施。

（5）提交给检查方的正式报告　缺陷项的整改报告在提交给检查方前，需由有资质的人员审阅，并经质量部门批准。

在迎接外部检查过程中，陪同人员的选择尤为重要，需要对相关审计的区域非常了解，在回答检查员的问题时，不要与检查员辩论，回答前应听清和完全理解审计员的问题，如果不确信自己完全理解了审计员的提问，应要求审计员重述或解释其问题，而不是胡乱答复；仅回答审计员提出的问题，给出适当的不多不少的信息，不要长篇大论增加话题。对于自己不清楚的问题，不要试着去回答，可以找上一层主管或其他相关方面的人员给予回答。回答问题的基本原则是"回答的内容应与实际情况相符"。

三、GMP 日常检查及发展过程

（一）GMP 发展过程

我国实施 GMP 以来，对制药行业做出了很大的贡献，主要表现在以下几个方面。

① 提高了药品质量保证水平。

② 引导企业结构调整，有 25% 的无菌药品生产企业整合兼并或退出。

③ 提升了药企的国际市场竞争力。随着我国制药行业 GMP 的修订完善与实施，企业的药品生产与质量管理与国际接轨，确保了药品的质量，得到了国际市场的认可和信任，提高了产品竞争力，扩大了业务范围。

④ 促进了监管能力的提升。

但是，GMP（good manufacturing practice）的原意是"操作时的基本要求"，不是最高要求，GMP 认证通过不等于药品质量有保证，不等于药品质量合格，不等于企业水平高。GMP 认证的主要作用在于指导食物、药品、医疗产品生产和质量管理的相关法规，随着《药品管理法》相关条目的修订，加上我国对于简政放权政策的大力推广实施，这一在食品医药行业存在了多年的认证可能将会被取消。

早在 2013 年，国务院办公厅《关于印发国家食品药品监督管理总局主要职责内设机构和人员编制规定的通知》（国办发〔2013〕24 号）中，就首次提到两证件合一的概念，即将药品生产行政许可与药品生产质量管理规范认证两项行政许可逐步整合为一项行政许可。

2016 年 1 月 1 日起，按照国务院要求，原国家食药监管总局将所有 GMP 认证权限下放到各省局，GMP 认证将逐步和生产许可相融合。

2017 年 3 月，国家有关部门明确停止 GMP 认证收费。

根据《国务院关于取消一批行政许可事项的决定》（国发〔2017〕46 号），对于药品生产质量管理规范（GMP）认证、药品经营质量管理规范（GSP）认证，国务院将依照法定程序提请全国人民代表大会常务委员会修订相关法律规定后取消。

2019 年 12 月 1 日起，正式取消药品生产质量管理规范（GMP）认证。2019 年 8 月 26 日，新修订的《中华人民共和国药品管理法》（主席令第 31 号，2019 年修订本）经十三届全国人大常委会第十二次会议表决通过，将于 2019 年 12 月 1 日起施行，明确规定不再进行药品生产质量管理规范（GMP）认证。

（二）GMP 监管趋势

取消 GMP 认证，会将原有的认证程序融入新的认证许可中，随后的监管会更加严苛，药企将拥抱高频检查。检查频次不仅会上升，检查方法也会更加多样。

在监管理念上，把过去由检查企业为主转变为检查品种为主。上市前的现场检查、生产过程的合规检查以及上市后的监督检查,将结合品种来检查整体质量体系的有效运行情况,而且是持续的合规。在监管手段上,充分利用抽检、监测、价格、投诉等信息排查问题线索,开展有针对性的检查。在监管制度上,将进一步强化稽查和检查的衔接联动,也就意味着检查采集的证据能够直接转化为案件查办的依据,检查记录和证据采集的集合,检查与查案的结合,对于一些存在侥幸的违规违法企业,将得到进一步的严处。在监管处罚上,将进一步严格,凡是检查发现的问题都要严肃处理,根据问题的不同程度进行分类处置,把经济罚、资格罚、刑罚结合起来,使违法分子受到严惩。在监管队伍上,建立职业化的检察员队伍。

(三) GMP 主要日常检查分类

2020年新修订的《药品生产监督管理办法》要求,省级药品监督管理局承担对辖区内药品生产企业的监管职能,对药品生产企业开展上市前的药品 GMP 符合性检查和监督检查,上市前的药品 GMP 符合性检查是与品种结合并针对药品 GMP 进行的全面检查,通常和注册核查同时开展,监督检查则是对生产企业实施药品 GMP 情况的定期检查。其中日常监督检查包括许可检查、常规检查、有因检查、其他检查。2021年5月,国家药品监督管理局正式发布了《药品检查管理办法(试行)》,明确了许可检查、常规检查、有因检查、其他检查的具体要求。2022年3月国家市场监督管理总局颁布的《医疗器械生产监督管理办法》第四十九条提出,综合运用监督检查、重点检查、跟踪检查、有因检查和专项检查等多种形式强化监督管理。

1. 符合性检查

药品 GMP 符合性检查是指药品监管部门依据药品监管法律法规及有关规定,对药品上市许可持有人、药品生产企业(车间、生产线)和药品品种实施药品生产质量管理规范情况开展的监督检查活动。

2. 监督检查

省、自治区、直辖市药品监督管理部门负责对本行政区域内药品上市许可持有人、制剂、化学原料药、中药饮片生产企业的监督管理。省、自治区、直辖市药品监督管理部门应当对原料、辅料、直接接触药品的包装材料和容器等供应商、生产企业开展日常监督检查,必要时开展延伸检查。

根据检查性质和目的,药品检查分为许可检查、常规检查、有因检查、其他检查。

(1)许可检查是药品监督管理部门在开展药品生产经营许可申请审查过程中,对申请人是否具备从事药品生产经营活动条件开展的检查。

(2)常规检查是根据药品监督管理部门制订的年度检查计划,对药品上市许可持有人、药品生产企业、药品经营企业、药品使用单位遵守有关法律、法规、规章,执行相关质量管理规范以及有关标准情况开展的监督检查。

(3)有因检查是对药品上市许可持有人、药品生产企业、药品经营企业、药品使用单位可能存在的具体问题或者投诉举报等开展的针对性检查。

(4)其他检查是除许可检查、常规检查、有因检查外的检查。

3. 有因检查

药品监督管理部门对不良事件监测、抽查检验、投诉举报等发现可能存在严重质量安全风险的,应当开展有因检查。有因检查原则上采取非预先告知的方式进行。

4. 平行检查

2016年4月15日,由襄阳食药监局提出了一种新的检查方式,即以某个企业为主,对比同品种在不同生产企业使用原料(药材)、生产处方、生产过程控制、检验方法等方面情况,开展平行检查。对不同的生产工艺和检验控制进行对比研究,查找可能在原料(药材)、处方工艺、生产过程控制、检验等方面存在的质量风险的问题。

5. 品种检查

选择一个重点品种,把药品 GMP 检查各主要环节具体到这个品种中,从而实现对 GMP 跟踪检查的深化。检查该品种的注册(或再注册)处方工艺、现行的产品工艺验证、现行的工艺操作规程、批生产检验记录等,上溯其生产用物料的审计、接收、取样、检验、贮存、发放、使用和生产过程中的关键环节控制,下溯成品的检验、贮存、销售与不良反应信息监测收集等,以点带面,扩充到对整个企业的质量管理体系检查。

思 考 题

1. 自检的含义是什么?
2. 什么是质量审核?
3. 自检工作的依据是什么?
4. 药品生产企业如何做好自检工作?

附　　录

附录一　《药品质量管理技术 GMP 教程》课程标准

课程代码：　　　　　　建议课时数：32　　　　　学分：
适用专业：生物制药专业、化学制药专业、药物制剂专业等药学类专业和工业分析与质量管理专业。
先修课程：无机及化学分析、有机化学、药物化学、工业分析、仪器分析、食品日化品分析、实验室
　　　　　组织与管理、微生物基础等。
开课单位：

一、课程性质

《药品质量管理技术——GMP 教程》是生物制药专业、化学制药专业、药物制剂专业和工业分析与质量管理专业教学计划中的必修课，是在学完了《药物化学》《实验室组织与管理》等基础上进行学习的课程，学生对药物生产的环境与质量控制有了初步的了解。本课程的内容是按照中国《药品生产质量管理规范》（2010 年版）进行设计的，从系统工程的角度围绕药品生产的过程，探讨管理与药品质量之间的关系，全面介绍药品质量管理的基本要素，同时还对影响药品质量的关键设施设备设专门章节详细介绍，最后围绕 GMP 要点系统介绍制药企业生产人员管理、物料与产品管理、确认与验证、文件管理、生产与质量管理等方面的具体要求。通过本课程的学习，使学生具有完整的药品质量观念，获得较强的从事药品质量管理的能力，为今后学生走向制药企业从事生产和管理工作打下坚实的基础，也有利于学生更好地就业。

学时：32

二、课程目标

通过学习，使学生对药品生产所需的软件、硬件和人员要求有了明确的了解，认识到三者之间的关系，软件是人制定并实施的，硬件是靠人去操作的，所以人是最关键的因素。通过学习使学生系统掌握实施 GMP 的具体操作技能，培养学生分析和解决药品生产过程中与质量管理相关的实际问题的能力。

知识目标：

1. 掌握药品质量管理的基本概念和理论。
2. 熟悉 GMP 规范所有要求。
3. 掌握药品生产机构组成、岗位人员的配备和人员岗位职务要求；培训要求。
4. 掌握各种药品品种和剂型的药品生产洁净厂房空气洁净度级别要求和技术参数。
5. 熟悉 GMP 对厂房设施、设备、物料、生产与质量管理、文件系统等的具体要求。
6. 了解质量管理的主要方法和工具，了解 ISO 系列标准及其与 GMP 之间的相互关系等。
7. 熟悉国家、行业、企业的药品相关标准及法规。

能力目标：

1. 根据药品生产的管理标准、技术标准和操作规程（SOP）的要求，进行药品生产管理和质量管理的有关文件和 SOP 的撰写。
2. 能根据 GMP 规范要求及文件要求进行管理和操作，并能正确真实记录生产过程及工作结果；对药品生产环境进行正确的监控。
3. 能根据 GMP 规范要求审核原料、产品及生产过程管理文件。
4. 能按照预防偏差和纠正偏差的方法、风险控制方法、变更验证的方法解决生产中的问题。

5. 药品销售的规范要求，熟悉药品召回要求；熟悉药品的投诉、不良反应报告和药品售后服务的工作程序和处理方法。

6. 能进行供应商资质审计及产品出厂放行质量审计。

7. 了解风险评估流程。

素质目标：

1. 培养严谨的工作作风、实事求是的工作态度，践行严谨务实的规范意识，树立较强烈的药品质量和遵守药品法规意识。

2. 培养共享协作的团队意识，提升自主学习能力、增强沟通能力，树立良好的集体观念。

思政目标

1. 培养学生质量安全第一意识，恪守质量标准、增强社会责任感、科技助力、质量强国，激发民族自豪感和文化自信。

2. 培养学生关爱生命的人文情怀、甘于奉献的职业精神、精益求精的职业道德。

3. 培养学生创新、与时俱进、专注、敬业的工匠精神，科创求精的职业担当和服务惠民的职业情怀。

三、课程内容和要求

为使学生较直观地掌握药品 GMP 知识，根据课程培养目标和核心岗位职业要求设计教学内容，以药企的一些案例和具体药品为例进行教学。具体教学内容和要求如下表所示。

序号	学习项目	项目载体	主要内容	学习及思政目标	建议课时
1	质量管理概论	药品、日用品	质量定义、质量管理术语	1. 通过学习，认识质量管理的重要性，增强质量意识 2. 了解质量管理基本知识 3. 科技助力、质量强国，增强民族自豪感	2
2	药品质量与质量管理	药品	药品定义及标准；GMP定义及发展；风险管理	1. 了解药品质量管理的含义 2. 掌握药品质量标准 3. 理解药品质量管理体系及其职责和质量管理目标 4. 树立药品质量安全第一的意识，强化职业责任感	2
3	药品生产人员管理	药企的机构组织、培训	关键人员资质与职责；人员培训管理与卫生管理	1. 了解药品管理机构，熟悉关键人员的职责 2. 掌握人员培训的组织实施和卫生监督 3. 践行社会主义核心价值观，坚持正确的道德伦理观念	3
4	硬件设施的管理	药企的硬件设施、药品	厂房的管理；HCAC系统；设备管理、制药工艺用水的管理	1. 了解厂址的选择和设计，熟悉厂房管理内容 2. 了解制药企业空气净化系统，掌握空气、人、物料的净化消毒管理 3. 熟悉设备管理 4. 了解制药用水制备工艺，熟悉其质量控制方法 5. 培养集体主义精神，提高学生的法律意识、安全意识和维护公共利益的意识	8
5	物料管理	原料、辅料、包装材料	原辅材料的管理；包装材料的管理	1. 能够对物料供应商进行资质审计 2. 熟悉物料的接收、储存、发放与养护管理 3. 能进行物料平衡计算 4. 能明确岗位职责，遵守岗位纪律，具有安全和责任意识	3

续表

序号	学习项目	项目载体	主要内容	学习及思政目标	建议课时
6	确认与验证	设备、工艺规程、检验方法	确认与验证的对象与范围；确认与验证的实施	1. 熟悉确认与验证的意义，了解各种确认与验证 2. 了解验证方案与验证报告的书写 3. 培养创新、与时俱进、专注、敬业的工匠精神	3
7	文件管理	SOP	文件的分类；文件制定	1. 了解文件的种类和制定程序 2. 熟悉文件的书写格式和要求，能够按要求起草文件 3. 培养求真务实精神，增强行业认识，形成职业认同	3
8	生产管理	粉针剂和片剂生产	药品的生产工艺流程；药品生产工艺过程管理	1. 了解药品生产工艺流程 2. 掌握生产过程的质量控制 3. 掌握如何预防污染和交叉污染的措施 4. 弘扬工匠精神，培养吃苦耐劳精神	3
9	质量控制与质量保证	粉针剂和片剂质量管理	质量控制；产品放行；偏差与变更管理；投诉处理	1. 掌握药品生产中各环节的质量控制方法 2. 掌握产品放行审计管理 3. 掌握各种质量保证要素的内涵及处理方法 4. 培养创新精神，增强家国情怀和民族自豪感	3
10	产品发运与召回	药品	产品的发运与召回管理	1. 熟悉产品发运规定，能起草有关运输协议 2. 能正确处理产品的召回行动 3. 培养责任意识和勇于担当的能力	1
11	自检	GMP自检	自检的概念；自检工作的实施；外部检查	1. 能组织实施企业内部的质量审核 2. 能主持企业的外部质量审核 3. 培养可持续发展理念	1

四、教学资料

序号	教学资料类别	教学资料基本信息
1	选用教材	《药品质量管理技术——GMP教程》第二版，郑一美主编，化学工业出版社，2019年9月出版
2	主要参考资料	1.《药品生产质量管理规范》2010年版 2.《中国药典》2020年版 3.《药品管理法》《药品召回管理办法》《药品注册管理办法》和《药品检查管理办法(试行)》等

五、教学实施建议

因实践条件的限制，本课程以理论讲述为主，建议多采用案例分析方法教学。按照企业实际，要求学生制定有关的质量标准，撰写某些产品的工艺规程和检验SOP；把学生分成各个小组，扮演不同角色，结合实际模拟设计厂房布局，按产品工艺要求布局；在校内的药品生产实训车间进行设备设施的确认、相应的生产管理和质量管理，使学生真正获得药品GMP管理知识。具体实施步骤如下。

学习项目1：质量管理概论		学时：2
项目目标	1. 通过学习，认识质量管理的重要性，增强质量意识 2. 了解质量管理基本知识	
项目任务	质量定义、质量管理术语	
教师知识与能力要求	具有药品生产与质量管理的实践经验；熟悉2010年版GMP内容；了解行业GMP发展动态	
学生知识与能力准备	了解药品性质和分类；熟悉药品质量标准内涵	
教学材料	教材	
使用工具	多媒体	
步骤	工作过程	教学方法建议
1. 资讯	预习知识	自学
2. 计划与决策	知识要点讲解	授课
3. 实施	学生案例讨论	讨论
4. 思政实施	相关法律法规的更新，制药先进技术的使用，中药制药标准的完善，体现科技助力、质量强国，增强民族自豪感	科技成果展示、学生汇报、数据汇总等
5. 检查与评估	总结	板书或多媒体

学习项目2：药品质量与质量管理		学时：2
项目目标	1. 了解药品质量管理的含义 2. 掌握药品质量标准 3. 理解药品质量管理体系及其职责和质量管理目标	
项目任务	风险管理	
教师知识与能力要求	具有药品生产与质量管理的实践经验；熟悉2010年版GMP内容；了解行业GMP发展动态	
学生知识与能力准备	了解产品质量含义；熟悉药品质量标准内涵	
教学材料	教材	
使用工具	多媒体	
步骤	工作过程	教学方法建议
1. 资讯	查阅资料，了解阿司匹林含量测定方法	自学
2. 计划与决策	知识要点讲解	授课
3. 实施	学生对阿司匹林含量测定终点控制进行风险评估	讨论
4. 思政实施	药品是特殊商品，秉持药品质量是设计和生产出来的而不是检验出来的理念，树立药品质量安全第一的意识，强化职业责任感	案例分析、学生讨论等
5. 检查与评估	总结	板书或多媒体

学习项目3：药品生产人员管理		学时：3
项目目标	1. 了解药品管理机构，熟悉关键人员的职责 2. 掌握人员培训的组织实施和卫生监督	
项目任务	人员培训管理	
教师知识与能力要求	具有药品生产与质量管理的实践经验；熟悉2010年版GMP内容；了解行业GMP发展动态	
学生知识与能力准备	了解药品质量管理培训内容；制订年度培训计划	
教学材料	教材	
使用工具	多媒体	
步骤	工作过程	教学方法建议
1. 资讯	预习知识	自学
2. 计划与决策	知识要点讲解	授课
3. 实施	学生编写年度质量管理培训计划	讨论
4. 思政实施	融入制药企业人才理念，践行社会主义核心价值观，坚持正确的道德伦理观念	制药企业人才理念查阅和汇总
5. 检查与评估	总结与反馈	板书或多媒体

学习项目4:硬件设施的管理		学时:8
项目目标	1. 了解厂址的选择和设计,熟悉厂房管理内容 2. 了解制药企业空气净化系统,掌握空气、人、物料的净化消毒管理 3. 熟悉设备管理 4. 了解制药用水制备工艺,熟悉其质量控制方法	
项目任务	洁净区监控	
教师知识与能力要求	具有药品生产与质量管理的实践经验;熟悉2010年版GMP内容;了解行业GMP发展动态	
学生知识与能力准备	了解药物制剂类型;了解设备与工艺相对应的要求;了解工艺用水的制备和质量要求	
教学材料	教材	
使用工具	多媒体	
步骤	工作过程	教学方法建议
1. 资讯	查阅资料,了解粉针剂的生产工艺路线和环境要求	自学
2. 计划与决策	知识要点讲解	授课
3. 实施	学生以粉针剂的生产工艺路线为例,总结其各工段的洁净级别和质量监控	讨论
4. 思政实施	厂房、设施、设备和制药用水包含的安全和公共利益的要求,培养集体主义精神,提高学生安全意识和维护公共利益的意识	总结和提炼思政
5. 检查与评估	总结与反馈	板书或多媒体

学习项目5:物料管理		学时:3
项目目标	1. 能够对物料供应商进行资质审计 2. 熟悉物料的接收、储存、发放与养护管理 3. 能进行物料平衡计算	
项目任务	包装材料的管理	
教师知识与能力要求	具有药品生产与质量管理的实践经验;熟悉2010年版GMP内容;了解行业GMP发展动态	
学生知识与能力准备	了解原辅料和包装材料含义	
教学材料	教材	
使用工具	多媒体	
步骤	工作过程	教学方法建议
1. 资讯	查阅有关标签类的国家管理法规	自学
2. 计划与决策	知识要点讲解	授课
3. 实施	学生制定注射用氨苄西林钠说明书、小盒的管理制度	讨论
4. 思政实施	物料管理岗位规范中明确岗位职责,遵守岗位纪律,提升安全和责任意识	分析和汇总
5. 检查与评估	总结与反馈	板书或多媒体

学习项目6:确认与验证		学时:3
项目目标	1. 熟悉验证的意义,能熟练进行各种验证 2. 能书写验证方案与验证报告 3. 能进行厂房与设备的确认	
项目任务	确认与验证的实施	
教师知识与能力要求	具有药品生产与质量管理的实践经验;熟悉2010年版GMP内容;了解行业GMP发展动态	
学生知识与能力准备	了解制药设备要求;熟悉药品质量检验方法	
教学材料	教材	
使用工具	多媒体	
步骤	工作过程	教学方法建议
1. 资讯	查阅资料,了解头孢呋辛钠的成盐工艺	自学
2. 计划与决策	知识要点讲解	授课
3. 实施	学生起草头孢呋辛钠成盐结晶罐的清洁验证方案	讨论
4. 思政实施	验证方案的制定中,培养创新、与时俱进、专注、敬业的工匠精神	讲解
5. 检查与评估	总结与反馈	板书或多媒体

学习项目 7：文件管理		学时：3
项目目标	1. 了解文件的种类和制定程序 2. 熟悉文件的书写格式和要求，能够按要求起草文件	
项目任务	文件制定	
教师知识与能力要求	具有药品生产与质量管理的实践经验；熟悉 2010 年版 GMP 内容；了解行业 GMP 发展动态	
学生知识与能力准备	了解文件分类	
教学材料	教材	
使用工具	多媒体	
步骤	工作过程	教学方法建议
1. 资讯	查阅资料，了解滴定液的配制、标定规定	自学
2. 计划与决策	知识要点讲解	授课
3. 实施	学生按文件格式要求，制定滴定液的标签	讨论
4. 思政实施	文件的制定学习，培养求真务实精神，增强行业认知，形成职业认同	案例分析
5. 检查与评估	总结与反馈；布置课外作业：自选题目撰写 SOP	板书或多媒体

学习项目 8：生产管理		学时：3
项目目标	1. 了解生产工艺流程 2. 掌握生产过程的质量控制 3. 掌握如何预防污染和交叉污染的措施	
项目任务	清场管理	
教师知识与能力要求	具有药品生产与质量管理的实践经验；熟悉 2010 年版 GMP 内容；了解行业 GMP 发展动态	
学生知识与能力准备	了解批生产记录的管理；清场管理；生产环境管理	
教学材料	教材	
使用工具	多媒体	
步骤	工作过程	教学方法建议
1. 资讯	查阅资料，了解注射用氨苄西林钠生产工艺、清场要求	自学
2. 计划与决策	知识要点讲解	授课
3. 实施	学生制定清场合格证	讨论
4. 思政实施	药品生产工艺流程各环节管理中弘扬工匠精神，培养吃苦耐劳精神	讲解
5. 检查与评估	总结与反馈	板书或多媒体

学习项目 9：质量控制与质量保证		学时：3
项目目标	1. 掌握药品生产中各环节的质量控制方法 2. 掌握产品放行审计管理 3. 掌握各种质量保证要素的内涵及处理方法	
项目任务	产品出厂放行	
教师知识与能力要求	具有药品生产与质量管理的实践经验；熟悉 2010 年版 GMP 内容；了解行业 GMP 发展动态	
学生知识与能力准备	了解质量保证要素内涵	
教学材料	教材	
使用工具	多媒体	
步骤	工作过程	教学方法建议
1. 资讯	复习关键人员职责	自学
2. 计划与决策	知识要点讲解	授课
3. 实施	学生制定成品出厂放行质量审计内容和审计报告	讨论
4. 思政实施	有关质控质保的关键知识点的讲解，培养创新精神，激发家国情怀和民族自豪感	讲解
5. 检查与评估	总结与反馈	板书或多媒体

学习项目 10：产品发运与召回		学时：1
项目目标	1. 熟悉产品发运规定，能起草有关运输协议 2. 能正确处理产品的召回行动	
项目任务	投诉处理	
教师知识与能力要求	具有药品生产与质量管理的实践经验；熟悉2010年版GMP内容；了解行业GMP发展动态	
学生知识与能力准备	了解药品投诉和召回分类	
教学材料	教材	
使用工具	多媒体	
步骤	工作过程	教学方法建议
1. 资讯	查阅资料，了解复方氨酚烷胺胶囊的用途、用法、用量、注意事项	自学
2. 计划与决策	知识要点讲解	授课
3. 实施	学生对客户的投诉处理进行讨论	讨论
4. 思政实施	通过召回过程的学习，培养责任意识及勇于担当的能力	讲解
5. 检查与评估	总结与反馈	板书或多媒体

学习项目 11：自检		学时：1
项目目标	1. 能组织实施企业内部的质量审核 2. 能主持企业的外部质量审核	
项目任务	化验室GMP自检	
教师知识与能力要求	具有药品生产与质量管理的实践经验；熟悉2010年版GMP内容；了解行业GMP发展动态	
学生知识与能力准备	了解药品GMP自检流程和自检内容	
教学材料	教材	
使用工具	多媒体	
步骤	工作过程	教学方法建议
1. 资讯	复习GMP条款	自学
2. 计划与决策	知识要点讲解	授课
3. 实施	学生模拟对药品生产实训车间进行GMP自检	讨论
4. 思政实施	企业自检与自我学习自检相结合，培养可持续发展理念	对照分析
5. 检查与评估	总结与反馈	板书或多媒体

六、教学评价

本课程主要考核学生学习知识和应用知识的能力，要求学生把所学的理论知识和实际的操作结合起来。本课程教学通过"过程性考核"及"终结性考核"来综合评价，综合成绩中过程性考核和终结性考核成绩各占50%。

序号	考核方式	工作任务	评价方式	评分标准	分数分配
1	过程性考核（50%）	平时成绩	作业	按时完成作业、态度认真、回答问题正确、书写规范	15
			课堂情况	到课率、课堂表现等	15
			SOP的撰写	规范性、完整性	20
2	终结性考核（50%）	综合知识考试	期末闭卷考试		50

附录二 药品生产质量管理规范（2010年修订）思维导图

药品生产质量管理规范（2010年修订）（卫生部令第79号）
- **第一章 总则（4条：1—4）**
  - 规范起草的法律依据(1)
  - 规范适用范围(2)
  - 规范的实施目标(3)
  - 规范的实施"旨在"原则(4)
- **第二章 质量管理（11条：5—15）**
  - 第一节 原则(5—7)：药品质量管理的质量目标、职责和资源
  - 第二节 质量保证(8—10)：质量管理体系的关系
  - 第三节 质量控制(11—12)：质量保证、药品生产管理规范、质量控制的关系与各自控制的范围
  - 第四节 质量风险管理(13—15)：质量风险的管理原则、评价原则与实施要求
- **第三章 机构与人员（22条：16—37）**
  - 第一节 原则(16—19)
  - 第二节 关键人员(20—25)：药品生产管理的职能部分的设置与职责明确
  - 第三节 培训(26—28)：人员培训管理
  - 第四节 人员卫生(29—37)：人员卫生管理
- **第四章 厂房与设施（33条：38—70）**
  - 第一节 原则(38—45)：厂区的选择、设计
  - 第二节 生产区(46—56)：厂房与设施的维护管理、照明、温湿度、压差和通风设施的设计、安装、运行与维护、厂房与设施的防尘防虫等卫生装置的设置
  - 第三节 仓储区(57—62)：生产区、仓储区与质量控制区等区域的基本功能
  - 第四节 质量控制区(63—67)
  - 第五节 辅助区(68—70)
- **第五章 设备（31条：71—101）**
  - 第一节 原则(71—73)：设备管理的目的、管理系统及要求
  - 第二节 设计和安装(74—78)
  - 第三节 维护和维修(79—81)
  - 第四节 使用和清洁(82—89)
  - 第五节 校准(90—95)
  - 第六节 制药用水(96—101)
- **第六章 物料与产品（36条：102—137）**
  - 第一节 原则(102—109)：原辅料、产品、包装材料等的相关要求
  - 第二节 原辅料(110—117)
  - 第三节 中间产品和待包装产品(118—119)
  - 第四节 包装材料(120—127)：原辅料、中间产品和待包装产品、包装材料、成品、特殊管理的物料和产品
  - 第五节 成品(128—129)
  - 第六节 特殊管理的物料和产品(130)
  - 第七节 其他(131—137)

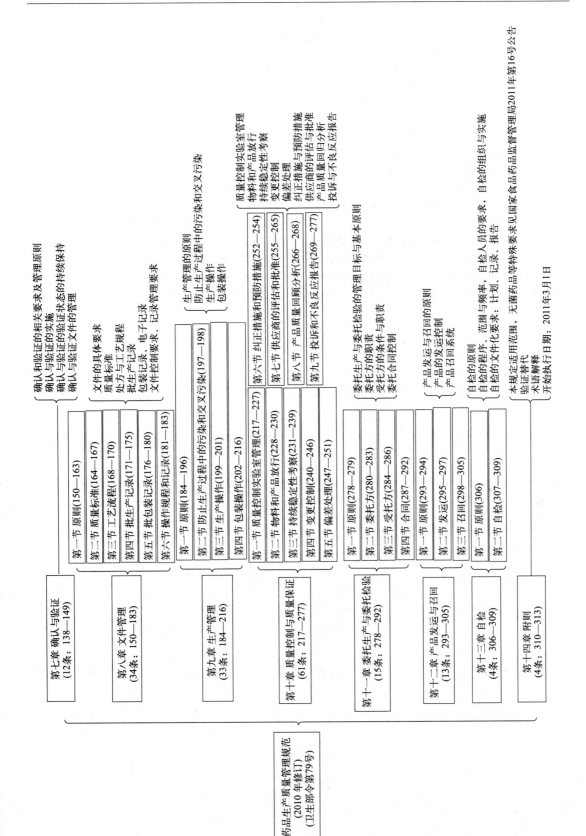

参 考 文 献

[1] 中华人民共和国卫生部令.药品生产质量管理规范(2010年修订)(卫生部令第79号).
[2] 罗晓燕.药品生产质量管理教程.北京:化学工业出版社,2020.
[3] 李存法.药品生产质量管理.重庆:重庆大学出版社,2021.
[4] 负亚明.药品质量管理技术.北京:化学工业出版社,2011.
[5] 万春艳,孙美华.药品生产质量管理规程(GMP)实用教程.2版.北京:化学工业出版社,2020.
[6] 毛午佳,周立,李德鑫.药事管理与法规.成都:西南交通大学出版社,2021.
[7] 《中华人民共和国药品管理法》(主席令第31号,2019年修订本).
[8] 《中华人民共和国药品管理法实施条例》[国务院令第36号,2019年修订本(国务院第360号令)].
[9] 尤建新.质量管理学.北京:科学出版社,2021.
[10] 《药品召回管理办法》[国家药监局关于发布《药品召回管理办法》的公告(2022年第92号)].
[11] 国家药品监督管理局药品认证管理中心.GMP实施指南.北京:中国医药科技出版社,2023.
[12] 《药品注册管理办法》(国家市场监督管理总局令第27号,2020年7月1日施行).
[13] 《药品检查管理办法(试行)》、《药品检查管理办法(试行)》修订条款(国药监药管〔2023〕26号).
[14] 《医疗器械生产监督管理办法》.2022年3月10日国家市场监督管理总局令第53号公布.